JN196310

標準言語聴覚障害学

言語聴覚療法管理学

編集

深浦順一 国際医療福祉大学大学院特任教授・医療福祉学研究科言語聴覚分野

内山量史 日本言語聴覚士協会・会長

種村 純 びわこリハビリテーション専門職大学教授・リハビリテーション学部言語聴覚療法学科

執筆〔執筆順〕

深浦順一 国際医療福祉大学大学院特任教授・医療福祉学研究科言語聴覚分野

髙野麻美 船橋市立リハビリテーション病院副院長

谷 哲夫 聖隷クリストファー大学教授・リハビリテーション学部言語聴覚学科

植田 恵 帝京平成大学教授・健康メディカル学部言語聴覚学科

塚本能三 大阪河﨑リハビリテーション大学教授・リハビリテーション学科言語聴覚学専攻

吉村貴子 京都先端科学大学教授・健康医療学部言語聴覚学科

白坂康俊 群馬パース大学教授・リハビリテーション学部言語聴覚学科

種村 純 びわこリハビリテーション専門職大学教授・リハビリテーション学部言語聴覚療法学科

立石雅子 目白大学名誉教授

福永真哉 川崎医療福祉大学教授・リハビリテーション学部言語聴覚療法学科

白波瀬元道 医療法人社団永生会法人本部リハビリ統括部

小池京子 国立病院機構東京病院統括診療部リハビリテーション科

黒羽真美 日本言語聴覚士協会・副会長

赤壁省吾 社会福祉法人光会ちきゅうっこ保育園・園長

渡邉光子 西広島リハビリテーション病院リハビリテーション部

松尾康弘 鹿児島医療技術専門学校言語聴覚療法学科・副学科長

内山千鶴子 新潟リハビリテーション大学大学院特任教授

爲数哲司 福岡国際医療福祉大学教授・医療学部言語聴覚学科

菅野倫子 国際医療福祉大学教授・成田保健医療学部言語聴覚学科

田村 至 北海道医療大学教授・リハビリテーション科学部言語聴覚療法学科

沖田啓子 西広島リハビリテーション病院リハビリテーション部・部長

原田浩美 東京工科大学教授・医療保健学部リハビリテーション学科

内山量史 日本言語聴覚士協会・会長

阿部秀彬 竹田市地域包括支援センター

医学書院

標準言語聴覚障害学
言語聴覚療法管理学

発　　　行　2025 年 2 月 1 日　第 1 版第 1 刷ⓒ

編　　　集　深浦 順一・内山量史・種村　純

発　行　者　株式会社　医学書院

　　　　　　代表取締役　金原　俊

　　　　　　〒113-8719　東京都文京区本郷 1-28-23

　　　　　　電話　03-3817-5600(社内案内)

印刷・製本　三報社印刷

ISBN978-4-260-05754-7

刊行のことば

　ことばによるコミュニケーションは，人間の進化の証しであり，他者と共存し社会を構成して生きる私たちの生活の基盤をなしている．人間にとってかけがえのないこのような機能が何らかの原因によって支障をきたした人々に対し，機能の回復と獲得，能力向上，社会参加を専門的に支援する職種として言語聴覚士が誕生し，その学問分野が言語聴覚障害学（言語病理学・聴能学）としてかたちをなすようになってからまだ100年に満たない．米国では1925年にASHA（American Speech–Language–Hearing Association：米国言語聴覚協会）が発足し，専門職の養成が大学・大学院で行われるようになった．一方，わが国で言語聴覚障害がある者に専門的に対応する職種がみられるようになったのは1960年代であり，それが言語聴覚士として国家資格になったのは1997年である．

　言語聴覚障害学は，コミュニケーション科学と障害学を含み，健常なコミュニケーション過程を究明し，その発達と変化，各種障害の病態と障害像，原因と発現メカニズム，評価法および訓練・指導法などの解明を目指す学問領域である．言語聴覚障害の種類は多彩であり，失語症，言語発達障害，聴覚障害，発声障害，構音障害，口蓋裂言語，脳性麻痺言語，吃音などが含まれる．また，摂食・嚥下障害や高次脳機能障害は発声発語機能や言語機能に密接に関係し，言語聴覚士はこのような障害にも専門的に対応する．

　言語聴覚士の養成教育がわが国で本格化してから10年余りであるが，この間，養成校が急増し，教育の質の充実が大きな課題となってきた．この課題に取り組む方法のひとつは，教育において標準となりうる良質のテキストを作成することである．本シリーズはこのような意図のもとに企画され，各種障害領域の臨床と研究に第一線で取り組んでこられた多数の専門家の理解と協力を得て刊行された．

　本シリーズは，すべての障害領域を網羅し，言語聴覚障害学全体をカバーするよう構成されている．具体的には，言語聴覚障害学概論，失語症学，高次脳機能障害学，聴覚障害学，言語発達障害学，発声発語障害学，摂食・嚥下障害学の7巻からなる[注]．執筆に際しては，基本概念から最先端の理論・技法までを体系化し，初学者にもよくわかるように解説することを心がけた．また，言語聴覚臨床の核となる，評価・診断から治療に至るプロセス，および治療に関する理論と技法については特にていねいに解説し，具体的にイメージできるよう多数の事例を提示した．

　本書の読者は，言語聴覚士を志す学生，関連分野の学生，臨床家，研究者を想定し

ている．また，新しい知識を得たいと願っている言語聴覚士にも，本書は役立つことと思われる．

　本シリーズでは，最新の理論・技術を「Topics」で紹介し，専門用語を説明するため「Side Memo」を設けるなどの工夫をしている．また，章ごとに知識を整理する手がかりとして「Key Point」が設けてあるので，利用されたい．

　本分野は日進月歩の勢いで進んでおり，10年後にどのような地平が拓かれているか楽しみである．本シリーズが言語聴覚障害学の過去，現在を，未来につなげることに寄与できれば，幸いである．

　最後に，ご執筆いただいた方々に心から感謝申しあげたい．併せて，刊行に関してご尽力いただいた医学書院編集部に深謝申しあげる．

2009 年 3 月

シリーズ監修

藤田郁代

注）現在は『地域言語聴覚療法学』『言語聴覚療法 評価・診断学』『言語聴覚療法管理学』が加わり，全 10 巻となっている．
（2024 年 11 月）

序

令和6年3月29日付で言語聴覚士学校養成所指定規則が，制定時から26年を経過して改正された．この間，わが国は超高齢社会を迎えて，言語聴覚療法の対象者の障害は重度化・複雑化が進んだ．「施設から地域へ」「医療から介護へ」という医療・介護機能の再編のなかで，地域包括ケアシステム下でのさまざまなサービス提供が進み，さらに小児においては特別支援教育における専門的サービスの提供など言語聴覚療法を取り巻く環境は大きく変化してきた．また，2024年3月に実施された第26回国家試験までの合格者累計で，言語聴覚士は41,657名となり，多くの医療提供施設，介護保険事業所などで多様な働き方をするようになった．その結果，これまで多かった一人職場から，複数の言語聴覚士がチームを形成して組織的に働く必要のある職場が増えており，そのための基本的事項の理解も必要とされるようになった．さらに，地域においては多くの関係者との連携の重要性が増しており，言語聴覚士は職場や地域においてチーム運営のためのマネジメント力を身につけることが要求されている．

このような環境の変化に伴い，今回の学校養成所指定規則の改正では専門分野の必修科目として「地域言語聴覚療法学」(2単位)と「言語聴覚療法管理学」(2単位)が新設された．言語聴覚療法管理学の教育目標は「言語聴覚療法を支えるシステムと制度を理解し，言語聴覚療法の質及び業務・情報・安全等に関する管理について学ぶとともに職業倫理を遵守する態度を養う」と定められている．したがって，本書は言語聴覚療法管理学の意義，組織とマネジメントという管理学の基本事項から始まり，保健・医療・福祉を取り巻く諸制度，職業倫理，言語聴覚療法業務のマネジメント，言語聴覚士のキャリア教育，マネジメントの実際という構成とした．

言語聴覚療法管理学においては，キャリア教育などを通した言語聴覚障害や摂食嚥下障害に対する質の高い言語聴覚療法の提供を前提に，社会状況や諸制度の理解と運用，自らの所属する組織の効果的・効率的運営における構成員の役割，諸制度のなかでの適切なサービス提供，職業倫理に基づくサービス提供と組織運営，安全管理(リスクマネジメント)，そして，臨床現場や地域におけるマネジメントの実際などの学びを通して，信頼される言語聴覚士として働くための力を養っていただきたいと願っている．

本書は，多くの養成校の教員と臨床現場で活躍している言語聴覚士の方々に執筆いただいた．養成校で言語聴覚療法管理学の基本と応用を理解していただくために企画

したが，卒業後に医療提供施設や介護保険事業所，障害福祉施設などに就職した段階においても参考になるものと考えている．

　最後に，まったく新しい科目の教科書ということでご苦労いただいた執筆者の先生方に心から感謝申し上げたい．また，刊行にあたってご尽力いただいた医学書院編集部の皆様に深謝申し上げる．

2025 年 1 月

編集

深浦順一

内山量史

種村　純

目次

第 **5** 章 **言語聴覚士のキャリア教育と意義** 111

Note 一覧

① 指定規則改正の経緯　3
② 教育制度と関係法規　21
③「基本チェックリスト」と日常生活支援総合事業　28
④ 介護支援専門員（ケアマネジャー）　28
⑤ 国際障害者年　32
⑥ 保健医療と公衆衛生　38
⑦ 健康日本 21　38
⑧ 民間資格と公的資格　42
⑨ 言語聴覚士法制定の経緯　47
⑩ 医療倫理の 4 原則　53
⑪ 言語聴覚士の善行原則　57
⑫ 共有意思決定支援　58
⑬ オーサーシップ　62
⑭ 臨床業務で気をつけたいポイント　68
⑮ 2024 年度医療保険改定　72
⑯ リハビリテーション実施計画書　72
⑰ リハビリテーション・栄養・口腔連携体制加算　74

⑱ 障害福祉サービスの報酬　83
⑲ 国民健康保険団体連合会（通称：国保連合会）　83
⑳ 人工内耳装用児支援加算　84
㉑ インシデントレポート　100
㉒ 医療事故が発生したら　101
㉓ 吸引　103
㉔ SNS の利便性と危険性　103
㉕ 訪問リハビリテーションや送迎サービスでの感染対策　109
㉖ 言語聴覚士教育ガイドラインとモデル・コア・カリキュラム　112
㉗ ベナーの看護論と技能習得のドレイファスモデル　132
㉘ 多職種連携とチーム医療　140
㉙ チーム医療に必要な 3 つの心構え　147
㉚ 認知症施策大綱　166

第 1 章

言語聴覚療法管理学の意義

- 言語聴覚療法管理学の意義について理解し，説明できる．
- 組織の目的や役割，体制の大枠について理解できる．
- 医療場面におけるコンプライアンスの目的や要素について理解できる．
- 多職種連携を推進するうえで重要となるチーム医療についての概念やモデルを理解できる．
- 組織のなかでの言語聴覚士の役割について理解できる．

1　言語聴覚療法管理学の意義

A　言語聴覚療法を取り巻く環境の変化

　1997（平成 9）年の言語聴覚士法の成立，1999（平成 11）年の言語聴覚士誕生以降，わが国は少子高齢化が急速に進んでいる[1]（図 1-1）．2040 年には全国の入院患者数の 80％が 65 歳以上の高齢者になるとされ，75 歳以上の患者も 65％を超えるとされている[2]．また，2014（平成 26）年「地域における医療及び介護の総合的な確保を推進するための関係法律の整備等に関する法律（医療介護総合確保推進法）」の制定を通して，「施設から地域へ」「医療から介護へ」という医療・介護による言語聴覚療法提供の環境が急速に拡大してきた．近年は介護保険事業所における言語聴覚療法提供のニーズも高まってきている．

　また，2001 年の国際障害分類（ICIDH）の改訂版として国際生活機能分類（ICF）が採択されたことに伴い，言語聴覚療法を提供する目標も，心身機能の改善・回復から生活機能の向上へと変化してきた．

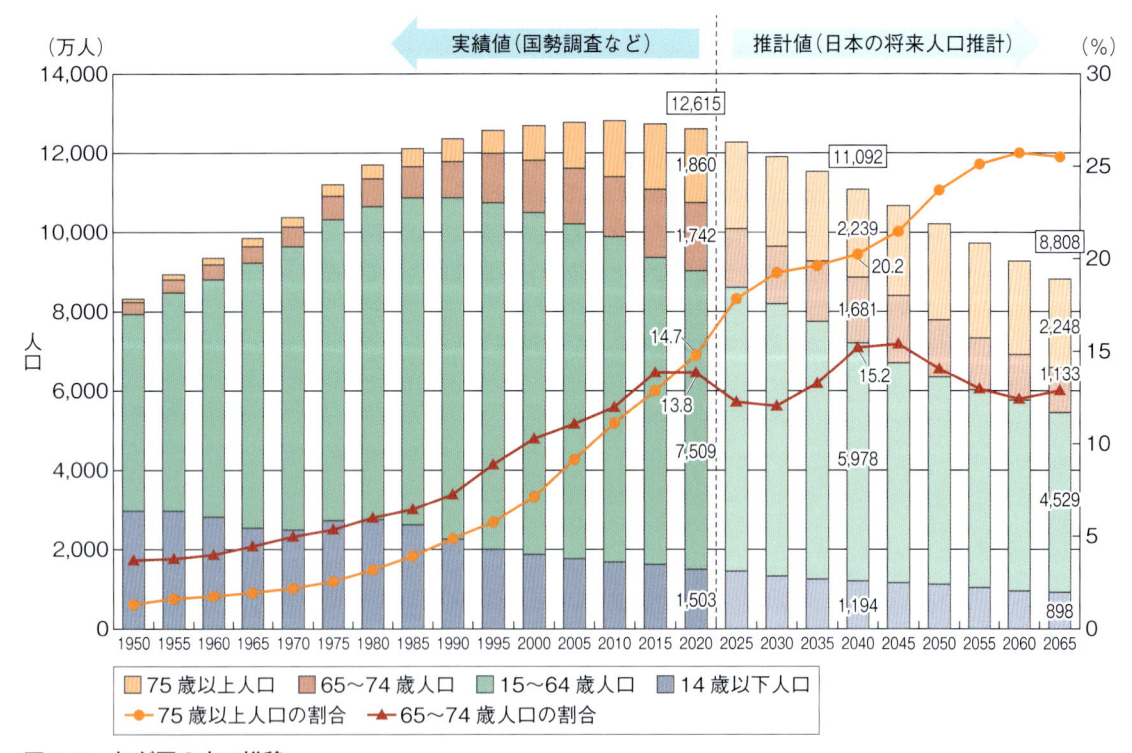

図 1-1　わが国の人口推移

資料：2020 年までは総務省「人口推計」（各年 10 月 1 日現在）など，2025 年以降は国立社会保障・人口問題研究所「日本の将来推計人口」（平成 29 年推計）〔出生中位（死亡中位）推計〕

B　必修専門の新規科目としての言語聴覚療法管理学

　2024(令和6)年，言語聴覚士学校養成所指定規則🔑は，1998(平成10)年の施行から26年が経過してから初めての改正が行われた(➡ Note ❶)．今回の改正は，2024(令和6)年3月29日に公布された「言語聴覚士学校養成所指定規則の一部を改正する省令の公布について(通知)」のなかで述べられているように，超高齢社会の進展に伴う障害の重度化と病態の複雑化への対応，地域包括ケアシステム，放課後等デイサービス，特別支援学校・学級等における専門職としてのニーズの拡大などによる言語聴覚士を取り巻く環境の変化に対応するために検討されたものである[3]．今回の改正では，① 教育内容と単位数の見直し，② 臨床実習のあり方，③ 専任教員について，④ その他について検討が行われた．このなかの「教育内容」に関する改正点として，大綱化が図られたこと，総単位数が増加したこと，そして言語聴覚療法管理学と地域言語聴覚療法学が，新規専門必修科目として取り上げられたことがあげられる．

🔑 **学校養成所指定規則**
　医療，福祉の専門職の国家試験受験資格を付与することができる，一定の水準を備えた学校および養成所を指定する基準と手続きを定めたもの．

C　言語聴覚療法の提供における管理・マネジメント

　「管理」とは，① 基準から逸脱しないように統制すること，② 目的を実現するために人やモノなどのさまざまな資源を効果的に利用・運用することとされており，「マネジメント」とほぼ同義で使用されることが多い(リスク管理・リスクマネジメントなど)．

　すなわち，言語聴覚療法における管理とは，① 個々の言語聴覚士が提供する言語聴覚療法の質の維持・向上，② 施設内において組織として提供する言語聴覚療法の質の維持・向上，③ 地域において提供する言語聴覚療法の質の維持・向上のために必要な取り組みを指す．施設内や地域における言語聴覚療法の効果的な提供は，組織的に行われることが必要であり，「組織とマネジメント」(➡ p.7)で説明する組織の役割や遵守事項についての理解が必要となる．また，言語聴覚療法は一定の基準を守って提供する必要があり，この点で関連する法律，医療・介護・障害者福祉・学校教育・保健などの制度(第2章)に関する理解が必要となる．さらに法律や制度による基準

Note ❶　指定規則改正の経緯

　2017(平成29)年に理学療法士・作業療法士学校養成施設カリキュラム等改善検討会が開催され，2018(平成30)年10月に指定規則の改正が行われた．言語聴覚士においても指定規則の改正が必要との考えから，日本言語聴覚士協会でも2018(平成30)年9月に「指定規則改善等に関する検討委員会」を設置して改善案についての検討を行い，全国リハビリテーション学校協会とも協議を行った．その後，各医療職の指定規則の改正が順次行われ，2021(令和3)年3月から厚生労働省医事課，日本言語聴覚士協会，全国リハビリテーション学校協会の三者による事前打ち合わせを行い，要望書の作成を行った．2022(令和4)年1月に第1回言語聴覚士学校養成所カリキュラム等改善検討会が開催され，2023(令和5)年8月30日の第8回検討会で報告書案が承認され，2024(令和6)年3月29日に省令の改正が公布された(➡ p.112)．

表1-1　言語聴覚療法管理学の学習目標の例

1. 管理・マネジメントの概念について理解し，説明できる.
2. 言語聴覚療法に関連する制度と法律について理解し，説明できる.
3. 生命倫理，職業倫理，研究倫理について理解し，説明できる.
4. 言語聴覚療法を提供する各分野の組織について理解し，説明できる.
5. 関連する専門職，その他の人的資源について理解し，連携のあり方について説明できる.
6. 言語聴覚療法提供の流れについて理解し，説明できる.
7. 言語聴覚療法の提供に関して必要とされる記録等について理解し，説明できる.
8. 言語聴覚療法提供に際してのリスク管理，危機管理について理解し，説明できる.
9. 言語聴覚士としてのキャリア形成について理解し，説明できる.
10. 言語聴覚士として果たすべき社会的役割について理解し，説明できる.

だけでなく，言語聴覚士としての倫理上の視点に基づいて言語聴覚療法を提供することも重要である（第3章）．本書で取り扱う「管理」とは，組織の上位の職の者が下位の職の者を管理・規制するという意味ではなく，患者・利用者という言語聴覚療法の対象者が，機能回復や地域における自立生活を確立するという言語聴覚療法の目的を，安全かつ効率的・効果的に実施するために行うさまざまな取り組みであるという理解が必要である.

D 言語聴覚療法管理学とは

　言語聴覚療法管理学の教育目標は，「言語聴覚療法を支えるシステムと制度を理解し，言語聴覚療法の質及び業務・情報・安全等に関する管理について学ぶとともに職業倫理を遵守する態度を養う」とされている[3]．具体的な講義内容としては，管理・マネジメントの理解，対象者に提供する言語聴覚療法の質の管理，言語聴覚療法提供体制・システムの管理，言語聴覚療法に関連する制度の理解，職業倫理の理解，キャリアマネジメントである.

　表1-1に学習目標の例を示す．これらの内容はこれまでも言語聴覚障害学総論のなかで講義されてきたものであるが，前述のとおり言語聴覚療法を取り巻く環境の変化に伴い，1つの独立した科目として設定された．以下に講義内容の概要を示す.

1 職業倫理と管理・マネジメント

　専門職が守るべき規範には，法律と倫理綱領がある．法律では専門職の定義，業務，最低限守るべき規範が規定されている．各専門職，特に医療福祉専門職が定める**倫理綱領**🔍では，法では定めきれない専門職としての対象者に対する態度，自己研鑽・修養の姿勢，同職種間や関連職種との関係構築，社会貢献などが定められている．言語聴覚士においても言語聴覚療法を提供する際には，一般社団法人日本言語聴覚士協会が定める倫理綱領に基づくことが必要である[4].

> 🔍**倫理綱領**
> 　専門職として果たすべき社会的責任，職業倫理を，専門職団体が行動規範として成文化したもの.

② 個々の言語聴覚士が提供する言語聴覚療法の質の管理・マネジメント

　倫理的視点に基づくならば，言語聴覚士は最新の知識と技術の習得に常に努め，安全でかつ効率的・効果的な言語聴覚療法（根拠に基づく言語聴覚療法）を提供する必要がある．また，言語聴覚療法は医療，介護，障害福祉，そして特別支援教育と幅広い分野で提供されている．言語聴覚療法の対象者も，乳幼児から高齢者までと幅広いが，超高齢社会のわが国では，高齢者が占める割合が多くなり，障害の複雑化，長期化が進んでいる．さらに対象者はさまざまな基礎疾患を有している場合が多いことも考慮して，総合的に評価し，訓練・指導の計画を立案しなければならない．対象者の利益優先の観点からは，効率的・効果的な言語聴覚療法を提供し，早期に自立した生活に復帰することを図らなければならない．また摂食嚥下障害のある対象者では肺炎や窒息のリスクが高くなるため，安全な言語聴覚療法や摂食嚥下訓練の実施が求められる（安全管理）．

③ 言語聴覚療法提供体制・システムの管理・マネジメント

　近年，言語聴覚療法は幅広い分野で提供されるようになっているが，提供に際して必要とされる書類・記録などは分野によって異なる場合が多い．これらの情報の管理は対象者の個人情報を含むため，厳格に行う必要がある．言語聴覚士法で守秘義務が課せられており，個人情報保護法や倫理的観点からも，十分に注意する必要がある．

　また，言語聴覚療法の対象者の多くは，他の専門職との連携に基づく**チームアプローチ**が必要である．**多職種連携**によるチームアプローチが効率的・効果的となるためには，カンファレンスによる目標やアプローチの統一，提供時間数を含めた実施体制の調整が必要である．

④ 言語聴覚療法を取り巻く制度の理解

　現在，言語聴覚士の業務が，病院を中心とした医療提供施設における施設内業務から，地域における言語聴覚療法提供へと拡大している．また，今までの機能回復を目的とした言語聴覚療法から地域での自立生活を支える言語聴覚療法へ，そして，介護予防事業や健康診査などの保健事業へと業務役割は拡大している．

　このように業務範囲が拡大していくなかで，養成教育の段階から言語聴覚療法を取り巻く制度を十分に理解しておくことは重要である．医療保険制度，介護保険制度，障害者福祉制度の各々の制度下における言語聴覚療法提供の実際について理解すると同時に，幼小児を対象とする場合は特別支援教育などの教育制度の理解も必要となる．

❺ キャリアマネジメント

「職業倫理と管理・マネジメント」(➡ p.4)でも述べたが，対象者に安全で効率的・効果的な言語聴覚療法を提供するためには，専門職としての自覚をもち，スキルアップ，**キャリアアップ**🔍していくことが求められる．言語聴覚療法の質を向上させるには，生涯学び続けることが必要であり，日本言語聴覚士協会はその指標として言語聴覚士のキャリアアップのための指標を公表している(➡ p.134〜135)．この指標では，キャリア発達のステージは経験年数に応じて4つの段階に分けており，また，4つのキャリア発達ステージごとに，臨床実践能力やリーダーシップ能力・マネジメント能力などの8側面で目標とすべき内容を示している．

そして，まだ少数ではあるが病院の部門責任者として活躍している言語聴覚士がいる．そのような役割を果たすためには，管理学で学ぶ制度，倫理，言語聴覚療法提供における情報の管理，組織運営における管理・マネジメントなどの十分な理解と実践力が求められることになる．言語聴覚士の働く分野は広がっており，自らのキャリアデザインを描き，職場や地域，そして社会の中で活躍する場を求めていくことが重要である．

> 🔍**キャリアデザイン・キャリアアップ**
> キャリアデザインとは，自らがどのような仕事，働き方をしたいのかビジョンを明確にして行動することであり，キャリアアップは，より高い資格，能力を身に付け，経歴を高めることである．

E 言語聴覚士を目指す学生が管理学を学ぶ意義

言語聴覚療法管理学は，対象者に安全で効率的・効果的な言語聴覚療法を提供するうえで必要な基本的知識，理念・職業倫理，具体的事項を学ぶものである．学生時代から言語聴覚士という専門職が身に付けるべき基本的態度を養う重要な科目となっている．言語聴覚士としての使命を自覚し，対象者とその家族，連携する専門職，広く住民・国民の期待に応える言語聴覚士になることを期待する．

引用文献
1) 厚生労働省：第105回社会保障審議会介護保険部会（令和4年12月19日）参考資料3　介護保険制度の見直しに関する意見(案).
https://www.mhlw.go.jp/content/12300000/001025605.pdf(2024年12月1日閲覧)
2) 厚生労働省：第1回 国民・患者に対するかかりつけ医機能をはじめとする医療情報の提供等に関する検討会資料2.
https://www.mhlw.go.jp/content/10800000/001155587.pdf(2024年12月1日閲覧)
3) 厚生労働省：言語聴覚士学校養成所カリキュラム等改善検討会報告書.
https://www.mhlw.go.jp/content/10800000/001146170.pdf(2024年12月1日閲覧)
4) 日本言語聴覚士協会倫理綱領.
https://www.japanslht.or.jp/about/teikan.html(2024年12月1日閲覧)

2 組織とマネジメント

A 組織とは

　言語聴覚士が組織体制を学ぶことには大きな意味がある．医療や介護，教育の現場では，多職種が協働して，対象者に必要な医療・介護・教育的サービスを提供することが求められる．その際，それぞれの役割や責任の分担を明確にすることで，連携や業務が遂行しやすくなる．たとえば，病院で医師，看護師，理学療法士，作業療法士などと連携をはかりリハビリテーション計画を立案し，日々の生活も含め実践していく場合，誰がどのような役割を担うかをチーム内で共有しておくことで，責任の所在が明確となり，円滑に進めることができるのである．

　「組織」とは「ある目的を達成するために，分化した役割をもつ個人や下位集団から構成される集団」であると定義され，「構成メンバー全員が，共通する1つの目的をもって，それぞれ与えられた業務・役割を果たしている」ことである．病院では，患者への治療活動のためにメンバーがそれぞれの担当業務を遂行することを指す．また，組織論で有名な米国の経営学者チェスター・バーナード[1]は，組織を「意識的で，計画的で，目的をもつような人々相互間の協働」「意識的に調整された2人またはそれ以上の人々の活動や諸力のシステム」と定義しており，ただ人が集まっているのではなく，意思をもってお互いに協調しながら活動するのが組織であると述べている．そのうえで，組織が成立するために必要な3つの要素として① **共通目的**，② **協働意思**，③ **意思疎通**をあげている．

　① **共通目的**は「組織目的」とも呼ばれ，「理念」「ビジョン」という言葉で表されるものである．「理念」は，その組織に所属するメンバー間で共有され，組織を運営するための軸となるものであり，施設全体に浸透・定着することによって，各部署での具体的な目標を設定することができる．

　② **協働意思**は，組織のメンバーどうしに協力する意思があることや組織への貢献意欲などを指す．言い換えるなら「チームワーク」や「エンゲージメント」となるだろう．1人でできる仕事には限界があるが，組織のメンバーと協力することで大きな成果を上げることができる．

　③ **意思疎通**は，職員間の円滑なコミュニケーションを指す．離職の理由として「職場での人間関係」や「コミュニケーションのしづらさ」が聞かれるように，組織を円滑に機能させるためには，職員間の円滑な意思疎通が不可欠といえる．上司とメンバーとの定期面談などのオフィシャルな場ではもちろん，普段の業務内でも気軽にコミュニケーションをとれる雰囲気の職場づくりが大切といえる．

B 組織の基本形態

組織の代表的な基本形態には，① **職能制（機能別）組織**と，② **事業部制組織**がある．

① **職能制組織**とは職能ごとに分類され部署をなし，同職種で構成されている組織であるため，専門家は育ちやすいがジェネラリストの育成は難しいといわれている．また，部門間の対立が生じやすく，連携するうえで難しくなることもある．

これに対し**事業部制組織**は，複数の職能が混在して1つの部署を構成しているため，ジェネラリストを育成しやすい．また，事業部ごとに意思決定ができるため，柔軟な対応や革新が可能になりやすいといわれている．一方，自身の部署のみで意思決定が進められるため，組織全体の利益よりも自部署の利益を優先しやすくなり，部署間の連携をとることが難しくなることがある．

以上のように，組織の形態にはそれぞれの強み・弱みがあり，それらを理解したうえで業務を進めることが必要である．

C 理念

理念とは，組織が最も大切にする基本的な考え方を意味するもので，その組織の存在意義や価値観，経営目的，活動の方向性などを明文化したものである．理念は組織内に対しては活動の基準や意思決定の基本となり，対外的にはブランドイメージを形作る役割をもつといえる．

D コンプライアンス

コンプライアンス compliance は「**法令遵守**」とも呼ばれ，企業が法律や規則を守って活動することを指す．たとえば，労働法を守って職員の労働時間を管理することなどである．コンプライアンスを守ることは，企業が社会のルールに従っている証拠になる．

医療・介護機関におけるコンプライアンスは，患者・利用者の安全と権利を守り，高品質な医療・介護サービスを提供するために重要である．一例として，医療機関に求められる主要なコンプライアンスの要素を**表1-2**に示す．医療機関におけるコンプライアンスは多岐にわたるが，これらの要素をしっかりと実践することが，患者や社会からの信頼を得て，高品質な医療サービスを提供することにつながるのである．

❶ 個人情報保護

言語聴覚士法では，守秘義務に係る法令のなかで個人情報保護を規定している（言語聴覚士法44条，50条1項➡ p.169）．医療機関における個人情報

表1-2　医療機関に求められる主要なコンプライアンス

法令遵守	・医療法：医療機関の運営や医療従事者の資格・責任に関する規定 ・薬機法：医薬品や医療機器の安全性・有効性を確保するための規制 ・個人情報保護法：患者の個人情報を適切に取り扱い，保護するための規定
個人情報保護	・患者情報の保護：診療記録や個人データを厳重に管理し，不正なアクセスや漏洩を防止する ・プライバシー保護：診療中や患者とのコミュニケーションにおいてプライバシーを尊重する
医療倫理	・インフォームド・コンセント：患者に対して治療内容を十分に説明し，同意を得る ・患者の権利の尊重：患者の意思や選択を尊重し，適切な医療を提供する
安全管理	・医療事故防止：医療事故やミスを防ぐためのプロセスや手続きを確立し，職員に徹底する ・感染対策：院内感染を防ぐための衛生管理や感染対策を徹底する
透明性と説明責任	・治療の透明性：患者に対して治療の目的，方法，リスクなどを明確に説明する ・情報公開：必要な情報を適切に公開し，患者や社会からの信頼を得る
継続的な教育と研修	・定期的な研修：医療従事者に対して定期的な研修や教育を行い，最新の医療知識や技術を習得させる
緊急時対応	・緊急時対応マニュアル：自然災害や事故，感染症の発生時に備え，対応マニュアルを整備する ・訓練の実施：緊急時の対応能力を高めるため，定期的に訓練を実施する

表1-3　医療機関における主な個人情報

基本的な個人情報	・氏名，住所，生年月日，性別
連絡先情報	・電話番号（自宅や携帯電話），メールアドレス
健康情報	・診療記録：診断結果，治療経過，看護記録，リハビリテーション記録，手術記録，診療日など ・処方情報：処方された薬や投薬の履歴 ・検査結果：血液検査，尿検査，画像診断などの結果 ・アレルギー情報：薬物や食物に対するアレルギーの有無 ・既往歴：過去の病歴や手術歴
特別な個人情報	・遺伝情報：遺伝子検査の結果など ・精神的健康情報：精神科診療の記録やカウンセリングの記録 ・社会的情報：家庭環境や生活状況に関する情報
その他の個人情報	・家族情報：緊急連絡先として登録された家族の情報や，家族の病歴 ・認知症情報：患者の理解度や同意能力に関する情報
支払い情報	・レセプト ・保険情報：健康保険の加入状況や保険番号 ・支払い履歴：診療費の支払い状況や明細，クレジットカード情報

は，患者のプライバシーに直結する重要な情報であり，これらの情報は厳重に保護されなければならない（表1-3）．これらの個人情報は患者のプライバシーや権利に直接かかわるため，関係者のみ閲覧可能なアクセス制限，施錠管理など物理的な保護，データ暗号化，定期的な監査などにより，厳重に管理することが求められる．医療機関における個人情報は，患者の基本情報から健康情報，支払い情報，特別な個人情報など多岐にわたるため，これらの情報は厳重に管理し，適切に保護することで，患者の信頼を得ることができ，安全かつ安心な医療サービスを提供することにつながるといえるだろう．

E 人事労務管理

　企業経営は，ヒト（人的資源），モノ（原材料や設備），カネ（資本）という3つの経営資源から構成されている（最近では，情報を加えることもある）．人事労務管理は，この3つの経営資源のうち，ヒト（人的資源）にかかわる管理機能を担うもので，以下の3つの機能からなる．

　① 目標を達成するために必要となる一定の質および量の人材を確保すること（労働サービス需要の充足機能）

　② 労働者が企業に対して期待する賃金などの報酬内容を把握し，合理的に充足すること（労働者の就業ニーズの充足機能）

　③ 労働者や職場集団が人的資源の活用方法や報酬内容について期待していることと，企業が合理的と考える方法や提供可能な報酬内容との調整を図ること（労使関係の調整と安定維持機能）

　つまりは，必要なときに必要な人材を過不足なく充足すること，適切な報酬を支給すること，労働者と企業の間に生じる対立を解消し安定を図ることであり，これらの機能を果たすために，企業は労働者の労働環境の管理，人材育成などを行っている．

① 労働環境の管理

　労働環境の管理には労働条件の管理や労働環境の整備が含まれる．具体的には，労働条件・契約の管理，勤怠・給与計算管理，安全衛生管理，福利厚生の管理などがある．以下に勤怠管理についての基本事項を説明する．

- 労働契約：職種，資格，雇用形態，勤務形態などの雇用区分について規定する（表1-4，5）．

- 労働時間の管理：使用者は，労働時間を適正に把握するなど労働時間を適切に管理しなければならない．労働時間とは，使用者の指揮命令下に置かれている時間のことをいい，使用者の明示または黙示の指示により労働者が業務に従事する時間は労働時間に当たる．このなかには，就業を命じられた業務に必要な準備行為（制服の着替えなど），業務終了後の業務に関連した後始末（清掃など），使用者から指示があった待機時間，参加することが業務上義務づけられている研修・教育訓練の受講などを含む．労働時間の適正な把握のために，労働日ごとの始業・終業時刻の確認および記録を行う（タイムカード，ICカード，パソコンの使用時間の記録などの客観的な記録）．また，労働者ごとに，労働日数，労働時間数，休日労働時間数，時間外労働時間数，深夜労働時間数といった事項を賃金台帳に記載しなければならない．

- 労働時間：法定労働時間は週40時間，1日につき8時間を超えて労働させてはいけない（労働基準法32条）．1日の勤務時間が6～8時間の場合は45分，8時間を超える場合は60分の休憩を与えなければならない（労働基準法34条）．

表1-4　さまざまな雇用形態

表1-4　さまざまな雇用形態

雇用形態	定義
正社員	フルタイムで労働する無期雇用労働者
短時間正社員	フルタイムの正社員と比べて，所定労働時間(所定労働日数)が短い正社員
パートタイム労働者 (短時間労働者)	1週間の所定労働時間が，正社員と比べて短い労働者
契約社員 (有期労働契約)	労働者と使用者の合意により契約期間を定めた労働契約で，契約期間の満了によって自動的に労働契約が終了する労働者
派遣労働者	労働者は人材派遣会社との間で労働契約を結んだうえで，派遣元が労働者派遣契約を結んでいる会社に労働者を派遣し派遣先の指揮命令を受けて働くもの(法律上の雇い主は人材派遣会社)
業務委託契約労働者	注文主から受けた仕事の完成に対して報酬が支払われるもので，注文主の指揮命令を受けない

表1-5　さまざまな勤務形態

勤務形態	定義
通常の労働時間制	就業規則に定められた時間に働く一般的な勤務形態で，日勤，夜勤，早番，遅番など交代制の勤務も含む
フレックスタイム制	3か月以内の一定期間において，始業・終業時刻を自由に決めることのできる勤務形態
裁量労働制	業務遂行の手段や時間配分などに関して会社が具体的な指示をしない業務について，あらかじめ定めて労働時間を働いたこととみなす勤務形態
高度プロフェッショナル制度	一定の年収要件(年収1,075万円以上)，かつ，高度な専門性をもった労働者を対象に，労働基準法に定められた労働時間，休憩，休日，深夜割増賃金に関する規定の適用を受けない勤務形態

- 休日：法定休日として週1日の休日を与えなければならない(労働基準法35条).
- 休日および時間外労働：法定時間を超えて，または法定休日に労働させる場合には，管理者と労働者の代表者が「時間外・休日労働に関する協定書(36協定)」を締結したうえで労働基準監督署長への提出が必要となる(労働基準法36条). 時間外労働の上限規制は，月45時間，年360時間を原則とし，臨時的な特別な事情がある場合でも年720時間，単月100時間未満(休日労働含む)，複数月平均80時間(休日労働含む)を限度とする.
- 年次有給休暇：6か月継続勤務し，全所定労働日の8割以上を出勤した労働者に対して，10日の年次有給休暇を付与する. その後，継続勤務年数1年ごとに所定の日数の年次有給休暇が与えられる. なお，年次有給休暇は発生日から起算して2年間有効である. 年次有給休暇が年10日以上付与される労働者に対して，そのうち5日については，労働者に意見を聴取したうえで使用者が時季を指定して取得させなければならない(労働基準法39条).
- 産休(産前産後休業)・育児休業，介護休業：労働者の妊娠・出産・育児・介護などに伴う働き方については，各種制度を確認しておく必要がある. 特に，産休・育児休業について男性対象の制度が拡充されており，管理者からの周知が求められている. 所属機関の就業規則の確認は必須だが，そ

表1-6　教育研修の種類ごとのメリット・デメリット

教育研修の種類		メリット	デメリット
OJT	ティーチング型	効率的に一定レベルまで育成可能	職員が受け身になりがち
	コーチング型	考える力，再現性などが高められる	時間がかかる，スキルを要す
	職場学習	職場単位での学習が促進される	定着が難しい
SD	通信教育，資格取得	意欲ある人材の成長促進	意欲の低い人材への働きかけは困難
	経験学習	より実践的な知識やスキルを習得	個人の中で完結しやすい
	越境学習	社内にない経験と成長が可能	機会の設定や管理は困難
OFF-JT	知識研修	一定の規模的で知識レベルを高める	一方通行の講義になりがちで受け身的
	スキルトレーニング	実線レベルのスキル習得が可能	時間がかかり，小規模になる
	気づき喚起型研修	内発的な気づきから行動変容が期待	時間がかかり，小規模になる

の他，厚生労働省のウェブサイトなども確認しておくといいだろう．

② 人材育成

必要とされる人材を必要人数確保するためには，職員の能力開発が必須となる．そのために，さまざまな取り組みが行われる．

- 人材採用：組織が必要とする人材を採用することが第一歩である．そのために，業務内容および量に基づいて必要人員数を算出し，採用計画を立案，採用活動を行う．採用活動に際しては，組織の理念やビジョンを明確にし，リハビリテーション部門としてどのような人材を求めているかを伝えていくことで，応募者とのマッチングを行うことが重要となる．

- 人員配置：組織や部署により，対象者や対象とする問題が異なるため，人材の能力を最大限発揮できるよう配置することが求められる．一方で，新たな能力開発を目的とした配置転換をすることもある．

- 教育研修：研修は，**OJT**▶，**SD**▶，**OFF-JT**▶の3つに分類される（表1-6）．これらにはそれぞれメリット・デメリットがあるため，適宜選択し，組み合わせて取り入れていく．そして，研修を通して，課題設定能力，職務遂行能力，対人能力，問題解決能力の4つの能力（社会人基礎力）を高めることも求められる．

- 人事考課：職員の能力・適正・業績などについて個人を測定することである．能力開発に特化したものや，個人の処遇（給与・賞与，昇格・降格など）と連動するものがある．いずれの場合も，職員の納得感を高めるためには評価基準を明確にし，フィードバックをすることが重要となる．

- 目標管理：**目標管理制度（MBO）**▶は，チームの労働意欲の向上や経営ビジョンの共有，従業員の成長に役立つとされている．従業員が上司のアドバイスのもとに自ら目標を立て，達成度合いに応じて評価を受ける仕組みで，従業員と企業の目標を確認し合い，モチベーション向上と組織の目標達成を同時に叶えることにある．

▶ **OJT**
On-the-Job Training
実地訓練

▶ **SD**
Self Development
自己啓発

▶ **OFF-JT**
Off-the-Job Training
職場外訓練

▶ **MBO**
Management by Objectives

人材育成は，人的資源管理の柱の1つである．昨日と同じ人材で，昨日とは異なる戦略を実行しなくてはならず，変化する戦略を支える人材を育み続けることが重要な役割といえるだろう．

F 組織（病院・施設）の体制と役割

言語聴覚士がかかわる組織には，医療機関，介護施設，教育機関，企業などがあり，活動の場は広がっているが，就業先としては，約8割が医療機関と介護施設となっている[2]．ここでは，医療機関と介護施設を例にして組織体制について説明する．

① 医療機関

医療機関には病院と診療所があり，その違いは病床数や医師の数などがある．病床が20床以上であれば病院，19床以下であれば診療所となり，診療所の多くは病床を持たない無床診療所である．医師の数は，病院の場合は最低3名以上の医師がいることが求められ，さらに，入院患者16名に対して医師1名，外来患者40名に対して医師1名が必要とされる．診療所の場合は医師1人という施設が多く，医師1人が診察する患者数に制限はない．病院の機能は規模や地域の医療環境などによって異なるが，入院機能と外来機能，在宅機能，予防活動などがある．また，入院機能については，**病床機能報告制度**🔍に則って高度急性期機能，急性期機能，回復期機能，慢性期機能に分類されている（➡ p.24）．

> 🔍 **病床機能報告制度**
> 病院または診療所であって病床を有するものは，毎年7月1日時点における病床と機能などを都道府県知事に報告する制度である．

② 介護施設

介護施設は，「事業運営者」と「対象者」の2つの基準で分類される．事業運営者としては，公共型施設と民間型施設の2種類に分けることができる．公共型施設は，国や地方公共団体，社会福祉法人などによって運営されており，国が補助金を出して設立していることから，入居費用や月額利用料などは比較的安価に抑えられて，生計状況によっては補助を受けることも可能である．民間型施設は，訪問介護事業や通所介護事業などを行っている民間企業や医療法人により運営されており，充実したサービスの選択肢や十分な職員数など民間ならではの特徴がある一方，費用はやや高めとなっている．

G 多職種連携・チームアプローチ

医療機関・介護施設ともに，リハビリテーション部門は職種の専門性に応じて分業化してきたが，多職種連携やチームアプローチが重視されるようになり，組織体制も変わりつつある．また，栄養サポートチームや呼吸ケアチームのように，多職種でチームを組むことも増えている．急性期・回復

期・生活期などの病期の違いによっても組織されるチームは異なるが，いずれの場合も，組織されるメンバーや状況などにより期待される役割は変化するものであり，臨機応変な対応が必要となる（→ p.140）．

　リハビリテーション医療は，疾病や外傷で低下した身体的・精神的機能を回復させ，障害を克服するという従来の解釈のうえに立って，ヒトの営みの基本である"活動"に着目し，その賦活化を図る過程を中心に考えるとされている[3]．つまり，リハビリテーション医療とは，一度獲得した能力が後天的に障害された際に再獲得することで，再び適した状態になることを目的とした医療サービスである．

　しかし，脳血管疾患などによって麻痺などなんらかの障害をもった場合，病前と同じ状態に戻ることは難しいことが多く，社会サービスなどを利用しながら元の生活に近い状況で自宅退院を目指すことが重要と考える．そのため，医療職のみならず，社会サービスなど幅広い知識を有するソーシャルワーカーなど，専門性を有した多職種が相互に連携しあうチーム医療が基本となる．また，チームアプローチとは，単に協働作業に取り組むのではなく，チームの課題を達成するために，最も適したチームのあり方を任意に選択したうえで協働作業に取り組むことであると考えられている[4]．

　以上より，多職種連携におけるチームアプローチとは，「分野の異なる専門職が，患者・家族のニーズを明確にしたうえで共有し，チームの課題を達成するために，最も適したチームのあり方を選択しながら，各自に割り当てられた役割を他の専門職と協働・連携しながら果たす」ことであるといえる．

　チーム医療とは，厚生労働省のチーム医療の推進に関する検討会[5]によると，「医療に従事する多種多様な医療スタッフが，各々の高い専門性を前提に，目的と情報を共有し，業務を分担しつつも互いに連携・補完し合い，患者の状況に的確に対応した医療を提供すること」と定義されている．岡本[6]は「質を高めるためには，各医療スタッフの専門性の向上と役割の拡大，そしてスタッフ間の連携・補完を推進し，チーム医療として再統合していくことが重要である」と述べている．チーム医療に関しては，① Medical Model▶，② MDT モデル▶，③ IDT モデル▶，④ TDT モデル▶という 4 つのモデルが提唱されている[6]．そのなかで，リハビリテーション医療の職場では主に ③ IDT モデルと ④ TDT モデルが適していると考える．これらのモデルは固定化しているものではなく，そのときの状況に合わせて流動的に変化しながら対応していくことが望まれる．

H 組織のなかでの言語聴覚士の役割

　言語聴覚士は，医療機関や介護施設，教育機関，福祉施設など，さまざまな組織で重要な役割を果たしている．その代表的な役割は以下のとおりである．

▶ **Medical Model**
医学的モデル

▶ **MDT モデル**
Multidisciplinary Team Model
調整モデル

▶ **IDT モデル**
Interdisciplinary Team Model
連携・協働モデル

▶ **TDT モデル**
Transdisciplinary Team Model
統合モデル

1）言語・コミュニケーション障害，摂食嚥下障害，高次脳機能障害などの評価と治療

- 評価：各機能や能力を検査や観察において客観的に評価する．
- リハビリテーション：障害に対して客観的な評価をもとにした根拠のある訓練プランを作成し実施する．
  生活場面で実践できるよう他職種とも連携をして進める．

2）教育とコンサルティング

- 教育：患者や家族，職員に対して，障害理解と対応方法について説明し，日常生活での対策や訓練方法を指導する．
- コンサルティング：他の専門職と協力し，患者の総合的なケアを提供するために，治療方針やリハビリテーションプランについて他の専門職にアドバイスを行う．

3）プロフェッショナルな連携と支援

- チーム医療：多職種連携の一環として，医師，看護師，作業療法士，理学療法士などとチームを組んで患者のリハビリテーションケアにあたる．
- 支援活動：地域社会や教育機関での支援活動を通じて，言語や音声に関する問題の早期発見と介入を促進する．

　言語聴覚士は，評価と治療の提供，教育とコンサルティング，プロフェッショナルな連携と支援を通じて，患者・利用者の生活の質の向上に寄与している．言語聴覚士の働きは患者やその家族の信頼を得るために不可欠であり，組織全体のリハビリテーションケアの質を高めるためにも重要といえる．

引用文献
1) Barnard CI（著），飯野春樹（監訳），日本バーナード協会（訳）：組織と管理．文眞堂，1991
2) 日本言語聴覚士協会ホームページ．
   https://www.japanslht.or.jp/about/trend.html（2024年12月1日閲覧）
3) 久保俊一：リハビリテーション医学・医療の概念．久保俊一（監修）：リハビリテーション医学・医療コアテキスト．pp3-15，医学書院，2018
4) 菊地和則：多職種チームのコンピテンシー――インディビデュアル・コンピテンシーとチーム・コンピテンシーに関する基本的概念整理．社会福祉学 44（3）：23-31，2004
5) 厚生労働省・チーム医療の推進に関する検討会（座長・永井良三）：チーム医療の推進について（チーム医療の推進に関する検討会 報告書）．
   https://www.mhlw.go.jp/shingi/2010/03/dl/s0319-9a.pdf（2024年12月1日閲覧）
6) 岡本隆嗣：回復期リハビリテーション病棟における多職種連携．リハ医 58（5）：482-489，2021

参考文献
- スティーブン・P・ロビンス（著），髙木晴夫（訳）：組織行動のマネジメント．ダイヤモンド社，2009
- 沼上幹：組織デザイン．日本経済新聞出版，2004
- 石川誠：輝生会がおくる！リハビリテーションチーム研修テキスト．全日本病院出版会，2022
- 佐藤博樹：新しい人事労務管理 第6版．有斐閣アルマ，2019

Point

❶ 言語聴覚士養成校指定規則における言語聴覚療法学の教育目標を完成させなさい．
　言語聴覚療法を支えるシステムと（　①　）を理解し，言語聴覚療法の質及び業務・情報・安全等に関する（　②　）について学ぶとともに（　③　）を遵守する態度を養うこと．

❷「組織」とはどのような目的をもった集団か，定義を答えなさい.

❸ 組織が成立するための 3 つの要素をあげなさい.

❹ チーム医療のモデルについて，リハビリテーション医療で推奨されているモデルを答えなさい.

❺ 組織のなかで言語聴覚士が果たす役割を説明しなさい.

（答えは p.181）

第 2 章

保健・医療・福祉を取り巻く諸制度とマネジメント

学修の到達目標

- 社会保障制度の全体像を述べることができる.
- 各制度の基盤となる法律をあげることができる.
- 国民皆保険制度の概要と現在の問題点を説明できる.
- 病院の機能・種類を説明できる.
- 現在の高齢者医療制度とこれまでの歴史を説明できる.
- 介護保険制度の仕組み(保険者,被保険者,要介護・要支援)について説明できる.
- 介護保険の申請から認定までのプロセスについて説明できる.
- 介護保険の主なサービスの概要について説明できる.
- 障害者総合支援法,児童福祉法,その他法律を基盤とした障害児・者の障害福祉制度を理解できる.
- 保健医療ならびに公衆衛生という観点より,健康増進法,感染症予防法,健診(検診)制度の目的を理解して,概要を説明できる.
- 資格法の種類と医療職資格の背景・概要・目的が理解できる.
- 患者にとっての資格の意義と有資格者にとっての資格の恩恵を理解できる.
- 障害者権利条約と国際生活機能分類の資格法における意味を理解できる.
- 言語聴覚士の定義について述べることができる.
- 言語聴覚士の業務について述べることができる.

A 社会保障制度

　言語聴覚療法とは，言語聴覚士が医療，介護，福祉，教育の各分野で，言語聴覚障害，摂食嚥下障害のある人にその障害の軽減と生活の質の向上を援助するために行うすべての専門的サービス(訓練，検査，助言，指導など)をいう．言語聴覚療法は主に医療，介護，福祉という社会保障制度のなかで提供される．

　わが国における社会保障制度は**日本国憲法第 25 条(生存権)**に基づいて整備された．1946 年に制定された日本国憲法第 25 条第 1 項では「すべて国民は，健康で文化的な最低限度の生活を営む権利を有する」，第 2 項では「国は，すべての生活部面について，社会福祉，社会保障及び公衆衛生の向上及び増進に努めなければならない」とあり，これにより国としての責任が定められた．そして，その具体化のために 1950 年に社会保障制度審議会が「社会保障制度に関する勧告」を行い，「社会保障制度とは，疾病，負傷，分娩，廃疾，死亡，老齢，失業，多子その他困窮の原因に対し，保険的方法又は直接公の負担において経済保障の途を講じ，生活困窮に陥った者に対しては，国家扶助によって最低限度の生活を保障するとともに，公衆衛生及び社会福祉の向上を図り，もってすべての国民が文化的社会の成員たるに値する生活を営むことができるようにすること」と定義した．現在の社会保障制度は，社会保険，公的扶助，社会福祉，公衆衛生および保健医療からなり，それぞれの制度には，それぞれ根拠となる法規が定められている(**表 2-1**)．

⑧ 日本国憲法第 25 条

B 社会保障制度の変遷と法律の制定

　社会保障制度は，人口，社会経済，疾病構造などの環境の変化に伴って変遷を遂げてきた(**表 2-2**)．社会保障そのものの概念は戦後に確立したものであるが，医療や年金などの一部の制度は戦前にすでに創設されていた．終戦直後の時期は，栄養改善や伝染病予防，生活困窮者に対する援護政策が実施され，生活保護法，児童福祉法，身体障害者福祉法や医療提供に関する基本法が整備された．1960 年代は経済成長期となり，国民皆保険・皆年金制度が実現し，社会保障制度が拡充された．1980 年代には，高度経済成長時代は終えんを迎え，社会保障制度の見直しが行われると同時に，高齢化に対する取り組みが課題となってきた．わが国における高齢化は急速であり，1994 年には**高齢化率**🔍が 14％を超えて高齢社会に，2007 年には 21％を超えた超高齢社会となり，2070 年には高齢化率は 38.7％と推計されている．一方，15 歳未満の子どもは 1982 年以来連続して減少し，2070 年には総人口の 9.2％にまで減少すると推測されているため少子化対策も重要であり，2003 年には少子化対策基本法，2012 年には子ども子育て支援法が制定され

🔍 **高齢化率**
　一般に高齢化率が 7％を超えた社会を高齢化社会，14％を超えた社会を高齢社会，21％を超えた社会を超高齢社会と呼んでいる．

表 2-1　社会保障制度と関連法規

制度	法律
社会保険	健康保険法，国民健康保険法，船員保険法，国家公務員共済組合法，地方公務員共済組合法，介護保険法，高齢者の医療の確保に関する法律 国民年金法，厚生年金法，雇用保険法 労働災害補償保険法，労働安全衛生法　など
公的扶助	生活保護法，生活困窮者自立支援法
社会福祉	社会福祉法，老人福祉法，子ども基本法，子ども子育て支援法，児童福祉法，母子及び寡婦福祉法 障害者基本法，身体障害者福祉法，知的障害者福祉法，発達障害者支援法，障害者の日常生活及び社会生活を総合的に支援するための法律（障害者総合支援法）　など
公衆衛生および保健医療	**医療提供に関連する法律** 　医療法 　医師法，歯科医師法，薬剤師法，看護師法，保健師助産師看護師法，理学療法士及び作業療法士法，視能訓練士法，言語聴覚士法，義肢装具士法，診療放射線技師法，臨床検査技師等に関する法律，臨床工学技士法，歯科衛生士法，歯科技工士法，あん摩マッサージ指圧師、はり師、きゅう師等に関する法律，柔道整復師法，救急救命士法，栄養士法，公認心理師法，社会福祉士及び介護福祉士法，精神保健福祉士法　など **医薬品や食品に関連する法律** 　医薬品，医療機器等の品質，有効性及び安全性の確保等に関する法律 　薬物および劇物取締法，覚醒剤取締法，麻薬及び向精神薬取締法　など **保健衛生に関連する法律** 　母体保護法，母子保健法，学校保健安全法，地域保健法 　精神保健及び精神障害者福祉に関する法律 　健康増進法　など **予防衛生に関連する法律** 　感染症の予防及び感染症の患者に対する医療に関する法律 　予防接種法，結核予防法，検疫法　など **環境衛生に関連する法律** 　食品衛生法，水道法，下水道法　など

た．また，総人口も 2010 年の 1 億 2,806 万人をピークに減少に転じ，2020 年には 1 億 2,532 万人となり，2070 年には 8,700 万人となると推計されている[1]（➡ 図 1-1，p.2）．労働力人口の減少も顕著となり，社会保障制度の維持が重要な課題となっている．

C 社会保険制度と関連する法律

　社会保険制度は，疾病，事故，失業，退職などで経済的な損失が生じる際に，それぞれの状態に即した給付を行うことで負担を軽減し，国民の生存権を保障することを目的とした制度である．財源は保険の種類によって異なるが，国，都道府県，市区町村，事業所，被保険者が負担する．社会保険には，医療保険，年金保険，雇用保険，災害補償保険，介護保険があり，医療保険を実施する法規としては，健康保険法，船員保険法，国民健康保険法，労働災害補償保険法，高齢者の医療の確保に関する法律などがある．要介護高齢者への介護サービスに関する法規としては，介護保険法がある．

　持続可能な社会保障制度の確立を図るための改革を進めるため，2014 年に「地域における医療及び介護の総合的な確保の推進に関する法律（医療介護

表 2-2 戦後の社会保障関連法成立と社会の流れ

法律	社会の流れ
1922 年 健康保険法制定 1938 年 国民健康保険法制定 1941 年 労働者年金保険法(1944 年以降厚生年金保険法)	戦前
1946 年 日本国憲法公布 1947 年 失業保険法(1974 年以降雇用保険法),労働災害補償保険法,児童福祉法,教育基本法,学校教育法制定 1948 年 医師法,歯科医師法,保健師助産師看護師法制定 1949 年 身体障害者福祉法制定	1945 年 終戦
1950 年 生活保護法,精神衛生法制定 1958 年 新国民健康保険法公布 1959 年 国民年金法制定	1950 年 社会保障制度審議会「社会保障制度に関する勧告」
1960 年 精神薄弱者(知的障害者)福祉法制定 1965 年 理学療法士及び作業療法士法制定 1970 年 心身障害者対策基本法制定 1982 年 老人保健法制定	1961 年 国民皆保険制度発足
1993 年 障害者基本法に改正 1995 年 精神保健福祉法に改正 1997 年 言語聴覚士法,介護保険法制定 2003 年 少子化対策基本法制定	1990 年 ゴールドプラン 1994 年 エンゼルプラン 1995 年 新ゴールドプラン
2004 年 発達障害者支援法制定 2005 年 障害者自立支援法制定 2008 年 高齢者の医療の確保に関する法律に改正 2012 年 障害者総合支援法,子ども・子育て支援法制定 2013 年 障害者差別解消法制定 2014 年 医療介護総合確保推進法制定 2022 年 障害者情報アクセシビリティ・コミュニケーション施策推進法制定	1999 年 新エンゼルプラン 2000 年 介護保険制度発足 2006 年 障害者の権利に関する条約が国連総会で採択 2008 年 高齢者医療制度発足 2012 年 社会保障・税一体改革大綱決定

総合確保推進法)」が公布された.これによって,① 新たな基金の創設と医療・介護の連携強化,② 地域における効率的かつ効果的な医療提供体制の確保,③ 地域包括ケアシステムの構築と費用負担の公平化,④ その他に特定行為の明確化や介護人材確保対策などを実施することとなり,医療法,介護保険法などの改正が順次行われた.

D 社会福祉制度と関連する法律

　社会福祉制度は,老人,児童,母子家庭,障害者を対象とし,社会福祉サービスを提供するものである.老人福祉法,児童福祉法,身体障害者福祉法,知的障害者福祉法,発達障害者支援法などがこの制度に関する法規である.さらに身体障害者,知的障害者,精神障害者という障害の種別にかかわらず,障害のある人々が必要とするサービスを利用できるように,障害者自立支援法が 2005 年に成立したが,2012 年に「障害者の日常生活及び社会生活を総合的に支援するための法律(**障害者総合支援法**)🔍」と改称された.

🔍 **障害者総合支援法**
　障害者総合支援法は「障害者基本法の基本的理念にのっとり,身体障害者福祉法,知的障害者福祉法,精神保健及び精神障害者福祉に関する法律,児童福祉法その他障害者及び障害児の福祉に関する法律と相まって,障害者及び障害児がその有する能力及び適性に応じ,自立した日常生活又は社会生活を営むことができるよう,必要な障害福祉サービスに係る給付その他の支援を行い,もって障害者及び障害児の福祉の増進を図るとともに,障害の有無にかかわらず国民が相互に人格と個性を尊重し安心して暮らすことのできる地域社会の実現に寄与すること」を目的としている.

E 公的扶助制度と関連する法律

　公的扶助制度は，生活に困窮する国民に対して最低限度の生活を保障し，自立を助けようとする生活保護制度が中核となる．生活保護法は，生存権の理念に基づき 1950 年に制定された．保護の種類は，生活扶助，住宅扶助，教育扶助，介護扶助，医療扶助，出産扶助，生業扶助，葬祭扶助である．生活保護制度の利用にあたっては，本人が福祉事務所に申請を行い，必要な調査を受けた後に給付が決定される．

F 公衆衛生および保健医療制度と関連する法律

　公衆衛生・保健医療制度における法規には，医事法規，薬事法規，保健衛生法規，予防衛生法規，環境衛生法規がある．医事法規は，医療提供施設に関する法規と医療提供者に関する法規に分類される．

　医療提供施設に関する法規である医療法は，医療提供の理念，医療提供施設の定義，開設や管理，施設設備，諸記録，広告，監督，医療計画，医療法人について規定されている．また，医療法施行規則では，病院の人員配置基準が具体的に規定されている．

③ 医療法

　医療提供者に関する法規として，医師法，歯科医師法，保健師助産師看護師法，言語聴覚士法，その他の多くの医療・介護・福祉の専門職の資格法が制定されている．

G 国民の生活を生涯支える社会保障制度

　社会保障の各制度は，国民の生活を生涯にわたって支えるために設計されている．健康状態を把握するための健診制度や医療保険制度のように，どの時期においてもサービスを受けることができる制度，児童手当や介護保険制度のように，年齢により限られた時期にサービスが受けられる制度，障害児・者が受けることができる制度などがある．言語聴覚療法に関係する制度以外にも，社会保障制度には雇用関係の制度もある．言語聴覚士にとって対象児・者が活用できるその他の制度についても理解し，説明できることは重要である（➡ Note ❷）．

Note ❷　教育制度と関係法規

　教育は教育制度のなかで提供され，教育基本法と学校教育法が基本となる法律である．2006 年に学校教育法が一部改正され，言語聴覚障害のある児童生徒に対する教育は，特別支援学校，特別支援教室，通級指導教室で特別支援教育として提供されるようになった．また，学校に勤務する教職員の免許については，教育職員免許法に規定されている．

参考文献
1) 厚生労働省：第3回社会保障審議会年金部会資料 3.
   https://www.mhlw.go.jp/content/12601000/001093650.pdf（2024 年 12 月 1 日閲覧）
2) 厚生労働省：社会保障とは何か.
   https://www.mhlw.go.jp/stf/newpage_21479.html（2024 年 12 月 1 日閲覧）

2 医療保険制度

A 国民皆保険制度

① 国民皆保険制度とは

　国民皆保険制度は，国民全員が何らかの公的医療保険に加入する制度を指す．わが国では，この制度によって国民は全国の医療機関で公的保険によって医療を受けることができる．具体的な特徴は以下のとおりである[1]．

① 国民全員を**公的医療保険制度**（表 2-3）で保障する．
② 国民の誰もが全国の医療機関で公的保険によって医療を受けられること（フリーアクセス）が世界的にも高く評価されている．
③ 安い自己負担で高度な医療を受けることができる．
④ **社会保険方式**（表 2-4）🔍を基本としつつ，皆保険を維持するため，公費を投入している．

　少子高齢化や先進医療の普及に伴う医療費の増加，医療資源の地域間格差などにより，国民皆保険制度の維持が難しくなることが予想されている．

> 🔍**社会保険方式**
> 　一定の期間，加入者が所定の保険料を拠出し，この保険料を財源として，年金を給付する方式のこと．わが国の年金制度はこの方式で運営される．社会保険方式は，国民生活におけるリスクに備えるための重要な制度となっている．

表 2-3　公的医療保険制度の種類

公的医療保険制度の種類			保険者	対象者
被用者保険 （職域保険）	健康保険	組合管掌健康保険 （健康保険組合）	各健康保険組合	主に大企業の従業員とその家族
		全国健康保険協会管掌健康保険 （協会けんぽ）	全国健康保険協会	主に中小企業の従業員とその家族
	共済組合	国家公務員共済組合	各省庁国家公務員共済組合	国家公務員とその家族
		地方公務員共済組合	各地方公務員共済組合	公立学校の教職員を含む地方公務員とその家族
		私立学校教職員共済組合	私立学校教職員共済組合	私立学校に勤務する教職員とその家族
国民健康保険			各市区町村 国民健康保険組合	自営業者とその被扶養者，学生，年金生活者など
後期高齢者医療制度			後期高齢者医療広域連合	75 歳以上の人，65 歳〜74 歳で一定の障害状態にある人

B 保険医療機関

保険医療機関とは，健康保険法をはじめとする医療保険各法の規定により，**厚生労働大臣の指定**を受けた病院もしくは診療所のことを指し，**公的医療保険（健康保険，船員保険，国民健康保険，後期高齢者医療制度**など）に基づき，療養の給付をはじめとする保険診療を行うことができる．これらの医療保険の被保険者は，被保険者証を病院もしくは診療所の窓口で提出することで保険診療を受けることができ，国民皆保険の根幹をなす要素といえる．

医療法〔1948（昭和23）年法律第205号〕においては，医業を行うための場所を**病院と診療所**🔑に限定している[2,3]（図2-1）．

C 医療機能

地域における医療機能の分化・連携を進めることを目的として，医療法第30条の13に基づく病床機能報告制度が存在する．

🔑 **病院と診療所**

病院：医師または歯科医師が医業または歯科医業を行う場所であって，患者20人以上の入院施設を有するもの．

診療所：医師または歯科医師が医業または歯科医業を行う場所であって，病床がないか，20床未満の医療機関．主として外来診療を提供する．

表2-4 社会保険の種類

社会保険	内容
医療保険	病気やけがによって医療機関を受診した際の医療費の一部を国や地方自治体が負担する制度．加入者は保険料を納めることで利用できる．
年金保険	現役時代に保険料を支払い，原則として65歳から年金を受け取る制度．国民年金と厚生年金の2種類がある．
介護保険	40歳以上を対象に，要介護状態になった際に介護サービスを受けられる制度．要介護認定を受けることで保障が適用される．
雇用保険	会社員が加入するもので，失業時の給付や雇用保険料の一部を支給する制度．
労災保険	労働者が職場でけがをした際の給付を行う制度で，労働災害に対する補償を提供する．

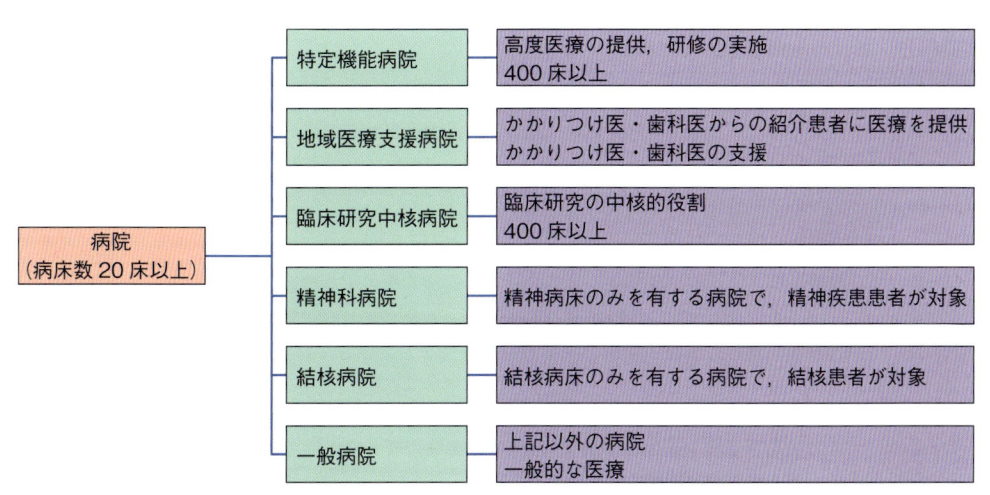

図2-1 主な保険医療機関の区分

❶ 病床機能報告

2012年に社会保障審議会医療部会「急性期医療に関する作業グループ」が,医療機能などを報告する仕組みについて整理した.また,2014年には「病床機能情報の報告・提供の具体的なあり方に関する検討会」が,報告を求める医療機能の具体的な内容などを検討し,医療機能の名称と内容を整理した[4,5](表2-5).

2014年度から,病院・診療所が,当該病床において担っている医療機能の現状と今後の方向性を表2-5の4区分から1つを選択し,その他の具体的な報告事項とあわせて,都道府県に報告する仕組みとなった.2023年からは厚生労働省が整備する全国共通サーバであるG–MIS(Gathering Medical Information System:医療機関等情報支援システム)を利用し,オンラインで報告することとなっている.

❷ 医療機能の分化と連携の必要性

地域における医療機能の分化と連携は,**地域医療構想**として知られている.この構想は,将来の人口構造や地域の医療ニーズの変化を考慮し,良質で適切な医療を効率的に提供できる体制を確保することを目的としている[4].具体的には,以下の点が重要である.

- 医療機関の機能分化:地域内の医療機関が,高度急性期,急性期,回復期,慢性期などの異なる医療ニーズに特化した機能をもつことで,効率的な医療提供が可能となる.たとえば,急性期の患者を受け入れる病院と,回復期の患者をサポートするリハビリテーション施設が連携し,適切な治療を提供する.
- 医療機関の連携:医療機関どうしが協力し,患者の移動や情報共有をスムーズに行うことで,総合的な医療ケアを実現する.たとえば,地域内の

表2-5 病院機能報告における医療機能区分と内容

医療機能の名称	医療機能の内容
高度急性期機能	• 急性期の患者に対し,状態の早期安定化に向けて,診療密度が特に高い医療を提供する機能 ※高度急性期機能に該当すると考えられる病棟の例 　救命救急病棟,集中治療室,ハイケアユニット,新生児集中治療室,新生児治療回復室,小児集中治療室,総合周産期集中治療室であるなど,急性期の患者に対して診療密度が特に高い医療を提供する病棟
急性期機能	• 急性期の患者に対し,状態の早期安定化に向けて,医療を提供する機能
回復期機能	• 急性期を経過した患者への在宅復帰に向けた医療やリハビリテーションを提供する機能 • 特に,急性期を経過した脳血管疾患や大腿骨頸部骨折などの患者に対し,ADLの向上や在宅復帰を目的としたリハビリテーションを集中的に提供する機能(回復期リハビリテーション機能)
慢性期機能	• 長期にわたり療養が必要な患者を入院させる機能 • 長期にわたり療養が必要な重度の障害者(重度の意識障害者を含む),筋ジストロフィー患者または難病患者などを入院させる機能

〔厚生労働省:平成29年度 病床機能報告 報告マニュアル①より〕

病院，クリニック，診療所，介護施設が連携して，患者のニーズに応じた適切な医療を提供する.

- 将来の必要病床数の推計：2025 年を基準に，地域ごとに高度急性期，急性期，回復期，慢性期の病床数を推計し，適切な医療機能を配置するための計画を立てる.

地域医療構想は，地域の健康と医療の持続的な発展を支える重要な取り組みであり，地域住民の健康を守るために不可欠である.

D 病院の種類

病院のうち特定の機能を有する病院(特定機能病院，地域医療支援病院，臨床研究中核病院)について，一般の病院とは異なる要件(人員配置基準，構造設備基準など)を定め，要件を満たした病院については名称独占を認めている[6](図 2-1, ➡ p.23).

E 高齢者医療制度

高齢者医療制度は，高齢者の医療費を支援するためにて導入された制度である．2006(平成 18)年，従来の老人保健制度に代わって，75 歳以上を対象にした医療制度改革法が成立，さらに 2008(平成 20)年に，現在の後期高齢者医療制度が施行された.

1 前期高齢者医療制度と後期高齢者医療制度

国民健康保険制度と被用者保険の 2 本立てで国民皆保険を実現しているが，所得が高く医療費の低い現役世代は被用者保険に多く加入する一方，退職して所得が下がり医療費が上がる高齢期になると国民健康保険に加入するといった構造的な課題がある．このため，高齢者医療を社会全体で支える観点に立って，75 歳以上について現役世代からの支援金と公費で約 9 割を賄うとともに，65〜74 歳について保険者間の財政調整を行う仕組みを設けている(図 2-2, ➡ p.26).

a 前期高齢者医療制度

- 対象：65〜74 歳の高齢者.
- 目的：一般の医療保険制度における医療費負担の調整.
- 自己負担割合：2〜3 割.
- 概要：前期高齢者は定年退職などで被用者保険から国民健康保険に切り替えることが多くなる．そのため，財源の構成が被用者保険(社会保険を含む)よりも国民健康保険の割合が大きくなり不均衡が生じる．そこで若年者が多く加入する被用者保険から「**前期高齢者納付金**」🔑を求め，国民健康保険は財政支援を受けて財源構成を調整している.

🔑 **前期高齢者納付金**
わが国の医療保険制度において，65〜74 歳の前期高齢者を対象とした制度．この制度は，被用者保険(健康保険組合など)と国民健康保険(市町村国保)との制度間における医療費の負担の不均衡を調整するために導入されている.

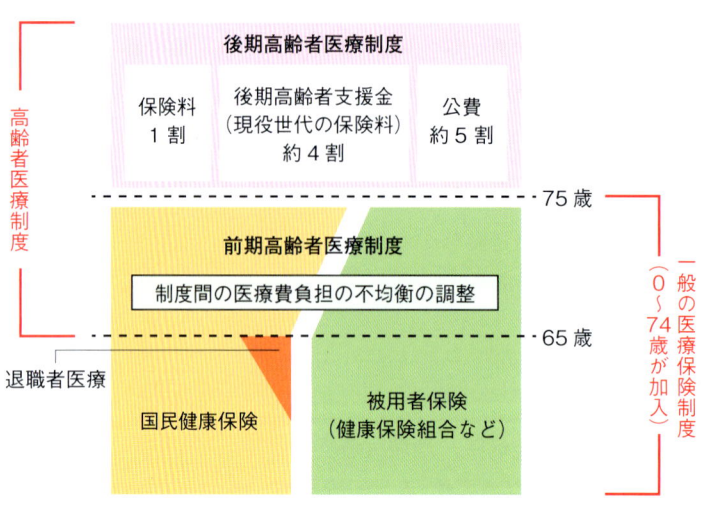

図 2-2　高齢者医療制度の財源

退職者医療(経過措置)は 2014 年まで継続，対象年齢は 65 歳に達するまで.

ⓑ 後期高齢者医療制度

- 対象：75 歳以上の高齢者. 加入中の医療保険(健康保険組合，国民健康保険など)から脱退し，後期高齢者医療制度に加入する.

- 目的：75 歳以上の患者の一部負担と公費負担を増やし，世代間や被保険者間の公平を保つ.

- 概要：従来の老人保健制度の問題点を改善するために 2008(平成 20)年 4 月より施行された. また，65 歳以上 74 歳未満でも，寝たきり状態など一定の障害があることが認められた場合は，後期高齢者医療制度の対象者となる. 後期高齢者医療制度は各都道府県にある後期高齢者医療広域連合が運営する独立した制度で，保険料の決定や医療費の支給は広域連合が担い，保険料の徴収は市区町村の窓口が行う.

- 自己負担割合：1 割から 3 割(高所得者は 3 割).

- 軽減・減免措置：医療費の**窓口負担割合**🔑に限度が設定されており，住民税非課税世帯の場合は限度額が下がる. さらに，世帯収入によって変わるが，入院時も自己負担の上限が設定されている.

　さらに，後期高齢者医療制度における現役世代の負担上昇を抑え持続可能な制度にするため，2024 年 4 月より「後期高齢者 1 人あたりの保険料」と「現役世代 1 人あたりの**後期高齢者支援金**」🔑の伸び率が同じとなるよう見直された.

引用文献
1) 厚生労働省：日本の国民皆保険の意義.
　https://www.mhlw.go.jp/content/12400000/001184337.pdf(2024 年 12 月 1 日閲覧)
2) 厚生労働省：令和 3(2021)年医療施設(動態)調査・病院報告の概況.
　https://www.mhlw.go.jp/toukei/saikin/hw/iryosd/21/(2024 年 12 月 1 日閲覧)
3) 厚生労働省：医療施設の類型.
　https://www.mhlw.go.jp/wp/hakusyo/kousei/10-2/kousei-data/PDF/22010206.pdf(2024 年 12

🔍**窓口負担割合**
　わが国の医療保険制度において，患者が医療機関を受診した際に支払う自己負担割合のことを指す. 後期高齢者医療制度においては，所得に応じて割合が変わる.

🔍**後期高齢者支援金**
　65〜74 歳の高齢者を対象とする前期高齢者医療制度は，保険者間の医療費負担の不均衡を調整することを目的としており，加入している健康保険が変わるわけではない. 一方，75 歳以上の後期高齢者の医療制度を支える財源は，公費が 5 割，後期高齢者本人の負担が 1 割，残り 4 割を現役世代が負担することになっており，これを後期高齢者支援金という. その負担は，現役世代の人々が毎月支払う健康保険料の中に含まれている.

月 1 日閲覧）
4）厚生労働省：地域医療構想について.
　https://www.mhlw.go.jp/content/10800000/000711472.pdf（2024 年 12 月 1 日閲覧）
5）厚生労働省：平成 29 年度 病床機能報告 報告マニュアル①.
　https://www.mhlw.go.jp/file/06-Seisakujouhou-10800000-Iseikyoku/0000176914.pdf（2024 年
　12 月 1 日閲覧）
6）厚生労働省：医療施設体系について 第 14 回社会保障審議会医療部会（2010/12/2）資料.
7）厚生労働省：高齢者医療制度について.
　https://www.mhlw.go.jp/stf/newpage_40287.html（2024 年 12 月 1 日閲覧）

3 介護保険制度

A 介護保険制度の成り立ち

　かつてわが国では高齢者の介護は家族が担うものとされ，老人福祉法に基づく特別養護老人ホームや市区町村によるホームヘルプサービスなどがそれを補完するものとして存在していた．しかし，急速な高齢化に伴い，要介護高齢者も大幅な増加が見込まれる時代になった．そこで 2000 年に介護保険法が施行され，高齢者への介護サービスは一部の人のための公助のサービス（措置）ではなく，共助のサービス（契約）に切り替わることとなった．

B 介護保険制度の仕組み

　介護保険制度は，加齢に伴って生ずる心身の変化に起因する疾病等により要介護状態となった者に対し，その人の能力に応じ自立した日常生活ができるように必要な福祉・保健・医療のサービス，すなわち生活介護やリハビリテーション，看護・療養上の管理等を提供することを定めた制度である（介護保険法第 1 条）．

⑩ 介護保険法

❶ 介護保険の対象

　介護保険の保険者（運営者）は市区町村であり，被保険者（加入者）には 65 歳以上（第 1 号被保険者），40〜64 歳（第 2 号被保険者）の年齢による 2 つの区分がある．第 1 号被保険者は原因の如何にかかわらず要支援，要介護状態と認定されたら介護サービスを利用することになるが，第 2 号被保険者は表 2-6 の特定疾病が原因の場合のみ適用となる🔑.

❷ 要介護認定

　要介護認定の流れを図 2-3（→ p.29）に示した．市区町村の窓口（地域包括支援センター）で申請すると，「基本チェックリスト」（Note ❸）での総合事業該当者か否かのスクリーニングを経て，認定調査員が自宅に赴き認定調査を

🔑 **介護保険法と障害者総合支援法**

・第 2 号被保険者が特定疾病以外で介護が必要となった場合は？
→障害者総合支援法の介護サービスを受けることになる．

・障害者総合支援法のサービスを受けていた人が 65 歳以上になったら？
→65 歳になったら障害者総合支援法よりも介護保険法が優先されるため，原則として介護保険における同等のサービスに切り替えることになる．ただし，重度訪問介護，行動援護など介護保険にないサービスを受ける場合は，継続して利用することが可能である．

表 2-6　介護保険法で定める特定疾病

- がん（医師が一般に認められている医学的知見に基づき回復の見込みがない状態に至ったと判断したものに限る）
- 関節リウマチ
- 筋萎縮性側索硬化症
- 後縦靱帯骨化症
- 骨折を伴う骨粗鬆症
- 初老期における認知症
- 進行性核上性麻痺，大脳皮質基底核変性症及びパーキンソン病【パーキンソン病関連疾患】
- 脊髄小脳変性症
- 脊柱管狭窄症
- 早老症
- 多系統萎縮症
- 糖尿病性神経障害，糖尿病性腎症及び糖尿病性網膜症
- 脳血管疾患
- 閉塞性動脈硬化症
- 慢性閉塞性肺疾患
- 両側の膝関節又は股関節に著しい変形を伴う変形性関節症

行う（コンピュータによる一次判定）．一次判定結果と主治医の意見書をもとに市区町村に設けられた介護認定審査会が審査を行い，要支援・要介護または非該当のいずれかの判定結果が出される．要支援，要介護の各状態像は**表2-7**（→ p.30）のとおりである．

　認定を受けたら，サービス内容・回数・事業者の選定などの介護計画（ケアプラン）を立てる．自分で立てることも可能だが，通常は**介護支援専門員（ケアマネジャー）**（Note ❹）の支援を受ける．ケアプランが決まったら，利用者・家族・ケア担当者が集まりサービス担当者会議を開いて，利用者の同意を得てサービスが開始される．

C　介護保険のサービス

　介護保険のサービスは，要介護 1～5 に認定された人を対象とした介護給

Note ❸　「基本チェックリスト」と日常生活支援総合事業

　「基本チェックリスト」とは，介護保険の対象となりうるか，それには該当しないが日常生活支援総合事業（安否確認や配食などを含めた市区町村による地域密着型の独自の予防事業であり，一般高齢者向けのサービスも含む）（→ p.151）の対象になるかをスクリーニングする質問表である．高齢者の心身の状態や介護の必要性についての 25 の質問に本人が回答し，そのチェックがついた質問項目と数をもとに判定される．

Note ❹　介護支援専門員（ケアマネジャー）

　介護支援専門員は，介護保険法第 7 条第 5 項に規定されているケアマネジメントを行うことのできる資格である．居宅介護支援事業者などに所属し，要介護・要支援と認定された本人・家族から依頼を受け，介護サービス計画（ケアプラン）を作成し，サービスを提供する事業者との連絡や調整を行う．介護支援専門員は国家資格ではないが，医療・福祉にかかわる国家資格（介護福祉士，社会福祉士，精神保健福祉士，医師，歯科医師，薬剤師，保健師，助産師，看護師，准看護師，理学療法士，作業療法士，視能訓練士，義肢装具士，歯科衛生士，言語聴覚士，あん摩マッサージ指圧師，はり師，きゅう師，柔道整復師，栄養士）をもつ者で 5 年以上の実務経験を有する者が都道府県の実施する「介護支援専門員実務研修受講試験」に合格し，「介護支援専門員実務研修」を修了することで登録される．

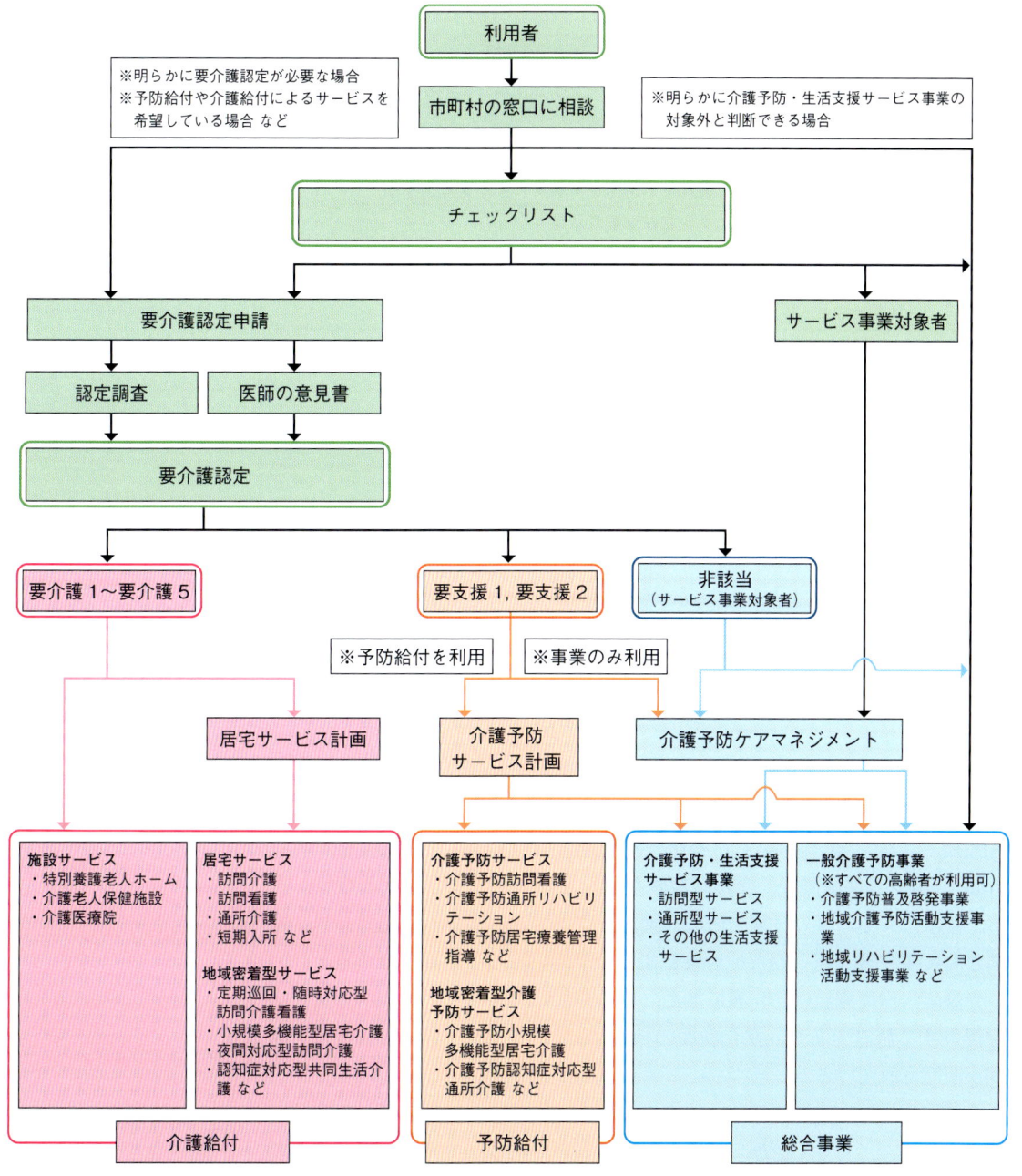

図 2-3　要介護認定の流れ

付（介護のサービス）と，要支援 1，2 と認定された人を対象とした予防給付
（介護予防のためのサービス）とに分かれる（**表 2-7**）．

① 介護給付

　介護給付には，自宅に住んで受ける居宅サービス，施設に入所して受ける
施設サービス，地域密着型サービスの 3 種類がある．

表 2-7 介護保険の区分と給付の内容

区分	状態像	給付区分
要支援 1	日常生活動作は可能だが要介護になるのを予防するための手立てが必要な人	予防給付
要支援 2	日常生活のごく一部に介護が必要な状態	
要介護 1	日常生活のごく一部に介護が必要な状態に加え，認知症や思考・感情の障害で介護予防が理解しづらいと思われる状態．または病気やけがによって不安定な状態	介護給付
要介護 2	日常生活動作にも部分的な介護が必要な状態 （食事・排泄・入浴・移動などの一部に介護が必要）	
要介護 3	生活のどの場面でもなんらかの介護が必要な状態 （食事・排泄・移動などの一部に介護が必要）	
要介護 4	すべての生活が介護なしではできない状態 （寝返りも不可能な状態に近い，または重度の認知症）	
要介護 5	頻回な介護を必要とする状態 （寝返りも不可能または重度の認知症）	

ⓐ 居宅サービス

　自宅で受けるサービスとしては，訪問介護(ホームヘルプ)，訪問看護，訪問リハビリテーション，福祉用具貸与，住宅改修費用の補助などがある．自宅外で受けるサービスとしては，通所介護(デイサービス)，通所リハビリテーション(デイケア)，短期入所生活介護・療養介護(ショートステイ)などがある．

ⓑ 施設サービス

　入所して受けるサービスであり，介護老人福祉施設(特別養護老人ホーム)，介護老人保健施設，介護医療院などがある．介護老人福祉施設は，食事，排泄，入浴などの日常生活に介護が必要な人が生活する施設であり，原則として要介護 3 以上の人を対象とする長期滞在型の生活施設である．

　介護老人保健施設は，介護に加え，自宅復帰のためのリハビリテーションを提供する施設であり，要介護度の指定はないが，3〜6 か月程度の入所期間が設定されている．

　介護医療院は，介護療養型医療施設が廃止されて新たに設置された施設であり，介護だけでなく医療の必要性がある人を対象としている．看取りまで行う長期療養型の生活施設である．

ⓒ 地域密着型サービス

　認知症高齢者や中重度の要介護高齢者などが，できる限り住み慣れた地域で生活が継続できるようにという地域包括ケアシステムの理念を具現化したサービスである．小規模多機能型居宅介護，看護小規模多機能型居宅介護など，宿泊や訪問など利用者の状態に合わせて柔軟に組み合わせて利用できるサービスを提供する．認知症対応型共同生活介護(グループホーム)もこれに含まれる．

表 2-8　言語聴覚士がかかわる主なサービス

サービス	概要	提供される主なサービス
訪問リハビリテーション	医師の指示に基づき，理学療法士や作業療法士，言語聴覚士などが利用者の居宅を訪問し，利用者の心身機能の維持回復および日常生活の自立を助けるために必要なリハビリテーションを行う	・身体機能 関節拘縮の予防，筋力・体力の維持，褥瘡の予防，自主トレーニングの指導 ・日常生活 歩行，基本動作訓練，日常生活動作訓練 ・家族支援 福祉用具・自助具の提案，住宅改修に関する助言など
通所リハビリテーション（デイケア）	介護老人保健施設や診療所，病院において，日常生活の自立を助けるために，理学療法，作業療法その他必要なリハビリテーションを行い，利用者の心身機能の維持回復をはかる	・身体機能 関節拘縮の予防，筋力・体力の維持，褥瘡の予防，自主トレーニングの指導など ・日常生活 歩行練習，基本動作訓練，日常生活動作訓練など
通所介護（デイサービス）	日中通って，食事，入浴，その他の必要な日常生活上の支援や生活機能訓練などを日帰りで提供するサービス．利用者の心身機能の維持向上と，利用者の家族負担の軽減をはかる	・食事，入浴，排泄の介護 ・健康管理 ・日常生活動作訓練 ・レクリエーションなど

❷ 予防給付

　介護給付と同様に訪問や通所などがあるが，看護や施設サービスは含まれていない．

　介護を受ける状態にならないようにすることを目的とするサービスであり，名称の頭に「介護予防」がつく．

❸ サービス利用料

　介護保険利用にかかわる費用（介護報酬）は全国一律であり，サービスの種類や内容，時間によって定められている．そのうち利用者負担は所得に応じて 1〜3 割となっている．

Ｄ　言語聴覚士がかかわるサービス

　以上の介護保険の各種サービスのうち，言語聴覚士がかかわる主なサービスは，訪問リハビリテーション，通所介護，通所リハビリテーションである．また「介護予防」を冠した訪問リハビリテーション，デイケア，デイサービスにもかかわっている．表 2-8 にこれらの概要と提供されるサービスの例を示した．

参考文献
・ NPO 法人日本医療ソーシャルワーク研究会（編）：医療福祉サービスガイドブック 2024 年度版．医学書院，2024
・ 半田理恵子，他（編）：標準言語聴覚障害学 地域言語聴覚療法学．医学書院，2019

4 障害福祉制度

A 時代的背景

　わが国における障害者の基本的な法律は障害者基本法（1970年制定）であるが，1981年の国連による「**国際障害者年**」（Note ❺）はわが国の障害者施策に広く影響を及ぼすことになった．障害者福祉制度は2003年4月の「支援費制度」の導入により，従来の「措置制度」から大きく転換した．すなわち，行政が福祉サービスの利用先や内容を決めていた制度が，障害者が福祉サービスを自分で選択し，サービス提供先と対等な立場，関係性によりサービスを利用できる制度になったのである．しかし，利用者が増えることにより生じる財源問題，サービスの地域格差，障害種別による格差などが生じ，2005年に「障害者自立支援法」が公布された．その後2013年に「**障害者総合支援法**」となり，「障害者の日常生活及び社会生活を総合的に支援するための法律」として位置づけられた．すなわち，障害者と健常者が分け隔てなく地域社会で安心して暮らせるよう，必要な障害福祉サービスなどを整備し，また障害者の日常生活や社会生活を総合的に支援することが目的とされるようになったのである．また，同法の対象者は身体障害，知的障害，精神障害，発達障害，難病患者であり，難病が加わったことは大きな前進ととらえられている．

⑪ 障害者総合支援法

　障害児支援については，一部，障害者総合支援法に基づくサービスも含まれる．また，2012年の児童福祉法改正により，障害のある子どもが身近な地域で適切な支援が受けられるように，従来の通所サービスの「知的障害児施設」「難聴幼児通園施設」など，そして，入所サービスの「盲児施設」「ろうあ児施設」などの障害種別で分かれていた施設体系を，通所・入所の利用別による「障害児通所支援」「障害児入所支援」というサービスに体系化されることになった．

Note ❺　国際障害者年

　国連総会において，クルト・ワルトハイム国連事務総長は1981年を国際障害者年と宣言した．それは世界の人々の関心を，障害者が社会に完全に参加し，融和する権利と機会を享受することに向けることを目的とする．障害者の問題を解決する努力は，本来，国の開発戦略の不可欠な部分である．したがって，国際障害者年のプログラムの計画と実施にすべての国連加盟国，関連政府機関および非政府機関の参加が必要である．

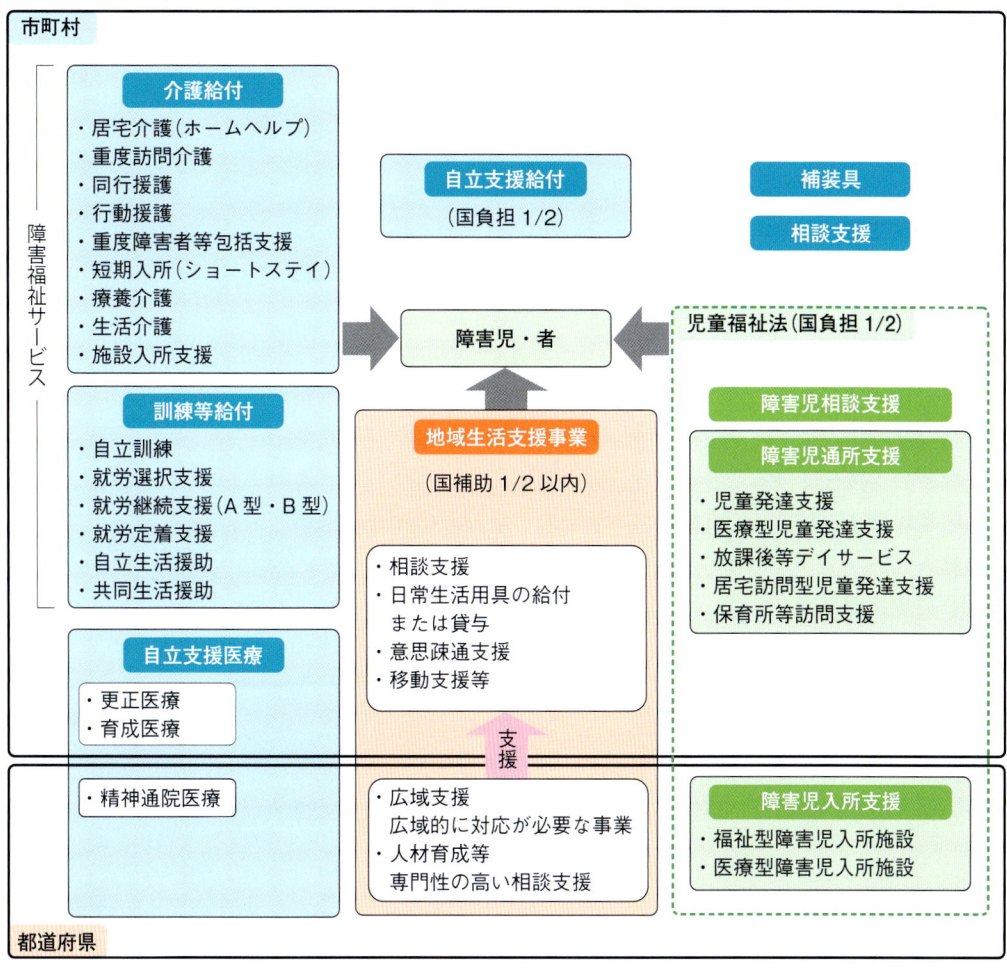

図 2-4　障害者総合支援法・児童福祉法における給付・事業
〔厚生労働省：「就労系障害福祉サービスの概要」を改変〕

B 障害児・者サービス（図 2-4）[1〜3,5,6]

1 障害児サービス

　障害児の支援は児童福祉法によって障害の種別にかかわらず，本人の意思を尊重し，最善の利益を考慮することが重要とされている．発達障害，知的障害，難聴，肢体不自由，重症心身障害などの障害児が対象となる．サービスには，市町村が管轄の障害児通所支援（児童発達支援，医療型児童発達支援，放課後等デイサービス，居宅訪問型児童発達支援，保育所等訪問支援）と都道府県の管轄になる障害児入所支援（福祉型障害児入所施設，医療型障害児入所施設）がある．

⑫ 児童福祉法

a 障害児通所支援

　児童福祉法に基づく市町村によるサービスである．

（1）児童発達支援

対象児童は集団療育および個別療育を行う必要があると認められる主に未就学の障害児である．サービスの内容は日常生活における基本的な動作の指導，知識技能の付与，集団生活への適応訓練などの支援である．事業の担い手は児童発達支援センターで，福祉型と医療型の利用ができる．

（2）医療型児童発達支援

日常生活における基本的な動作の指導，知識技能の付与，集団生活への適応訓練などの支援に加え，治療が行われる．

（3）放課後等デイサービス

障害児の学童保育サービスである．授業の終了後または休校日に，児童発達支援センターなどの施設に通い，生活能力向上のための必要な訓練，社会との交流促進などの支援を受けることができる．一般的な「放課後デイ」のように障害児の学童保育サービスという位置づけとなる．学校教育との連携が一貫して行われる．

（4）居宅訪問型児童発達支援

重度の障害などにより外出が著しく困難な障害児の居宅を訪問し，発達支援が行われる．

（5）保育所等訪問支援

児童発達支援センターなどで療育や発達支援を行う言語聴覚士などの専門家が，障害児の保育園や幼稚園など集団生活の場での適応などに関して訪問支援を行う．

ⓑ 障害児入所支援

児童福祉法に基づき，都道府県の管轄による，入所型で生活施設の支援である．入所の窓口は児童相談所で相談，申請が行える．福祉型障害児入所施設と医療型障害児入所施設がある．

（1）福祉型障害児入所施設

施設に入所している障害児に対して，保護，日常生活の指導および知識技能の付与を行う．

（2）医療型障害児入所施設

施設に入所または指定医療機関に入院している障害児に対して，保護，日常生活の指導および知識技能の付与ならびに治療が行われる．対象は知的障害児，肢体不自由児，重症心身障害児の3障害である．

ⓒ 学校教育との連携

2012年4月，障害児支援が適切に行われるために，厚生労働省と文部科学省が連名で「児童福祉法等の改正による教育と福祉の連携の一層の推進について」を提出し，連携の強化を積極的に進めるべきとした．特に放課後等デイサービスは，授業の終了後などの支援をはかるもので，学校との連携を進めるうえで重要な位置づけとされた．

❷ 障害福祉サービス

　障害者総合支援法下の障害福祉サービスは，障害者と障害児との区別を明確にしている．総合的な「自立支援給付」と「地域生活支援事業」で構成されている．自立支援給付は「介護給付」と「訓練等給付」が中心となる．訓練等給付は失語症を含む高次脳機能障害も対象となる[4]．

ⓐ 自立支援給付

1）介護給付

（1）居宅介護（ホームヘルプ）

　自宅で，入浴，排泄，食事の介護などが行われる．

（2）重度訪問介護

　重度の肢体不自由者または知的障害もしくは精神障害により，行動上著しい困難を有する障害者は，自宅で入浴，排泄，食事の介護，外出時の移動支援や，入院時においても一定の支援を受けることができる．

（3）同行援護

　移動に著しい困難を有する視覚障害者に移動の援護，情報の提供（代筆・代読）などの外出支援を受けることができる．

（4）行動援護

　自己判断能力が制限される障害者の危機回避のための支援や外出支援が行われる．

（5）重度障害者等包括支援

　重度障害者に居宅介護などの複数のサービスが包括的に行われる．

（6）短期入所（ショートステイ）

　自宅での介護支援者が病気などの場合，短期間，夜間も含め施設で介護などが行われる．

（7）療養介護

　医療と介護を常時要する障害者に，医療機関での機能訓練，療養上の管理，看護，介護および日常生活の支援が行われる．

（8）生活介護

　常時介護を要する障害者に介護などが行われるとともに，創作的活動または生産活動の機会が提供される．

（9）施設入所支援

　施設入所者に夜間，休日に介護などが行われる．

2）訓練等給付

（1）自立訓練

　自立した日常生活，および社会生活ができるように，一定期間，身体機能または生活能力向上のために必要な訓練（機能訓練，生活訓練）が行われる．

（2）就労移行支援

　一般企業などへの就労希望者に，一定期間，就労に必要な知識および能力向上のために必要な訓練が行われる．

（3）就労継続支援

一般企業などへの就労困難者に就労の場の提供とともに，知識および能力向上のための必要な訓練が行われる．契約の形態によりA型（雇用型）とB型（非雇用型）がある．

（4）就労定着支援

一般就労に移行した就労者に，それに伴う生活面の課題に対応するための支援が行われる．

（5）自立生活援助

一人暮らしに必要な理解力・生活力などを補うため，定期的な居宅訪問や随時の対応により日常生活における課題を把握し，必要とされる支援が行われる．

（6）共同生活援助（グループホーム）

共同生活の住居で，相談や日常生活上の援助が行われる．入浴，排泄，食事の介護などの介護サービスも提供される．グループホームを退居し一般住宅などを目指す利用者にサテライト型住居が設けられ，準備の支援も行われる．

ⓑ 地域生活支援事業

事業の目的は障害児・者が自立した日常生活または社会生活を営むことができるように，地域の特性や利用者の状況に応じ，実施主体である市町村などが柔軟な形態により事業を効果的・効率的に実施することとされている．具体的には，障害者やその家族に対しての研修や活動支援，意思疎通支援として手話奉仕員の要請などを市町村が行う．都道府県は専門性の高い**意思疎通支援にかかわる奉仕員**🔍の養成，派遣を実施し，また連絡調整に広域的な対応が必要な場合，市町村に支援を行うこととなっている．

Ⓒ 就労支援（障害者雇用促進法，障害者総合支援法）[2,3,6,7]

目的は障害者と健常者が分け隔てなく地域社会で安心して暮らせるよう，必要な障害福祉サービスを整備し，また障害者の日常生活や社会生活を総合的に支援することとされている．2023年3月卒の特別支援学校の卒業生の21,023人のうち，712人は大学・専修学校などに進学し，6,165人が企業などに就職，そして12,968人が障害者総合支援法における障害福祉サービスを受け，そのうちの7,199人が就労系障害福祉サービスを受けている．

障害者雇用促進法🔍は障害者の職業の安定をはかることを目的とした法律である．障害者の職業生活における自立の実現のための職業リハビリテーション推進や事業主が障害者を雇用する義務を定めている．また，**障害者差別解消法**では差別の禁止や合理的配慮の提供義務などを定めている．従業員が一定数以上の規模の事業主は，従業員に占める身体障害者・知的障害者・精神障害者の割合を法定雇用率以上にする義務がある．民間企業の法定雇用率は2.5％である．すなわち，従業員を40人以上雇用している事業所の事

🔍**失語症者向け意思疎通支援者養成**

失語症者に対する意思疎通支援について，2018年3月に地域生活支援事業の「専門性の高い意思疎通支援を行う者の養成研修事業（都道府県必須事業）」に「失語症者向け意思疎通支援者養成研修事業」が追加された．失語症者向け意思疎通支援者の養成は，専門性が高いことなどから都道府県（指定都市，中核市を含む）が行い，カリキュラムは40時間の必修科目と，40時間の選択科目の修得が必要とされている[9]．

🔍**障害者雇用促進法**

ハローワーク等において求人開拓，職業指導，事業主に対しての助言，差別の禁止，合理的配慮の提供義務等が定められ，企業に障害者の雇用を義務付けている．

⑬ 障害者差別解消法

業主は，障害者を1人以上雇用しなければならない．障害特性により長時間の勤務が困難な障害者の雇用機会の拡大をはかる観点から，特に短い時間（週所定労働時間が10時間以上20時間未満）で働く重度身体障害者，重度知的障害者，精神障害者を雇用した場合，特例的な取り扱いとして，実雇用率上，1人をもって0.5人と算定される．障害者総合支援法では先述した訓練等給付（就労移行支援，就労継続支援，就労定着支援）により就労希望者，就労者に対して支援が行われている．

D 福祉用具給付（貸与）等体系[3,5,6]

　福祉用具は介護保険法による保険給付，貸与と障害者総合支援法による補装具費が給付，貸与される場合に分けられる．介護保険の要介護者または要支援者は介護保険法における福祉用具を，身体障害者手帳の所有者は障害者総合支援法における補装具・日常生活用具の利用が可能である．日常生活用具は地域生活支援事業に位置づけられ，地域の実状に合わせて，市町村が給付対象種目や基準額，対象者などを定めている．

　介護保険で貸与される福祉用具には，一部補装具と同じ製品（車いす，歩行器，補助杖など）が含まれている．介護保険の要介護者または要支援者で身体障害者手帳の所有者がこれらのサービスを受ける際，標準的な既製品で対応できる場合は，介護保険法に基づき貸与される．市町村は，身体障害者更生相談所などの判定・意見を踏まえ，障害児・者の身体状況に応じ，障害者総合支援法による補装具費として支給することになっている．

E 障害等級[8]

　身体障害の等級は，1級から7級に分類され，1級に近いほど障害の程度が重くなる（➡ p.178）．身体障害者手帳は6級以上の障害に交付され，7級の障害が2つ以上ある場合が交付対象となっている．障害者手帳の申請は自治体の障害福祉窓口で行われる．サービスには医療費助成，補装具の助成，リフォーム費用の助成，障害者雇用での就労，各種税金の軽減，公共交通機関の割引などがあり，障害等級により受ける内容が変わる．

引用文献
1) 厚生労働省：障害者の就労支援対策の状況．
　https://www.mhlw.go.jp/stf/seisakunitsuite/bunya/hukushi_kaigo/shougaishahukushi/service/shurou.html（2024年12月1日閲覧）
2) 厚生労働省：障害児支援施策．
　https://www.mhlw.go.jp/stf/seisakunitsuite/bunya/0000117218.html（2024年12月1日閲覧）
3) 全国社会福祉協議会ホームページ障害者総合支援法のサービス利用説明パンフレット（2021年4月版）．
　https://www.shakyo.or.jp/download/shougai_pamph/index.html（2024年12月1日閲覧）
4) 山本弘子：福祉関連のシステムと制度．半田理恵子，他（編）：標準言語聴覚障害学 地域言語聴覚療法学．p28，医学書院，2019
5) 厚生労働省：障害福祉サービスの利用について．
　https://www.mhlw.go.jp/tenji/dl/file01-01.pdf（2024年12月1日閲覧）

6）厚生労働省：「障害者総合支援法が施行されました」.
https://www.mhlw.go.jp/stf/seisakunitsuite/bunya/hukushi_kaigo/shougaishahukushi/sou
goushien/index.html（2024 年 12 月 1 日閲覧）
7）厚生労働省：障害者雇用促進法の概要.
https://www.mhlw.go.jp/stf/seisakunitsuite/bunya/koyou_roudou/koyou/shougaisha
koyou/03.html（2024 年 12 月 1 日閲覧）
8）厚生労働省：障害等級の認定基準.
https://www.mhlw.go.jp/stf/seisakunitsuite/bunya/koyou_roudou/roudoukijun/rousai/syogai.
html（2024 年 12 月 1 日閲覧）
9）厚生労働省：意思疎通支援.
https://www.mhlw.go.jp/bunya/shougaihoken/sanka/shien.html（2024 年 12 月 1 日閲覧）

5 保健医療・公衆衛生

　保健，医療，福祉に関する制度について，国民の病気を予防し，身体や精神の健康増進にかかる公衆衛生（Note ❻）という観点から，本項では健康増進法，感染症予防法，健診（検診）制度について解説する.

A 健康増進法

⑭ 健康増進法

　健康増進法は，国民の健康をよりよくすることを目的とした法律で，2002（平成 14）年に公布された．これは，2000（平成 12）年から開始した**「健康日本 21（21 世紀における国民健康づくり運動）」**（Note ❼）にある国民の健康づくりや病気の予防をさらに進めるために制定された．その後，2018（平成 30）年に健康増進法の一部を改正する法律として，改正健康増進法が公布された.

Note ❻　保健医療と公衆衛生

　保健は，健康を保つという意味がある．医療は，福祉分野と連携しながら，病気の治療や予防，健康増進を目指す社会全体の活動と広く解釈される．つまり，保健医療には，健康を保つために，病気の治療のみならず，病気にならないように，さまざまな職種が関与する活動が含まれる.

　公衆には社会一般の人々という意味があり，衛生は健康の維持や増進のために病気にならないようにして，病気になれば治すということをいう．つまり，公衆衛生は，保健機関や地域の専門的な団体による組織的な活動によって，国民の病気を予防し，寿命を延伸し，身体や精神の健康増進に関与する.

Note ❼　健康日本 21

　「健康日本 21（21 世紀における国民健康づくり運動）」には，元気に活動して長生きするという健康寿命を延ばすために，病気を早期に発見して早期に治療するのみならず，生活習慣をよくして病気を予防する取り組みが含まれる.

　健康日本 21（第三次）では，栄養・食生活，身体活動・運動，休養・睡眠，飲酒，喫煙，歯・口腔の健康に関する生活習慣の改善，生活習慣の定着等によるがん，生活習慣病の発症の予防，合併症の発症や症状の進展，重症化の予防に取り組むことが示されている[1].

表 2-9　健康増進法の内容

- 国民の健康の増進の総合的な推進を図るための基本方針の策定
- 都道府県，市町村における健康増進計画の策定
- 健康診査の実施等に関する指針の策定
- 国民健康・栄養調査の実施，保健指導，特定給食施設，受動喫煙の防止等

健康増進法(表 2-9)には，より健康になるための基本的な方向性や，それを実行するための計画，健康診査の実施，受動喫煙の防止等への対策が盛り込まれている．健康増進法は，国民の健康維持や増進を目指した法律であり，健康増進に向けた多岐にわたる施策の基盤となっている．特に**受動喫煙**🔑の防止を初めて法律として明示したのが健康増進法である．

B　感染症法

感染症の予防及び感染症の患者に対する医療に関する法律(「感染症法」あるいは「感染症予防法」)は，感染症の予防および感染症の拡大を防ぐことを目的に，伝染病予防法，性病予防法およびエイズ予防法(後天性免疫不全症候群の予防に関する法律)を廃止・統合して，1998(平成 10)年に制定・公布され，翌 1999(平成 11)年に施行された．

感染症の発生や拡大を防ぐために，感染症の予防措置や情報提供，感染症の早期発見・早期治療を行うための規定が定められている．また，感染症の予防接種についても感染予防法に含まれる．公衆衛生の向上と増進を目指す重要な法律である．

新型コロナウイルス感染症などの流行により，感染症の予防及び感染症の患者に対する医療に関する法律等の一部を改正する法律が 2022(令和 4)年に成立し，「**改正感染症法**」として 2023(令和 5)年に施行された．

改正感染症法において規定されている感染症の種類の例としては，表 2-10 のとおりである．感染症は 1 類から 5 類の 5 種類の感染症と指定感染症，新感染症に加えて，2008(平成 20)年の改正により，「新型インフルエンザ等感染症」が追加され，7 種類に分類された．1 類感染症は命の危険が極めて高いとされている．

C　健診(検診)制度

健診(検診)制度は，健康を維持し，病気の早期発見や予防を目的とする．ここでは乳幼児健診，学校健診，定期健康診断ならびに特定健康診査(特定健診)について述べる🔑．

🔑**受動喫煙**
　喫煙者本人が吸うたばこの煙のことを「主流煙」，たばこの先端から出る煙のことを「副流煙」，喫煙者が吐き出した煙を「呼出煙」という．副流煙と呼出煙とが入り混ざった空気中の煙を吸うことを受動喫煙という．喫煙しない人でも，受動喫煙が続くことで健康に影響が出るという．

⑮ 感染症法

🔑**健診と検診の違い**
　健診は健康診査あるいは健康診断の略で，健康の状態を定期的に確認する．検診は特定の病気を確認する．

表 2-10　改正感染症法における感染症の一例（2024 年現在）

1 類感染症	エボラ出血熱，ペスト，ラッサ熱など
2 類感染症	結核，重症急性呼吸器症候群（SARS ウイルス感染症），鳥インフルエンザなど
3 類感染症	コレラ，細菌性赤痢，腸チフスなど
4 類感染症	狂犬病，マラリア，デング熱など
5 類感染症	インフルエンザ，後天性免疫不全症候群（エイズ），梅毒，新型コロナウイルスなど
新型インフルエンザ等感染症	新型インフルエンザ，再興型インフルエンザなど
新感染症	人から人に伝染する未知の感染症で，罹患すると症状が重篤になる（なお指定感染症は，新しい感染症への対策を，法に基づいて迅速に行うための類型である．2024 年現在は該当はない）

❶ 乳幼児健診（新生児聴覚スクリーニング含む）

　乳幼児健診は，**母子保健法**に基づいて実施される．対象は，妊娠時期から小学校入学前までの乳幼児で，その実施主体は市町村である．1 歳 6 か月児健診と 3 歳児健診は，市町村に実施が義務づけられており，必ず受診することが求められる．一方，妊婦健診，産婦健診は勧奨義務で，必要に応じ受けることをすすめるとされている．

⑯ 母子保健法

　生まれてすぐの新生児期において，先天性代謝異常等検査と聴覚検査をスクリーニングとして行う．いずれも異常の早期発見や難聴を早く発見し，早期に支援することを目的としている．先天性難聴は 1,000 人に 1〜2 人に出現するとされ，他の先天性疾患よりも出現頻度が高い[2]．

　新生児に対する聴覚検査には，スクリーニングから精密検査の流れがある．新生児聴覚スクリーニングには自動耳音響放射（自動 OAE）や自動聴性脳幹反応（自動 ABR）を用い，おおよそ生後 3 日以内に実施する「初回検査」と，初回検査でリファー（要再検）であった新生児を対象におおよそ生後 1 週間以内に実施する「確認検査」がある．確認検査でリファー（要再検）のときに，遅くとも生後 3 か月までに精密検査を実施する．聴覚障害がない場合はパス，つまり検査音に対する反応を認めて，聴覚障害なしとなる．一方，聴覚障害があると判断されたときは，遅くとも生後 6 か月までに早期に聞く力やことばに関する療育を開始する．

❷ 学校健診

　学校健診は，**学校保健安全法**に基づいて実施される．幼稚園から大学までの学校に在学する幼児，児童，生徒が対象で，それらの健康の保持増進を目指す．児童生徒等は必ず受ける必要があり，その実施主体は学校である．検査項目は，身長，体重，栄養状態，脊柱・胸郭・四肢・骨・関節，視力，聴力などである．

⑰ 学校保健安全法
⑱ 学校保健安全法施行規則

学校健診における聴力検査は，選別聴力検査を実施する．選別聴力検査では，静かな部屋で選別用オージオメータにより，左右の耳を別々に，1,000 Hz を 30 dB で，4,000 Hz を 25 dB で提示して，聞こえるかどうかの反応を確認する[3]．

③ 定期健康診断

　定期健康診断は，**労働安全衛生法**に基づいて実施される．一般健康診断，特殊健康診断，行政指導による健康診断がある．対象は，会社員や公務員等の労働者が主である．その実施主体は，会社等の事業主である．労働者の健康を保つために，事業主は労働者の健康診断を実施することが義務とされている．

　一般健康診断では視力や聴力，心臓機能などを評価する．特殊健康診断には，土埃や，金属の小さな粉，粉じんが発生する環境に従事する者が受けるじん肺健康診断，高圧室内業務または潜水作業に従事する者が受ける高圧業務健康診断などがある．また，行政より通達で示された対象の業務に従事している者に対する健康診断として，VDT 作業健康診断（1 日 4 時間以上情報機器を操作する業務に携わる者），騒音健康診断（騒音レベルが 85 dB 以上の職場で働く者）などがある．

⑲ 労働安全衛生法
⑳ 労働安全衛生規則

④ 特定健康診査

　特定健康診査（特定健診）は**高齢者医療確保法**に基づいて実施される．対象は 40 歳以上の国民健康保険加入者などで，実施主体は，医療保険者である．糖尿病，高血圧，脂質異常症などの生活習慣病の予防と早期発見を中心に健康状態を把握することを目的にしている．特定健診の後には，特定保健指導として，医師，保健師，管理栄養士などが生活習慣の改善に向けた指導や支援を行う．

㉑ 高齢者医療確保法
㉒ 高齢者医療確保法施行令

引用文献
1）健康日本 21（第三次）推進のための説明資料．
　http://www.mhlw.go.jp/content/001234702.pdf（2024 年 12 月 1 日閲覧）
2）日本耳鼻咽喉科学会　福祉医療・乳幼児委員会：新生児聴覚スクリーニングマニュアル―産科・小児科・耳鼻咽喉科医師，助産師・看護師の皆様へ．松香堂，2016
3）日本耳鼻咽喉科学会　学校保健委員会：耳鼻咽喉科健康診断マニュアル．
　https://www.jibika.or.jp/uploads/files/guidelines/gakkouhoken_kenkousindan.pdf（2024 年 12 月 1 日閲覧）

6 医療・介護・福祉従事者の資格法

はじめに，言語聴覚療法管理学において，**資格法**を理解することにはどういう意味があるかを明確にしておく．資格法は，言語聴覚士がリハビリテーションの専門職として司法や行政のなかでどのように位置づけられ，社会においてどういう役割が求められているかを示すものであり，それらをふまえたうえで，言語聴覚療法を実践しなければならない．

A 資格法とその意義

言語聴覚士は医療職の資格として制定されたが，実際の業務は，医療，福祉，介護，教育に広がりつつある．これらの領域で働く専門職の多くが，資格法によって規定されていることの社会的意義をまず理解することが重要である．

❶ 資格法

資格という言葉の意味は，会員資格，受験資格，応募資格，参加資格のように，一定の基準・条件などを明確に満たしていることである．しかし，言語聴覚士の資格という場合は，これらとは違って職業や能力に関する専門性を満たしているという意味の資格「**専門資格**」となる．専門資格には，**民間資格，公的資格，国家資格**がある（➡ Note ❽）．

❷ 国家資格

国家資格とは，国の法律に基づいて個人の能力，知識が判定され，特定の職業に従事できる能力があると証明される資格である．法律により一定の社会的地位が保証され，社会からの信頼性は高い．医療職の資格のほとんどは国家資格である．さらに国家資格のなかで，国家試験受験資格として「定められた年限の専門教育を修了する」必要のないものもあるが，医療職の多くは，基本的に専門の養成校卒業を受験資格としており，その場合，資格取得の条件は最も厳しいものとなる．

Note ❽ **民間資格と公的資格**

民間資格は，民間団体や企業が，独自の審査基準を設けて任意で認定する資格であり，法律によって制度化されていない．それぞれの資格間で知名度，信用度，価値の幅が非常に大きい．公的資格は，国家資格と民間資格の中間で，民間団体や公益法人が実施し，官庁や大臣が認定する資格である．信用度や知名度の高い資格も数多くあり，公的に通用し，有資格者に一定レベルの能力があることを保証する．

❸ 資格の恩恵と意義

ⓐ 有資格者の受ける恩恵

資格法のもとでは，資格をもたないとその業務ができない．有資格者が限られ，簡単には資格が取得できないため，有資格者は就職やその後の待遇などで有利になる．国家資格のように取得の条件が厳しいほど，その傾向が強い．これは，資格法により有資格者にもたらされる恩恵であるが，資格法は有資格者の利益のために制定されるものではない．

ⓑ 資格の意義

リハビリテーション専門の理学療法士，作業療法士，言語聴覚士のそれぞれを規定する法律の第一章・総則で，法律の目的が示されている．そこには，この法律は，それぞれの専門職の「資格を定めるとともに，その業務が適正に運営されるよう規律し，もって医療の普及及び向上に寄与することを目的とする」とある．

すなわち，専門職が適正な業務を行うように法律で決め，より質のよい医療サービスが，広く行きわたるようにすることを目的とするものである．言い換えると，適正な医療サービスを提供できる人に対して資格を与え，その後も適正なサービスを提供し続けることを保証するための法律である．

言語聴覚士は，これをふまえ法律の恩恵と意義を区別し，常に適正な医療サービスを提供し続けなければならない．

言語聴覚士法
（→ p.169）

⑦ 理学療法士及び作業療法士法

Ｂ リハビリテーションと医療

広義のリハビリテーションは社会全体の課題であり，医療の領域内だけで展開されるものではない．しかし，言語聴覚士の資格が医療職の枠で制定されたために，わが国の言語聴覚療法はいくつかの課題を抱えることになった．

❶ 医療職資格

ⓐ 医師法と保健師助産師看護師法

第二次大戦後のわが国の医療制度の改正は，資格法の制定と切り離せない．医療の資格法は，医師法と保健師助産師看護師法の制定（1948 年）に始まった．医療は，国民の健康にとって必要不可欠であり，適切に行われなかった場合は国民が被る害は大きい．このために医療行為は医師だけが行えると規定し，責任の大きさを示すと同時に，責任に比例する権限を与えた．保健師助産師看護師法では，看護師の業務は療養上の世話または診療の補助として規定され，それ以降，医療行為は医師と看護師しか行えない構造が定着することになった．

④ 医師法
⑥ 保健師助産師看護師法

ⓑ リハビリテーションに関連する医療職の資格

一方，1950年以降，世界の医療技術は急速な発展を遂げる．医療行為の範囲は急速に広がり，医療行為に必要な技術や知識は爆発的に拡大し，1人の医師で担当できる医療行為に限界が生じることになる．従来の医学的技術の範囲外の技術も必要となり，それを担当する医療職が生まれ，当然わが国でも医療職として資格法で規定することになる．

ⓒ 医療行為と診療の補助行為

かつては，医療行為を診療の補助として行えるのは看護師のみと規定されていた．しかしリハビリテーションに関連する医療職が誕生して以降，診療の補助行為を法的に規定しなければならなくなったので，その医療職が行う特定の行為に限って，看護師による診療の補助行為の一部を解除して許可するという形で資格法を整備することになった．

ⓓ 業務独占と名称独占

資格法のもとでは，資格をもたないとその業務ができないことはすでに述べた．資格法に沿って免許を交付し，診療の補助を含む医療行為を免許がないものが行うことは，違法であるという前提である．

❷ 医療におけるリハビリテーション専門職

医療職として規定されたリハビリテーション専門職の資格法においても，看護師による診療の補助行為の一部を解除して許可するという形で規定された．

ⓐ 理学療法士，作業療法士

1965年に理学療法士法，作業療法士法が名称独占の形で制定され，リハビリテーション専門職も医療職に位置づけられた．当然，業務の内容が具体的に示され，その業務に関して診療の補助として実施することが許可されることになった．診療の補助であるため，医師の指示のもとで行うことが規定された．

ⓑ 言語聴覚士

言語聴覚士の資格法は，理学療法士，作業療法士と同時期に議論が始まったが，当事者の意見がまとまらないという理由で，約30年後の1997年にようやく資格制定に至った．名称独占と規定され，診療の補助行為として言語聴覚療法を行うことが認められた．

ⓒ その他の医療職としての専門職

1971年に視能訓練士が診療の補助の一部解除の適用で，名称独占により国家資格に制定された．

❸ 介護福祉領域と教育領域の資格法

ⓐ 介護福祉関連職

　介護福祉領域でリハビリテーションを担当する専門職としては，社会福祉士，精神保健福祉士，介護福祉士などが国家資格として制定されている．いずれも名称独占である．心理カウンセリングを担当する公認心理師が2018年に国家資格として制定された．

ⓑ 医療と介護福祉領域の違い

　資格法上で医療職と介護福祉の専門職が明確に区別されているわけではない．リハビリテーションの領域は言語聴覚士だけでなく，すべての専門職において医療，介護，福祉の場で展開されている．主な活動の場がどの領域かという程度の分け方と考えてよい．ただ，一般的に医療職，医療従事者と呼ばれる職種は，主たる業務が医療行為にあたり，診療の補助として規定されることが多く，介護福祉の専門職は，主たる業務が医療行為ではなく，医療行為が含まれる場合も業務の割合は少ないことが多い．

ⓒ 教育領域の資格

　特別支援学校，あるいは特別支援学級で障害児の教育を行うには，業務独占の国家資格である普通教員免許が必要である．特別支援学校においては，加えて特別支援学校教諭免許が求められる．

ⓓ 公的資格・民間資格

　そのほか，介護支援専門員(ケアマネジャー)は，各都道府県が認定する公的資格，心理の専門職である臨床心理士や専門心理士などは，いずれも民間資格である．

❹ 障害者権利条約と資格法

ⓐ 障害者権利条約とICF

　障害者権利条約は，"Nothing about us without us＝私たち(障害のある人々)のことを私たち抜きで何1つ決めないで"というスローガンのもと，当事者が条約の成立にかかわり，2006年12月，第61回国連総会において採択された．日本政府は2007年に署名し，その後，条約の内容に合わせて「障害者基本法」などの国内法を整備したうえで，2014年に条約を批准した．わが国におけるリハビリテーションの理念の拠り所となっている．

　一方，2001年5月，世界保健機関(WHO)総会において採択された**ICF**▶は，人間の生活機能と障害の分類法である．これまでのWHO国際障害分類(ICIDH)がマイナス面を分類するという考え方が中心であったのに対し，ICFは，生活機能というプラス面から見るように視点を転換し，さらに環境因子などの観点を加えたことが特徴である．世界のリハビリテーションは，

▶**ICF**
International Classification of Functioning, Disability and Health
国際生活機能分類

障害者権利条約の理念のもと ICF に沿って運用されていると考えるのが妥当である.

ⓑ 医療とリハビリテーション

言語聴覚療法は，医療のみならず介護・福祉や教育の領域で展開されているが，医療職としての言語聴覚士免許を有する者が担当することが多く，医療の影響を強く受けている．障害の評価や機能訓練の側面でメリットが大きい反面，社会や環境に関する働きかけが不十分で，その点では，欧米などリハビリテーション先進国に大きく遅れをとっている．これについては，今後議論が必要である.

ⓒ 欠格事由

欠格条項とは，身体や精神の障害があることを理由に免許などを与えないとする法制上の規定のことである．しかし，この規定は，2001 年に共生の社会の理念に反するとして，医療の資格法全般にわたり見直され，改正された．以降，障害があるということで免許を受けられない「絶対的欠格条項」が廃止され，免許を与えないことがあるという「相対的欠格条項」が残された．こうした共生の社会の理念が，その後の障害者関連法の改正につながっていく.

C 言語聴覚療法の業務と資格法

管理学の観点からすると，言語聴覚療法の管理すなわちマネジメントは，資格や制度の規定に則ってなされなければならない．しかし，それ以前にリハビリテーションの理念が尊重されなければならない．理念の拠り所は，リハビリテーション領域である以上，障害者権利条約であり，ICF であり，障害者基本法である．そこに規定されている障害者の利益や人権を最優先することを忘れてはならない.

7 言語聴覚士法 (➡ p.169)

A 目的（第 1 条）

言語聴覚士法の目的は，「言語聴覚士の資格を定めるとともに，その業務が適正に運用されるように規律し，もって医療の普及及び向上に寄与すること」にある (➡ Note ❾).

B 定義（第 2 条）

言語聴覚士とは，「厚生労働大臣の免許を受けて，言語聴覚士の名称を用いて，音声機能，言語機能又は聴覚に障害のある者についてその機能の維持向上を図るため，言語訓練その他の訓練，これに必要な検査及び助言，指導その他の援助を行うことを業とする者をいう」と定義されている.

C 免許（第 3 条～第 11 条）

言語聴覚士国家試験に合格し，本人の申請により，言語聴覚士名簿に登録することによって免許の交付が行われる. ただし，① 罰金以上の刑に処せられた者，② 言語聴覚士の業務に関し犯罪又は不正の行為があった者，③ 心身の障害により言語聴覚士の業務を適正に行うことができない者として厚生労働省令で定めるもの，④ 麻薬，大麻またはあへんの中毒者は免許が与えられないことがある. 厚生労働省令で定めるものとは，視覚，聴覚，音声機能もしくは言語機能または精神の機能の障害により言語聴覚士の業務を適正に行うに当たって必要な認知，判断および意思疎通を適切に行うことができない者であり，決定に際しては，当該者が現に利用している障害を補う手段または当該者が現に受けている治療などにより障害が補われ，または障害の程度が軽減している状況を考慮しなければならないとされている.

また，免許に関する事項に変更があったときは，30 日以内に当該事項の変更を申請しなければならない.

Note ❾ 言語聴覚士法制定の経緯

言語聴覚士の国家資格は，1960 年の医療制度調査会で制度化の必要性が答申され，何度か実現に向けた動きがみられたが，1996 年に「言語及び聴覚に障害を持つ者に対して訓練等の業務を行う者（いわゆる ST）の資格化に関する懇談会」の開催を経て，第 141 回臨時国会において 1997 年 12 月 19 日に言語聴覚士法が制定された. 1998 年 9 月 1 日より施行となり，1999 年 3 月 28 日には第 1 回言語聴覚士国家試験が実施された. 同法は，健康政策局長通知（1998 年）によれば，「近年の人口の高齢化，疾病構造の変化等に伴い，脳卒中等による言語機能障害や先天的難聴等の聴覚障害を有する者等に対するリハビリテーションの必要性，重要性が高まってきた」こと，「これらのリハビリテーションの推進を図るためには，その従事者の確保及び資質の向上が喫緊の課題」となってきたことから制定された.

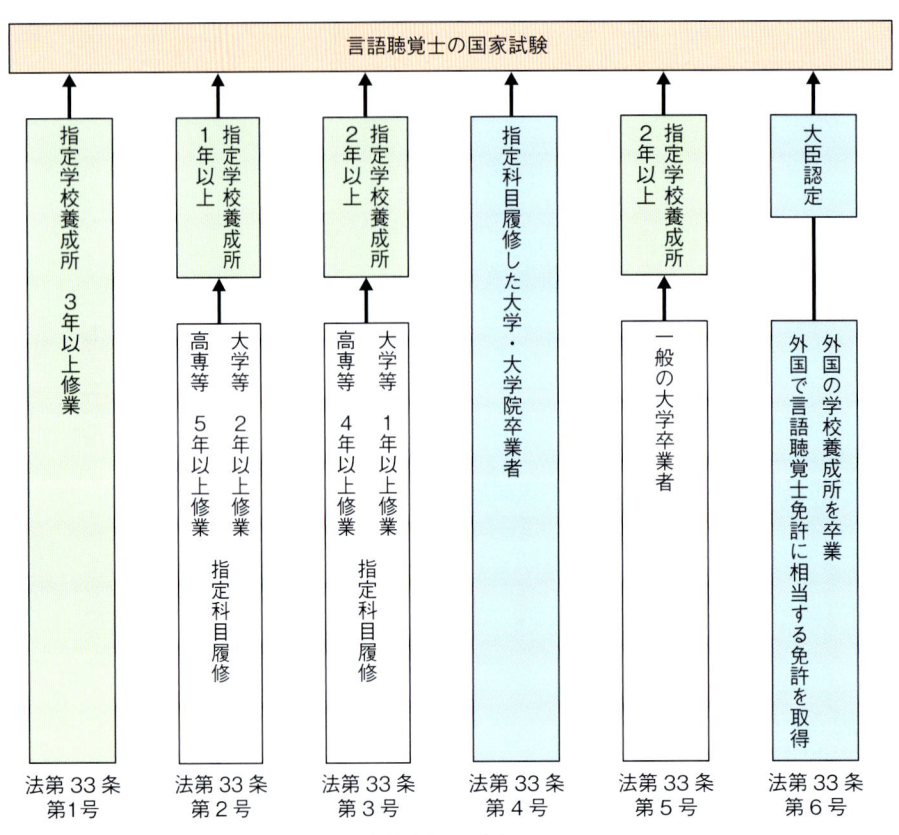

図 2-5　言語聴覚士国家試験　受験資格（法 33 条）

法第 33 条第1号	法第 33 条第2号	法第 33 条第3号	法第 33 条第4号	法第 33 条第5号	法第 33 条第6号

言語聴覚士の国家試験

- 指定学校養成所　3年以上修業
- 1年以上　指定学校養成所／大学等　2年以上修業／高専等　5年以上修業　指定科目履修
- 2年以上　指定学校養成所／大学等　1年以上修業／高専等　4年以上修業　指定科目履修
- 指定科目履修した大学・大学院卒業者
- 2年以上　指定学校養成所／一般の大学卒業者
- 大臣認定／外国の学校養成所を卒業／外国で言語聴覚士免許に相当する免許を取得

D　受験資格（第 33 条）

　国家試験の受験資格は，文部科学大臣が指定した学校（指定学校）又は厚生労働大臣が指定した養成所（指定養成所）で 3 年以上言語聴覚士として必要な知識・技能を修得したものや，大学を卒業した者で，指定学校又は指定養成所において，2 年以上言語聴覚士として必要な知識・技能を修得した者に与えられるが，その他にも 4 つの課程が定められている（図 2-5）.

E　業務

　言語聴覚士の業務は，定義で述べられている音声機能，言語機能または聴覚に障害のある者に言語訓練その他の訓練，これに必要な検査および助言，指導その他の援助を行うことである．この業務のなかに診療補助業務があり，「言語聴覚士は，保健師助産師看護師法第三十一条第一項及び第三十二条の規定にかかわらず，診療の補助として，医師又は歯科医師の指示の下に，嚥下訓練，人工内耳の調整その他厚生労働省令で定める行為を行うことを業とすることができる」（法 42 条）とされている．先に述べたように，診療補助業務は，看護師，准看護師の独占業務であるが，この規定により嚥下

表 2-11　法第四十二条第一項の厚生労働省令で定める行為

一　機器を用いる聴力検査(気導により行われる定性的な検査で次に掲げる周波数及び聴力レベルによるものを除く)
イ　周波数千ヘルツ及び聴力レベル三十デシベルのもの
ロ　周波数四千ヘルツ及び聴力レベル二十五デシベルのもの
ハ　周波数四千ヘルツ及び聴力レベル三十デシベルのもの
ニ　周波数四千ヘルツ及び聴力レベル四十デシベルのもの
二　聴性脳幹反応検査
三　眼振電図検査(冷水若しくは温水,電気又は圧迫による刺激を加えて行うものを除く)
四　重心動揺計検査
五　音声機能に係る検査及び訓練(他動運動若しくは抵抗運動を伴うもの又は薬剤若しくは器具を使用するものに限る)
六　言語機能に係る検査及び訓練(他動運動若しくは抵抗運動を伴うもの又は薬剤若しくは器具を使用するものに限る)
七　耳型の採型
八　補聴器装用訓練

訓練,人工内耳の調整その他厚生労働省令で定める行為(**表 2-11**)については,言語聴覚士も診療補助業務を行うことができる.

　また,業務を行うにあたって,言語聴覚士は医師,歯科医師その他の医療関係者,福祉に関する業務を行う者その他の関係者と緊密な連携を保たなければならず,主治の医師又は歯科医師があるときは,その指導を受けなければならない(法 43 条).

　他の医療職と同様に,言語聴覚士も正当な理由なく,その業務上知り得た人の秘密を漏らしてはならないという守秘義務が課せられている.これは言語聴覚士でなくなった後も守らなければならないが,違反した場合は,告訴により 50 万円以下の罰金に処せられる(法 50 条).

　言語聴覚士でない者は,言語聴覚士又はこれに紛らわしい名称を使用してはならないという名称独占の規定があり,これに違反した場合は,30 万円以下の罰金に処せられる(法 51 条).

F　その他

　言語聴覚士法とともに,政令としての**言語聴覚士法施行令**がある.言語聴覚士免許の再交付,登録等に関する手数料,受験手数料,言語聴覚士試験委員に関する規定が定められている.さらに厚生省令である言語聴覚士法施行規則(→ p.176)がある.この規則には,免許に関する事項,試験に関する事項,業務に関する事項が定められている.また,言語聴覚士学校養成所指定規則(省令)で学校養成所の指定に関する事項が定められている.

参考文献

- 医療六法,令和 6 年版.中央法規出版,2023
- 前田和彦:医事法講義(新編第 5 版).信山社,2023
- 岡本卓:社会福祉・教育学.大森孝一,他(編):言語聴覚士テキスト,第 3 版.医歯薬出版,2005
- 言語聴覚士法施行令.
  https://laws.e-gov.go.jp/law/410CO0000000299/(2024 年 12 月 1 日閲覧)
- 言語聴覚士法施行規則.
  https://laws.e-gov.go.jp/law/410M50000100074/(2024 年 12 月 1 日閲覧)

保健・医療・福祉を取り巻く諸制度とマネジメント

2

- 言語聴覚士学校養成所指定規則.
  https://laws.e-gov.go.jp/law/410M50000180002/（2024 年 12 月 1 日閲覧）

（答えは p.181）

Point

❶ 社会保障制度は，日本国憲法のどのような規定を根拠としているか.

❷ 国民皆保険制度のメリットをあげなさい.

❸ 75 歳以上の高齢者と 65 歳以上の障害者が加入している医療保険制度をあげなさい.

❹ 介護保険の保険者と被保険者は誰か，述べなさい.

❺ 要介護認定のプロセスの概要について説明しなさい.

❻ デイケアとデイサービスの違いについて述べなさい.

❼ 障害者総合支援法で，身体障害，知的障害，精神障害，発達障害に加えて対象者が拡大されたものは何か.

❽ 障害者福祉制度は 2003 年 4 月の何の導入により，大きく転換したか.

❾ 厚生労働省と文部科学省が連名で連携の強化を積極的に進めるべきとしたデイサービスは何か.

❿ 失語症者向け意思疎通支援者養成は，障害者総合支援法のどの事業で行われるか.

⓫ 国民の健康維持や増進を目指した法律は何か.

⓬ 感染症発生や拡大の防止のため，感染症予防や早期発見・治療を行うための法律は何か.

⓭ 乳幼児健診が基づく法律は何か.

⓮ 学校健診が基づく法律は何か.

⓯ 定期健康診断が基づく法律は何か.

⓰ 特定健康診断が基づく法律は何か.

⓱ 資格法の意義と恩恵について説明しなさい.

⓲ 言語聴覚士の制度的拠り所は資格法であるが，理念的拠り所は何か説明しなさい.

⓳ 医療における診療の補助と言語聴覚療法の関係を説明しなさい.

⓴ 法律で定められた言語聴覚士の定義を述べなさい.

㉑ 言語聴覚士免許はどのような過程を経て交付されるか.

㉒ 言語聴覚士が行うことが可能な診療の補助業務をあげなさい.

第 3 章

言語聴覚士の職業倫理

学修の到達目標

- 医療倫理の基本原則を説明することができる.
- 言語聴覚療法の実施におけるジレンマを理解することができる.
- 「言語聴覚士協会の倫理綱領」の概要，目標，背景について理解できる.
- 言語聴覚士として，倫理綱領に基づき業務を行う必要性が理解できる.
- 研究倫理を遵守する必要性が理解できる.

1 倫理，倫理綱領とは

A 人間の尊厳と自己決定の権利

「医は聖職」といわれるように，医療者は医療を実施する際に倫理的であることが求められている．倫理あるいは道徳とは，たとえば「人を傷つけてはいけない」とか，「人に親切にしよう」といったように，人が社会で共存するための規範の体系である．しかし，医療では一般の倫理原則だけでは解決できない場合がある．すなわち，医療においては治療という形で人体への技術的介入がなされ，人体に危害を加えるおそれがある．さらに医療においては，人間の生命を守るという目的のために，人間の尊厳が侵害される可能性がある．

人間の尊厳は，「人格に備わる，何物にも優先し，他のもので取って代わることのできない絶対的な価値（カント）」と考えられている．人間は幸福の追求などの目的に向かって，自律的に行動している．人間の尊厳を尊重することは，他者の人格を自分の目的を追求する手段として，ではなく，他者が自ら目的を追求する存在として尊重することである．たとえば他者を自分の思いどおりに強制したり，相手が有能であるとか，気に入ったなどの市場価値や感情価値だけで見たりすることは，人間の尊厳を尊重した行為ではない．

この人間の尊厳について，人工妊娠中絶や臓器移植などの医療を実施するにあたり，胎児や脳死状態の人に尊厳があると考えるのか否かという，生存権を有する人の条件に関する議論がある．成人で判断能力のある者には，身体と生命・生活の質（QOL）を含む「自己のもの」について，他人に危害を加えない限り，たとえ当人にとって論理的に考えれば不合理な結果をもたらすとしても，**自己決定の権利**をもち，自己決定に必要な情報の告知を受ける権利があるとされる[1]．

B 医療の倫理とパターナリズム

医療の倫理指針は，紀元前4世紀の**ヒポクラテスの誓い**（以下，「誓い」）🔍にさかのぼる．まず医学と薬剤を司る神々に呼びかけ，師と同業者への忠誠と，医学知識は医師以外へは伝えないことを誓う．そして，医療の根本は患者への善意と患者に対する無危害にあり，患者に懇請されても致死薬の投与を拒絶することを誓う．さらに，患家での無作法を慎み，治療の際に見聞した患者や患家の秘密を守ることを誓う．

これを実際の医師像に当てはめると，医師がその医学的知識に基づいて患者のために最善の治療法を選択し，一般人への医学知識の周知を禁じ，患者は治療法の決定に関与しないとなる．「誓い」の内容は現在でも通用することが多いが，この医師像は20世紀半ば以降，**医師のパターナリズム**🔍と呼ばれて批判の対象となった．すなわち，医師の考え方や価値観が強調される

🔍**ヒポクラテスの誓い**
　紀元前4世紀の「医学の父」ヒポクラテス，あるいはその弟子が著した医師の医療倫理や任務に関する宣誓文である．現代に至るまで医学教育において語り継がれている．

🔍**医師のパターナリズム**
　患者の生存や健康を守るために，医師が患者の治療方針などを決定し，患者の自己決定権を制限することを当然視する傾向をいう．

歴史的に医療倫理の考え方は，「患者の自律尊重」よりも，「医師の善行原則」が中心であった．医療の専門家である医師が考える治療は，患者にとって最善である，という考え方である．これは「子どもの両親が，子どもにとって最善の判断をすることができる」という考え方に似ているので，パターナリズムと呼ばれる．パターナリズム的な考え方においては，患者に真実を知らせると動揺し悲嘆にくれるので，医師が選別した情報だけを患者に与える温情的干渉をよしとした．そして，患者に自分で判断をさせないですべてを医師が決めたほうがよい結果になり，患者は医師のすすめに従うのがよいとされたのである．

しかし，現代の医療においては，このパターナリズムの考え方から，患者の自律尊重に重心が移ってきている．医療者は患者に病名，病状を十分に説明し，患者自身がそれらを理解したうえで，医療者と協力しながら病気の克服を目指す．正しい告知がなされたうえで，今後の治療についてのインフォームド・コンセントがなされるとされる[1]．

以前はがんなど重篤な疾患の場合，パターナリズム的な考え方から，患者の精神的な負担を考えて告知を行わなかった．リハビリテーションの分野では，障害の予後に関する告知が問題となる．現在では，患者自身が障害を認識し，受容に至る苦しい悲嘆のプロセスを経て，積極的なリハビリテーションに向かう意識を醸成することが求められる．

C 医療倫理の 4 原則

医療倫理の 4 原則は，① **自律尊重原則**，② **善行原則**，③ **無危害原則**，④ **公正原則**からなる（Note ❿）．

1 自律尊重原則

自律尊重原則とは，「意思決定能力のある個人は，自己決定することができる」，そして「他者は，その自己決定を尊重しなければならない」ということを意味する．医療者は，患者本人の同意なしでは，手術などの侵襲的治療を行うことはできない．また，臨床研究においても，治験などでは被験者に

Note ❿ 医療倫理の 4 原則

20世紀の医学が生み出したさまざまな倫理的問題に関して，専門家の間でも，また，患者やその家族などの専門家以外の間でも，意見の不一致が避けられない．1979 年に Beauchamp TL と Childress JF が，医療者が倫理的問題に直面した際に，解決をはかるための指針として提唱し，現代社会のさまざまな道徳規範を論理的に整理して作成された．

医学的適応を考える際に，患者の利益を高め，害を避けているか（善行原則，無危害原則），患者の選択権を最大限尊重しているか（自律尊重原則），治療決定に資源分配，経済的要因や法律的問題を考慮しているか（公正原則）．これらを念頭に置きながら，実際の事例について方針決定をする際に，医療倫理の 4 原則を適用していくことが重要である．

適切な説明を行い，本人の自発的同意を得なければならない．

　患者が適切な自己決定をするためには真実を告知すること，患者が理解できるように情報提供すること，患者が強制されずに自発的に同意すること，そして医療者は患者が自分に不利な決定をしないように適切にアドバイスをし，繰り返し話し合うことが重要である．このインフォームド・コンセントの権利およびプライバシー権，守秘義務と個人情報保護が自律尊重原則から導かれる．

❷ 善行原則

　善行原則に基づいて，医療者は，患者の利益・幸福のために，善を促進する，害を防ぐ，害を除去するといった積極的な善い行いをする．そして，その善い行為とは患者の立場に立った善である．したがって，何が善か，何が最善の利益か，について患者と医療者の間で十分に話し合って合意を得ることが求められる．まず，患者の病気についての認識を確認し，今後の治療に対する要望を理解し，不安について耳を傾け，本人の価値観を尊重し，本人にとって最もよいと思われる治療方法を提案する．

❸ 無危害原則

　善行原則とは逆に，「少なくとも害を避ける」ことである．具体的には，医療者が患者のためにならない治療をし，正当でない意図をもって医療に当たることを禁じる．医療者は，患者に対して効果のあるよい治療を提供し，もしそれが十分に効果を上げることができない場合には，害になるような行為をなさない．したがって，医療者は，患者にとって少しでもよい結果となるように，患者が被る可能性のある身体的・精神的な害を最小限にするように努力する．

❹ 公正原則

　人々を公平，平等に扱うことである．人々は価値あるものを平等に受け取る権利があり，医療においても平等に治療を受ける権利がある．同じような状況にある患者に対しては，同じように首尾一貫した医療がなされる必要がある[2]．

D 言語・認知機能障害者における意思決定能力と　　インフォームド・コンセントの問題

　認知機能および言語機能の低下のために意思決定能力が不十分な人，言語的説明の理解や意思を表現することが困難な人に対して，インフォームド・コンセントを適切に行い，意思決定の支援を行う．本人に対しては，自己決

定に必要な情報を，認知機能障害や言語障害の人が有する認知能力・言語能力に応じて理解できるように説明し，支援する．意思決定のためには，本人の表明した意思あるいは，その確認が難しい場合には推定された意思を確認し，尊重する．認知・言語機能障害の人は，言語による意思表示がうまくできないことから，支援者は，認知・言語機能障害者の身振り手振り，表情の変化も含めて，あらゆるコミュニケーション手段を最大限に利用する．

　また，小児患者に対しても，医療者は病状や治療方針をわかりやすく説明し，本人の同意を得るようにする．国連の児童の権利に関する条約に基づき，小児の場合でも権利が尊重される．平易な言い回しをしたり絵などを用いるなどの工夫をして，自発的な同意を得ることが推奨される．

E　摂食嚥下障害と倫理的ジレンマ

　嚥下訓練の場では，患者本人の希望は口から食べることだが，誤嚥性肺炎を引き起こす可能性が高い場合がある．医療者は，食べさせて肺炎を起こし死亡させたら，法的責任を追及されるかもしれない．しかし，食べたいと望んでいる人に食べさせないことは本人の幸福に反するかもしれない．つまり，自律尊重原則と善行原則が対立していることになる．どちらの倫理原則がより優位に立つかは患者ごとに異なり，経口摂取のリスクとベネフィットを，医学的見地だけでなく，本人の願望など倫理的価値に関しても比較衡量し，総合的に判断する[2]．

　障害の受容に関しては，患者が障害を認識せずに言語聴覚療法を拒否する際には，本人に理解できるように説明を繰り返し，受け入れてもらえる範囲で言語訓練を行っていく．この場合も，自律尊重原則と善行原則の対立と考えることができる．

F　言語聴覚療法と医療倫理

　言語聴覚士が対象とする患者の尊厳，すなわち自己決定の権利を保障することは容易ではない．しかし，それが言語聴覚療法を倫理的に進めていくうえでの基盤となる．そのうえで，言語聴覚療法の実施における倫理的ジレンマにも適切に対応することが求められる．

引用文献
1）品川哲彦：倫理学入門 アリストテレスから生殖技術，AI まで．pp168-179，中央公論新社，2020
2）日本臨床倫理学会（監修）：臨床倫理入門．pp9-16，99-110．へるす出版，2017

2 日本言語聴覚士協会の倫理綱領

A 倫理綱領制定まで

　言語聴覚士が専門職としてより質の高い言語聴覚療法を提供するためには，深い知識と確実な技術力に加えて，高い倫理性が求められる．言語聴覚士が専門職としてその業務を行うための基本となる言語聴覚士法では，第43条に他職種と連携すること，また第44条に業務において知り得た人の秘密について，就業期間中だけでなく，離職後も守秘義務を負うことが定められている．このように，業務を行ううえで守るべき道，すなわち言語聴覚士の倫理については，法に定められているものもある．これらを基本として，言語聴覚士は自己を律し，自らの責任で，言語聴覚士としての日々の業務を行う必要がある．しかし，対象者や社会に認められる専門職となるためには，言語聴覚士個人の倫理観に委ねるだけでは十分とはいえない．そのため，言語聴覚士の職能団体である日本言語聴覚士協会は，専門職としての言語聴覚士の基本理念や指針を掲げる責任を有している．

　言語聴覚士の価値観であり行動指針となるべき倫理綱領の策定については，日本言語聴覚士協会は2000年の発足当初より早急に取り組むべき重要な課題と位置付けており，倫理綱領委員会は協会員の意見を反映した綱領をつくるため，2002年10〜11月に「倫理綱領に関するアンケート調査」を実施した．回収数は184件（回収率5％）であったが，「他団体の倫理綱領を読んだことがある」という回答は全回答の51％であり，年代が若くなるにしたがって「読んだことがある」という回答は低下する傾向がみられた．また，「倫理綱領を勉強したことがある」との回答は22％，「倫理綱領を学ぶ必要性を感じたことがある」との回答は72％であった．本協会での倫理綱領の作成方法に関しては，「新しくつくる」は15％，関連する組織の倫理綱領など「今までのものを参考に作成する」は70％であった[1]．

　以上をふまえ，倫理綱領委員会は関連組織が策定した倫理綱領に込められた精神を受け継ぎつつ，本協会独自の目的をふまえた形で明文化を行って倫理綱領草案を作成した．その後，理事会審議を経てこの草案は，2004年度日本言語聴覚士協会総会に提出された[2,3]．なおこの提出案は完成したものではなく，「倫理綱領についての理解・普及に努め，ひいては会員同士が活発に意見交換を行い，会員の総意として完成させていくための活動を行う」という今後の方針が総会の場で説明され，草案は承認された．

　その後，この倫理綱領草案をもとにして，生涯学習などを通して会員の理解を深める活動や，広く会員からの意見を求める活動などが進められ，2012年3月に，8年の歳月を経て，後輩の育成に関する文言の追加および文言の一部修正などが行われ，現在の倫理綱領となった．

表 3-1　日本言語聴覚士協会の倫理綱領

序文
言語聴覚士は，自らの責任を自覚し，人類愛の精神のもと，全ての人々に奉仕する．
倫理規定
1. 言語聴覚士に関する倫理
   ① 言語聴覚士は，関係する分野の知識と技術の習得に常に努めるとともに，その進歩・発展に尽くす．
   ② 言語聴覚士は，この職業の専門性と責任を自覚し，教養を深め，人格を高めるよう心掛ける．
   ③ 言語聴覚士は，職務を実践するにあたって，営利を目的とせず，何よりも訓練・指導・援助等を受ける人々の有益性を第一に優先する．
2. 訓練・指導・援助を受ける人々に関する倫理
   ④ 言語聴覚士は，訓練・指導・援助を受ける人々の人格を尊重し，真摯な態度で接するとともに，訓練・指導・援助等の内容について，適切に説明し，信頼が得られるよう努める．
3. 同職種間・関連職種間の関係性に関する倫理
   ⑤ 言語聴覚士は，互いに尊敬の念を抱き，関連職種関係者と協力し，自らの責務を果たすとともに，後進の育成に尽くす．
4. 言語聴覚士と社会との関係に関する倫理
   ⑥ 言語聴覚士は，言語聴覚士法に定める職務の実践を通して，社会の発展に尽くすとともに，法規範の遵守及び法秩序の構築に努める．

〔日本言語聴覚士協会ウェブサイトより〕

3
言語聴覚士の職業倫理

B 日本言語聴覚士協会の倫理綱領

　日本言語聴覚士協会の倫理綱領は序文と 6 項目の倫理規定からなる（表 3-1）[4]．倫理綱領の「1. 言語聴覚士に関する倫理」の ① と ② においては，関係する分野の知識と技術を高める努力と，同時に専門性と責任を自覚し，教養と人格を高める努力が求められている．そのうえで ③ 対象者の有益性を最優先に，最適な言語聴覚療法を提供すること，すなわち**善行原則**（Note ⑪）に則ることが示されている．

　さらに ④ では自律尊重原則（→ p.53）に則り，訓練・指導・援助等の内容について対象者に適切に説明し，信頼が得られるよう努めることとされている．⑤ では同職種や関連職種との連携をとって自らの責務を果たすとともに後進の育成という責務への言及がある．そして ⑥ では言語聴覚士が職務の実践を通して，社会の発展に尽くすことを求めている．**職業倫理**🔍に則った一貫した行動や態度をとることで，言語聴覚士は周囲から信頼を得て，専門職として認知されることになる．草案作成当初から特に配慮した点は，「倫理綱領に基づいて，最適な言語聴覚療法を対象者に提供する」こと，すなわち善行の法則である．言語聴覚療法の対象となる人は言語聴覚障害という障害の性質上，自らの力のみで自らの人権を守ることが難しく，不利益を被

> 🔍**職業倫理**
> 　特定の職業にある人や団体が自らの職業の社会的責任を果たすために，専門職としてどのように行動すべきか，どうあるべきか，ということを明文化したものをいう．業務内容が異なれば求められる倫理も変わる．専門職は高度な知識や技能とともに職業倫理に基づいて職務を誠実に行うことを通して初めて対象者や社会から専門職として認められる．

Note ⑪　言語聴覚士の善行原則

　言語聴覚士の場合には言語聴覚療法の対象者のために善をなすこと，最善を尽くすことである．善行の原則に則り，対象となる患者や利用者に利益をもたらすために積極的に善をなす，ということである．対象者の立場に立って本人の価値観を尊重したうえで，対象者にとって最善の利益となると思われる言語聴覚療法を提案することが求められる．対象者・家族など特定の人を対象としているので，善行は必ずしも公平ではない．

りやすいからである．さらに医療者に Beauchamp TL らが提唱して定着した「医療倫理の4原則」[5]（→ p.53）でも，また「世界医師会リスボン宣言」でまとめられた患者の権利でも明示されている自律性尊重も，言語聴覚療法の対象者においては侵害されやすい．

これは，言語聴覚療法を実施する場面を考えてみるとわかりやすい．まず対象者の評価結果に基づき，どのような方針でどのような課題を行うのかを検討するために，対象者の理解度に応じてわかりやすく説明し，対象者の納得を得るために配慮し，そのうえで対象者の意思を十分くみ取る配慮が常に必要である．言語聴覚士が最大限の努力をしても，理解が十分得られないために対象者に納得してもらえない場面も起こりうる．さらに対象者が小児の場合，児童の権利条約をふまえた対応が求められるが，対象児より保護者の意向が重視されることはないだろうか．このように，言語聴覚療法の実践という一事をとってみても，倫理性を常に発揮することは容易ではないことが理解されるであろう．

倫理綱領に基づいて言語聴覚士が言語聴覚療法を適切に実践するためには，倫理綱領を十分理解したうえで実践することが求められる．さまざまな場面に応じて倫理綱領をどのように守るかという**倫理的対応**🔑を繰り返し実践し，経験することが言語聴覚士の職業倫理を磨くことにつながる．さらに対象者だけでなく家族，言語聴覚士，他職種など対象者にかかわる人々は立場や価値観などが当然異なるため，望ましいと考える内容も異なることが想定される．関係する人々の間で倫理的対応が検討され，人々が納得できる方策を見つけることが重要である．倫理的対応は必ず同じ答えにたどり着くわけではない．倫理綱領はよりよい対応や課題の解決への手がかりであり，判断基準となるものである．

🔑**倫理的対応**
　対象者の自分らしく生きるという思いが尊重され，実現されることが望ましいが，対象者の周囲には家族や言語聴覚士をはじめとする他職種の医療者がいる．それぞれの立場や考え方の違いから生じる問題を解決するためには，倫理的視点に基づいて，問題に気づき，分析すること，そしてそれぞれの価値観を尊重しながら，関係するものが納得でき，対象者にとって最善の解決策を模索していくこと，これが倫理的対応ということになる．

C 課題と方向性

　言語聴覚士は，医療職として制定された資格である．医療領域での業務が多く，医療者の専門職として基本となるのは医療倫理である．しかし，地域包括ケアシステムの構築など，言語聴覚士も地域で役割を担うことが求められるようになった．たとえば，訪問など対象者の居宅で業務を行う言語聴覚

Note ⑫　共有意思決定支援

　医療の内容や方針などについて説明が行われ，対象者の同意を得て初めて実施されるというインフォームド・コンセントは医療の領域では当然のこととなっている．対象者は自律尊重の原則に従い，意思決定をする必要があるが，選択に迷う，あるいは決定が難しい場合もある．そのようなときに，医療の専門職と対象者が2名以上参加して，情報を共有し，協力して意思決定をするという支援のプロセスがある．これが共有意思決定支援 shared decision making（SDM）である．双方の価値観などについての情報共有や治療方針についての検討など，意思決定に至るまで支援が得られることは，対象者の意思決定がよりよいものとなり，対象者にとって有益である．

士も増えている．介護保険領域や障害福祉領域での業務では，病院などで業務を行う場合とは配慮すべき点が異なってくる．職業倫理は社会情勢や制度の変化に伴って改定が必要になる．

言語聴覚士に求められるニーズも多様なものとなっている．一方，人々の権利意識の高まりと医療における自律性尊重の考え方の定着とは無縁ではない．昨今では医療者と当事者が情報を共有し，合意形成に至る意思決定までの過程を重視する**共有意思決定支援**(Note ⑫)という考え方も注目されている．また「児童の権利に関する条約」(1989年)[6]以降は，対象者が発達を促すための評価や訓練を受ける権利だけでなく，方針などへの意見を表明する権利などもふまえた対応が求められるようになっている．

日本言語聴覚士協会は，活動の目的に「言語聴覚士の資質の向上及び知識・技術の研鑽に努める」ことを謳っており，言語聴覚士の職業倫理および社会的責務に関する事業を行うことを定款に明示している[7]．したがって，今後の社会情勢の変化や価値観の多様化などに伴って，職種の倫理綱領を改定する必要があるかどうか経過を見守り，必要に応じて改定を検討することは，協会の責務であると思われる．

一方で，言語聴覚士の社会的モラルの低下を思わせる事案も発生している．たとえば，対象者の個人情報が流出した事案，複写した検査記録用紙がネット上で販売された事案，言語聴覚士が標準化された検査図版の写真撮影を承認した結果，対象者がそれをSNSに掲載した事案など，職業倫理の欠如と断じざるを得ない事案が後を絶たない．今後は，倫理綱領を常に頭に置いて日々の業務を行うことが重要であるという理念を具体化し，日々の行動の指針をわかりやすく示していく必要があると思われる．倫理綱領をより具体化したものとして，理学療法士協会では倫理綱領ガイドライン[8]を，作業療法士協会では倫理綱領指針[9]をそれぞれ作成している．言語聴覚士についても，倫理綱領の内容をより具体化した資料の作成が望まれる．

引用文献
1) 日本言語聴覚士協会倫理綱領委員会：倫理綱領について．日本言語聴覚士協会ニュース4(6)：9，2004
2) 日本言語聴覚士協会：倫理綱領草案に関する件．平成16年度定時社員総会議案書，2004
3) 中村裕子：言語聴覚療法に認める「倫理性」と「倫理綱領」の関係．言語聴覚研究2(1)：37-40，2005
4) 一般社団法人日本言語聴覚士協会ホームページ　定款・設立趣意書・倫理綱領．
https://www.japanslht.or.jp/about/teikan.html(2024年12月1日閲覧)
5) Beauchamp TL, et al：Principles of Biomedical Ethics 5th ed. Oxford University Press, 2001〔立木教夫，他(監訳)：生命医学倫理　第5版．麗澤大学出版会，2009〕
6) 外務省：「児童の権利に関する条約」．
https://www.mofa.go.jp/mofaj/gaiko/jido/zenbun.html#1-12(2024年12月1日閲覧)
7) 日本言語聴覚士協会ホームページ：日本言語聴覚士協会定款．
https://www.japanslht.or.jp/about/teikan.html(2024年12月1日閲覧)
8) 日本理学療法士協会：理学療法士の職業倫理ガイドライン．
https://www.japanpt.or.jp/assets/pdf/about/disclosure/02-gyomu-03rinrigude2.pdf(2024年12月1日閲覧)
9) 日本作業病法士協会：作業療法士の職業倫理指針．
https://www.jaot.or.jp/files/page/wp-content/uploads/2013/08/shokugyorinrishishin2.pdf(2024年12月1日閲覧)

3 研究倫理

A 研究倫理とは

研究倫理とは，研究者が研究活動を行う際にもっておかなければならない倫理原則（倫理観）であり，研究活動において求められる社会的規範のことを指す．これらに対する不正や逸脱は，研究に対する社会的信頼を失墜させ，その研究成果の学術意義を低下させるため，厳に慎まなければならない.

研究不正の代表的なものとして，近年では，2014 年の理化学研究所における STAP 細胞の論文において改ざんと捏造が行われた事件や，2014 年に発覚したノバルティスファーマ社の社員が不正に関与し，データの捏造や企業の利益相反などで，大きな問題となったディオバン®事件などがある．これらは当時，大いに世間の注目を集めたため，今でも記憶に新しい.

本項では，研究を適正に実施するために重要なポイントである①人を対象とする生命科学・医学系研究に関する倫理指針，②科学研究による不正行為の防止，③利益相反の開示について，その概要と留意点を述べる.

B 「人を対象とする生命科学・医学系研究に関する倫理指針」について

「人を対象とする生命科学・医学系研究に関する倫理指針」は，文部科学省・厚生労働省・経済産業省の 3 省により 2021（令和 3）年 3 月に制定〔2023（令和 5）年 3 月一部改正〕されたものである[1]．ここでは前文において，「研究対象者の福利は，科学的及び社会的成果よりも優先されなければならず，人間の尊厳および人権は，普遍のものとして守らなければならない」と明記され，「人を対象とする生命科学・医学系研究に携わるすべての関係者が遵守すべき事項を定めることにより，人間の尊厳及び人権が守られ，研究の適正な推進が図られるようにする」ことを目的に 8 項目の基本指針を定めている．すべての関係者は，基本方針を遵守し，研究を進めなければならない.

この指針のなかから，①独立かつ公正な立場に立った倫理委員会による審査，②事前の十分な説明および研究対象者の自由意思による同意（インフォームド・コンセント）の取得，③個人情報等の保護について述べる.

① 倫理委員会による審査

人を対象とした生命科学・医学系研究を実施する場合，研究者等は基本的責務として，研究対象者の生命，健康および人権を尊重して，研究を実施しなければならない．ヘルシンキ宣言の研究倫理委員会の項目[2]では，「研究計画書は，検討，意見，指導および承認を得るため研究開始前に関連する研究倫理委員会に提出されなければならない.」とされている．つまり，事前に

表 3-2　人を対象とする生命科学・医学系研究において倫理審査が不要とされる研究

対象	具体例
法令の規定により実施される研究	「がん登録推進法」に基づく都道府県単位や全国規模の「がん登録事業」，「感染症の予防及び感染症の患者に対する医療に関する法律」に基づく「感染症発生動向調査」，「健康増進法」に基づく「国民健康・栄養調査」など
人を対象とする生命科学・医学系研究以外の研究	研究用として広く利用され，かつ，一般に入手可能な培養細胞や動物モデルを用いる基礎研究など，特定の患者情報を利用しない研究など
既存の情報や資料のみを用いる研究	公開された論文やデータベース，ガイドラインのみを用いたメタアナリシスなど，すでに学術的な価値が定まり，研究用として広く利用され，論文・データベースとして広く公表されているデータやガイドラインなどの一般に入手可能な情報を用いた研究など
9 例以下をまとめた研究性のない症例報告	介入を伴わず，研究目的でのゲノムや遺伝子解析も行っていない症例報告など
資料のみを用いる研究など連結不可能匿名化された既存資料（情報・データ）のみを用いる研究	特定の個人を識別することができないものであり，対応表が作成されていないすでに匿名化されている研究対象者の診療情報のみを利用した研究など
研究者が所属する医療機関内の診療録などを用いて，集計，単純な統計処理などを行う研究	患者のカルテ情報などを，院内統計や，年報作成のために単純集計し，考察を加えるようなもの，データの安全管理と守秘義務を含む契約に基づいて，データの集積・統計処理のみを受託する場合など

〔日本消化器外科学会：学会発表・論文投稿ほかにおける倫理指針（関連情報）人を対象とする生命科学・医学系研究において倫理審査が不要な研究（令和 4 年 5 月 19 日 Update），2022 をもとに作成〕

審査を受け，実施許可を得ておく必要がある．倫理審査委員会は専門家だけでなく，非専門家も含めて構成され，多様な視点や立場から，指針に基づき，中立的かつ公正に研究の適否を審査する委員会であり，いずれの学会においても，論文投稿にあたって，倫理委員会の承認，または研究対象者に対する倫理的配慮を明記することが求められている．

なお，人を対象とする生命科学・医学系研究において倫理審査が不要とされる研究は各学会によって多少の相違はあるが，日本消化器外科学会では表3-2 に記載される場合をあげている[3]．また，倫理審査が不要とされる研究でも，機関によっては**研究インテグリティ**🔍の観点から倫理委員会への申請を求められる場合もあるので，事前に所属機関の倫理委員会への問い合わせが必要である．

❷ 研究対象者に対する事前の十分な説明と自由意思による同意（インフォームド・コンセント）

インフォームド・コンセント（informed consent：IC）とは，「説明に基づく同意」とされ，新たに試料・情報を取得して研究を実施しようとする場合に，研究に先立ち，研究者が研究対象者に対し，研究のさまざまな情報を開示し，十分に説明したうえで研究対象者の自由意思によって同意を得ることである．IC では，研究対象者に書面を明示すると同時に，口頭による説明もていねいに行い，不明点や疑問点についての質問を受け，それに対し十分に答えるといった一連の手続きを経て，書面による同意を得ることが必須で

🔍 **研究インテグリティ**
研究インテグリティとは，研究の国際化やオープン化に伴う新たなリスクに対して新たに確保が求められる，研究の健全性・公正性を意味する．これを確保するために研究不正や利益相反の防止，安全保障貿易管理などを，より適切かつ確実に実施することが求められている[7]．

ある．また，未成年や高齢者など，研究対象者自身からインフォームド・コンセントが得られない場合は，保護者など代諾者による代諾が必要になる．また，いったん研究参加に同意が得られた場合でも，研究対象者にはいかなるときでも同意撤回の自由が保障されていなければならない．インフォームド・コンセントについても，公表論文の本文において，適切に記載を行う必要がある．

❸ 個人情報等の保護

個人情報保護法による個人情報とは，生存する個人に関する情報であって，当該情報に含まれる氏名，生年月日，画像，音声，動作，その他の記述などにより特定の個人を識別することができるもの（他の情報と容易に照合することができ，それにより特定の個人を識別することができることとなるものを含む）を指す．「人を対象とする生命科学・医学系研究に関する倫理指針」においては，研究者等および研究機関の長は，個人情報，匿名加工情報および非識別加工情報の取り扱いに関して，この指針の規程のほか，個人情報保護法，行政機関等個人情報保護法，独立行政法人等個人情報保護法，条例等を遵守しなければならないとしている．また，死者について特定の個人を識別することができる情報に関しても，死者の尊厳および遺族等の感情に鑑み，生存する個人に関するものと同様に，適切に取り扱い，必要かつ適切な措置を講じることが定められており，研究の実施に伴って取得された当該研究機関が保有する個人情報の開示等についても，適切に対応し，必要な措置を講じるように努力義務が課せられている．

C 科学研究による不正行為の防止

科学研究による不正行為（表 3-3）として，特定不正行為である**捏造**，**改ざん**，**盗用（剽窃）**🔍[4]に加え，不適切なオーサーシップ（論文の著者など研究に携わった人を記載すること）（Note ❸）ならびに，不適切な研究成果の公表，研究費の不正使用，不正受給などがあり[5]，いずれも避けるべき非倫理的行為である．

🔍 **盗用（剽窃）**
盗用（剽窃）には，完全な盗用，モザイク盗用，ソースベースの盗用，直接的な盗用，自己盗用，偶発的な（意図しない）盗用，引用元を表記しない言い換えなどの 8 つの種類があると指摘されている[8]．

> **Note ❸ オーサーシップ**
>
> 共著論文におけるオーサーシップの掲載順序は，主要著者であるファーストオーサーから貢献度によってセカンドオーサー，サードオーサーの順となるが，通例として，研究の総責任者のラストオーサー，連絡窓口となるコレスポンディングオーサーの貢献度がファーストオーサーに次いで高い．オーサーシップの掲載順序は研究者の経歴・実績に大きくかかわるため，トラブル回避の点からも，研究開始前に共著者の同意を得ておく必要がある．

表 3-3　科学研究による不正行為

不正行為の種類	具体例
捏造	• 実際には存在しないデータ，研究成果などを作成し，まるで存在するものであるかのようにデータや研究結果を提示すること
改ざん	• 実際に存在するデータ，実際に実施した研究成果などの内容を，自らの主張を支持する，仮説の妥当性を正当化するために，意図的に実際とは異なる真正でない内容に改変，削除などの加工を施すこと
盗用（剽窃）	• 他人の文章，表現，アイデア，データ，結果などを当事者の了解または適切な表示なく流用し，自分の成果として公表すること
不適切なオーサーシップ	• 過去の慣例から研究室の代表者など研究に貢献していない者を著者とするギフトオーサーシップ • 研究への貢献度が低くても著名な研究者などを著者に加え，論文が出版される可能性を高めようとするゲストオーサーシップ • 研究に貢献しているにもかかわらず，客観性を見せかけるために，あえて名前を伏せるゴーストオーサーシップ
不適切な研究成果の公表	• 著者自身が同一の内容，情報を既に投稿，公表していることを開示することなく，投稿，発表を行う二重投稿や二重出版（自己剽窃の一種） • 1 つの研究を細切れにして，複数の論文として出版するサラミ出版
研究費の不正使用，不正受給	• 研究費の使用用途の違反や研究目的外の使用を行う不正使用 • 不正な方法で研究費を受け取る不正受給

D　利益相反の開示

　利益相反（Conflict of Interest：COI）とは，厚生労働省[6]によれば，「外部との個人としての経済的な利益関係等によって，公的研究で必要とされる公正かつ適正な判断が損なわれる，または損なわれるのではないかと第三者から懸念が表明されかねない事態」を指す．近年，産官学連携の共同研究を行う場合も増加してきたが，その社会的責務の間で利益・損失が衝突・相反することも増えてきた．たとえば，特定企業を優遇したり，特定企業に都合のよいようにデータを改ざんしたり，中止すべき研究を継続するなどの状態がこれにあたる．このため，研究の客観性，信頼性を担保するために，各研究者とその所属する研究機関は，利益相反の状態を常に確認，管理し，論文などの研究成果の公表にあたっては，利益相反の有無を開示する必要がある．

　研究倫理は，前述したように研究活動において求められる社会的規範である．科学の健全な発展のためにも，われわれ研究者は，これらの研究倫理を遵守して，研究を進めるよう強く心に留めておかなければならない．

引用文献
1）文部科学省，厚生労働省，経済産業省：人を対象とする生命科学・医学系研究に関する倫理指針（令和 3 年 3 月 23 日施行，令和 5 年 3 月 27 日一部改正）．
　https://www.mhlw.go.jp/content/001077424.pdf（2024 年 12 月 1 日閲覧）
2）臨床研究ポケット資料集制作委員会：ヘルシンキ宣言（研究倫理委員会）．臨床研究ポケット資料集 2023 年デスク版．pp2-8，キタメディア，2023
3）日本消化器外科学会：学会発表・論文投稿ほかにおける倫理指針（関連情報）人を対象とする生命科学・医学系研究において倫理審査が不要な研究（令和 4 年 5 月 19 日 Update）．
　https://www.jsgs.or.jp/uploads/files/gaiyo/jsgs-ethics-exception_202305.pdf（2024 年 12 月 1

日閲覧）

4）文部科学省：研究活動による不正行為の対応等に関するガイドライン（平成 26 年 8 月 26 日文部科学大臣決定）．
https://www.mext.go.jp/b_menu/houdou/26/08/__icsFiles/afieldfile/2014/08/26/1351568_02_1.pdf（2024 年 12 月 1 日閲覧）

5）早稲田大学大学院政治学研究科，早稲田大学大学院公共経営研究科：研究倫理遵守マニュアル（平成 26 年 1 月）．
https://www.waseda.jp/fpse/gspm/assets/uploads/2014/05/201401_researchethics_guide.pdf（2024 年 12 月 1 日閲覧）

6）厚生労働省：厚生労働科学研究における利益相反（Conflict of Interest：COI）の管理に関する指針（平成 20 年 3 月 31 日）．
https://www.mhlw.go.jp/file/06-Seisakujouhou-10600000-Daijinkanboukouseikagakuka/0000152586.pdf（2024 年 12 月 1 日閲覧）

7）九州大学 VISION 2030：研究インテグリティ．
https://www.kyushu-u.ac.jp/ja/research/integrity/（2024 年 12 月 1 日閲覧）

8）エナゴ アカデミー：盗用・剽窃の 8 つの種類．
https://www.enago.jp/academy/avoid-plagiarism/?utm_source=academy_newsletter&utm_medium=email&utm_campaign=20240325&utm_term=enago_vip_editor/（2024 年 12 月 1 日閲覧）

Point

❶ 医療倫理の 4 原則をあげなさい（順不同）．

❷ 医療倫理に関する説明を完成させなさい．

医療倫理の基盤に（　①　）を置く．医療の倫理指針は古代ギリシャの（　②　）にさかのぼる．医療者が患者の意思を確認せず，患者にとって利益になるように治療方針を決定することが（　③　）として批判を受け，現在では（　④　）を通じて患者の意思を確認している．

❸ 以下の a, b は正しいか，あるいは誤っているか．

a．言語聴覚士の職業倫理は，看護師の職業倫理とほぼ等しい．

b．言語聴覚士は，倫理綱領を基本として専門職としての業務を行う．

❹ 科学研究における特定不正行為を 3 つあげなさい．

（答えは p.182）

第 4 章

言語聴覚療法業務の
マネジメント

医療・介護・福祉分野における業務のマネジメント

- 診療情報，診療記録の重要性が理解できる．
- 言語聴覚療法にかかわる各種報酬制度の概要が理解できる．
- 言語聴覚士が算定できる疾患別リハビリテーション料を学ぶ．
- 診療報酬の仕組み，施設基準などを学ぶ．
- 介護報酬の基本的な構造および支払いの流れを理解できる．
- 介護保険サービスの種類と言語聴覚療法を行う施設の基準など報酬算定にかかわる内容を理解できる．
- 障害福祉サービスの報酬の仕組みを理解できる．

1 診療情報，診療記録，情報の取り扱い

言語聴覚士法の第43条に「連携等」の項目が記載されており，医療関係者や福祉関係者などとの連携が義務付けられている（➡ p.174）．医療，介護，福祉いずれの領域においても，言語聴覚士として業務を行ううえで多職種連携は必須となっており，その手段として用いられる診療記録や計画書などは非常に重要である．

また，同法第44条に「秘密を守る義務」の項目が記載されているが，近年ますます個人情報の管理が重要な業務の1つとなっている．

ここでは，言語聴覚療法を行ううえで数多く取り扱うことになる「個人情報の取り扱い」「診療記録，関連帳票」「関連する福祉サービス」を順に取り上げる．

A 個人情報の取り扱い

言語聴覚療法を行ううえで，対象者の情報収集は欠かせない業務である．氏名・年齢・住所・職業・家族構成・現病歴・既往歴・趣味など多くの個人情報を取り扱う．厚生労働省は「医療・介護関係事業者における個人情報の適切な取扱いのためのガイダンス」を定めており，法令上大きく4つに分けて示している（表4-1）．

個人情報に関する取り決め（規程など）は，各事業所に必ず存在するので把握しておきたい．個人情報の保護に関する考え方は，社会情勢や患者・利用者などの意識の変化に対応して変わっていく点にも注意が必要である．

B 診療記録，関連帳票

① なぜ書くのか？

ⓐ 法律・制度からの視点

医師は，医師法第24条に診療記録についてとその保存について明記されている．一方，言語聴覚士法には医師法のように診療記録についての記載はないが，業務を行う根拠となる報酬制度に明記されている（表4-2）．

③ 医師法

ⓑ 診療情報記録の役割からの視点

表4-3 に示すように大きく4つの一般的な原則がある．

② 何を書くのか？

言語聴覚療法をはじめとするリハビリテーション部門で作成する診療記録は，「指示受け」→「実施経過」→「結果」などの情報が医師や看護師などの診療記録と一元化される．

ⓐ 入院時の記録

氏名・年齢・性別などの患者基本情報，現病歴などの入院経路情報，既往歴・検査データ・多職種からの情報などの医学的情報，生育歴・職業歴・家

表4-1 医療・介護関係事業者における個人情報の取り扱い

① 個人情報の取得・利用
　（例）利用目的を特定して，その範囲内で利用する
② 個人データの保管
　（例）漏えい等が生じないよう，安全に管理する
③ 個人データの第三者提供
　（例）第三者に提供する場合は，あらかじめ本人の同意を得る
④ 保有個人データに関する開示請求等への対応
　（例）本人から開示等の請求があった場合は，これに対応する

表4-2 報酬制度上の遵守事項

診療報酬 （医療保険）	各区分におけるリハビリテーションの実施にあたっては，全ての患者の機能訓練の内容の要点及び実施時刻（開始時刻と終了時刻）の記録を診療録等へ記載すること．
介護報酬 （介護保険）	リハビリテーションに関する記録（実施時間，訓練内容，担当者，加算の算定に当たって根拠となった書類等）は利用者ごとに保管され，常に当該事業所のリハビリテーション従事者により閲覧が可能であるようにすること．

表4-3 診療情報記録の一般的な原則

診療事実を正確に記録する	氏名，日時，診療内容などを正確に記録する．日本語で記載し，外国語や略語は，一般的に使用される専門用語の範囲内とする．
多職種で情報を共有する	有効なチーム医療を実践するために，多職種が相互に理解できる用語や表現を用いる．
公的文書である	開示請求の対象となるため，事実と異なる所見を記録することや，記録を改ざん，削除することは犯罪行為にあたる．
有効に活用される	効果的な言語聴覚療法が実施できたかどうか仮説検証作業を行ったり，研究活動に利用したりする．

族構成などの社会的情報，言語聴覚評価の結果と介入目標やプログラムなど，多岐にわたる．

ⓑ 説明と同意に関する記録

言語聴覚療法の目標やプログラム，リハビリテーションの実施計画書など，説明と同意について記載することが近年，重要視されている．

ⓒ 経過記録

SOAP🔍の4項目に整理して記載する．また，カンファレンスの検討内容やチーム医療の介入についても要点を記載する．

ⓓ 退院時の記録

退院時要約（サマリー）や退院時に行った指導内容を記載する．退院時に作成するその他の文書についても整理する．

診療記録は，記載の型を統一し記録として機能しなければならない．その方法論の1つに問題志向型システム（POS）で用いられる問題志向型診療録（POMR）がある．本書の特性上，詳細な説明は割愛するが，実際に臨床に出るタイミングで専門書をあたって欲しい．

❸ 言語聴覚療法（リハビリテーション部門）で必要な帳票

言語聴覚療法を実施するにあたり，医療保険領域・介護保険領域でさまざまな帳票が必要となる．表4-4に一例を示すが，管理者となるときには，さらに多くの帳票についての理解が必要であることに留意したい．

なお，2024年の診療報酬，介護報酬同時改定の年に「リハビリテーションに係る情報連携の推進（リハビリテーション実施計画書などの提供）」が義務づけられた（図4-1）．

❹ 電子カルテ

近年，電子カルテの運用が進んできている．リスク管理上必要な，運用と利用に関する基本的事項を押さえておく（Note ⑭）．

🔍SOAP

- 主観的情報 <u>S</u>ubjective data：患者の訴えや言動の観察から得られた情報
- 客観的情報 <u>O</u>bjective data：Sに対する客観的な事実やその評価結果，実施した言語聴覚療法の内容とその効果，実施中の患者の反応など
- 評価 <u>A</u>ssessment：情報収集した内容を分析，解釈した内容．計画の根拠となる部分
- 計画 <u>P</u>lan：Aによって判断された治療計画やさらなる評価計画

それぞれの頭文字からSOAP（ソープ）と呼ばれている．

Note ⑭　臨床業務で気をつけたいポイント
- パソコンの画面から離れる際は閲覧していた画面を消す（患者・利用者情報が見られる状態で離れない）
- 患者・利用者の情報が掲載された書面を見える状態にしてその場を離れない
- 患者・利用者情報が印刷された書類を必要以上に持ち歩かない
- 施設内で患者・利用者の情報を大きな声で話しながら歩かない
- 業務外で患者・利用者の情報について話題にしない

表 4-4　医療保険領域・介護保険領域で必要な帳票（例）

医療保険	介護保険
• リハビリテーション指示箋 • 業務日誌 • 実施記録（リハビリ記録） • カンファレンス記録 • リハビリテーション実施計画書，リハビリテーション総合実施計画書 • 廃用症候群に係る評価表 • 目標設定など支援・管理シート　など	• リハビリテーション計画書 • 実施記録 • サービス担当者会議記録 • 加算に関する計画書，記録，報告書　など 　（医師の指示については，「リハビリテーションの実施記録や経過記録などに記載する形でもよい」とされている）

診療報酬上の対応

保険医療機関において，脳血管疾患等リハビリテーション料等を算定する患者が，介護保険の通所リハビリテーション事業所等によるサービス利用へ移行する場合，移行先の事業所に対しリハビリテーション実施計画書等を提供することととする.

介護報酬上の対応

訪問，通所リハビリテーションにおいて，（中略）入院中に医療機関が作成したリハビリテーション実施計画書等を入手し,内容を把握することを義務付ける.

図 4-1　リハビリテーションに係る情報連携の推進

ⓐ 組織として

• 個別の診療情報へのアクセス制御を規則により明確に定めておく
• 職種ごとの記録範囲と参照範囲を明確にし，システムとして設定する
• システムダウン時の代替業務の手順，および復旧時に情報入力する範囲などについて，具体的な対策を定めておく. また，システム故障などに伴う患者情報の消失への対応を講じておく.
• 医療機関間，または特定のネットワーク内で診療情報を共有しようとする場合は，本人の同意，共有する情報の範囲，運用体制などについて，関係者による十分な協議を継続しながら運用する

ⓑ 個人として

• 記録者自身の認証でシステムにログインし，離席時にログオフする
• パスワードは定期的に変更する
• 既存の記録の複写，転用は趣旨に沿った必要の範囲で行い，機械的な濫用を避ける

C 関連する福祉サービス

　言語聴覚士の業務にかかわりのある福祉サービスには，さまざまなものがある. 該当するかどうかの基準や手続きは，それぞれの制度ごとに決まっている. 利用要件（医師の診断など）があるため，次ページを参考に市区町村の窓口，医師や病院のソーシャルワーカーなどに相談する. 申請の流れを表4-5 に示す.

4
言語聴覚療法業務のマネジメント

表 4-5　福祉サービス申請の流れ

制度	申請の期間	窓口	認定までの期間	備考
身体障害者手帳 精神障害者保健福祉手帳	発症や初診から約 6 か月後	市区町村窓口（障害福祉課など）	約 1〜2 か月	• 各種手帳の交付 • サービス利用者負担は原則 1 割
介護保険	発症から約 2〜4 週間後	市区町村窓口（介護保険課など）地域包括支援センター	約 1 か月	• 介護保険認定 • ケアマネジャーを選定しサービス利用 • サービス利用者負担は原則 1〜3 割
障害福祉サービス	—	市区町村窓口（障害福祉課など）	約 1 か月	• 障害者支援区分認定 • サービス種類，支給量決定→プラン策定 • 障害福祉サービス受給者証の交付

【脳の病気や事故による後遺症と対応する制度】

㉓ 身体障害者福祉法

以下の 4 つである．カッコ内は根拠となる法令または年度を示している．

- 手足の麻痺や言語，視野などに障害がある場合➡身体障害者手帳（身体障害者福祉法）
- 発達期（18 歳未満）に発症または受傷した場合➡療育手帳〔都道府県によって名称は異なるが，東京都の場合は「愛の手帳」（東京都愛の手帳交付要綱）〕
- 記憶障害や注意障害，社会的行動障害などがある場合➡精神障害者保健福祉手帳（精神保健福祉法）〔高次脳機能障害があるときは「器質性精神障害」として対象となる場合がある〕
- 65 歳以上で介護や支援が必要なとき（または 40〜65 歳で特定疾患がある場合）➡介護保険（介護保険法）

参考文献
- 厚生労働省 個人情報保護委員会：医療・介護関係事業者における個人情報の適切な取扱いのためのガイダンス．
https://www.mhlw.go.jp/content/001235843.pdf（2024 年 12 月 1 日閲覧）
- 日本診療情報管理学会：診療情報の記録指針 2021．2021
- 南多摩医療圏連絡会：南多摩医療圏 高次脳機能障害支援施設マップ．2023

2. 報酬制度

A 診療報酬

❶ 医療保険の仕組み

わが国における医療保険制度は，必要な医療提供を受けられることを目的として，すべての国民が何らかの公的な医療保険に加入しており，このような状態を**国民皆保険**と呼ぶ．公的医療保険には，被用者保険（職域保険）と国民健康保険（地域保険）があり，被用者保険は一般会社員や公務員が加入するもので，その職域に応じて組合管掌健康保険（組合保険），全国健康保険協会管掌保険（協会けんぽ），共済組合，船員保険などに分類される．自営業者や退職者は住んでいる地域ごとに国民健康保険に加入する．

また，75 歳以上の高齢者と 65 歳以上の障害者は被用者保険と国民健康保険とは別の**後期高齢者医療制度**に加入している．

自己負担額に関しては，後期高齢者医療制度では基本が 1 割負担であるが，所得に応じて 2〜3 割負担となる．70〜74 歳は 2 割負担であるが，同様に所得に応じて 3 割負担となる．6 歳（義務教育就学以降）〜69 歳は 3 割負担となっている．6 歳未満（義務教育就学以前）は 2 割であるが，子どもの医療費に関しては，都道府県や市区町村で独自の制度を設けて助成をしているところもある．

❷ 保険医療機関

医療法において，医療施設として医業を行う場所は，病院と診療所に限定しており，病院は 20 床以上，診療所は 1〜19 床までを有床診療所といい，0 床を無床診療所という．病院の機能的な分類は，一定の機能を有する病院のうち 400 床以上の病床数があると特定機能病院とし，高度な医療体制を整え，高度医療技術の開発および評価，医療に関する研修の実施を担っている．また，200 床以上 400 未満の病院を地域医療支援病院といい，他医療機関からの紹介患者に対する医療の提供や救急医療体制を有している．保険医療機関は，厚生労働大臣が定める施設基準の適合しているものとして，地方厚生局へ届出を行い，取得した施設基準に基づいて医療提供が行われる．

❸ 診療報酬の流れ

診療報酬とは，医療機関が行った診療や検査，治療などの医療行為の対価として公的医療保険から支払われる報酬のことをいう．リハビリテーションに対する診療報酬は，医科診療報酬点数表が適応される．診療報酬は点数として設定されており，1 点を 10 円として計算する．

診療報酬は各施設が取得している施設基準や対象疾患，各種加算によって

リハビリテーション部門で得る収益が異なる．医療保険改定（Note ⑮）は2年ごとに行われるため，その都度，正しい情報を理解する必要がある．

❹ リハビリテーションの一般的事項

ⓐ 目的

リハビリテーション医療は，基本的動作能力の回復などを目的とする理学療法や応用的動作能力，社会的適応能力の回復などを目的とした作業療法，言語聴覚能力の回復などを目的とした言語聴覚療法などの治療法より構成され，いずれも実用的な日常生活における諸活動の実現を目的としている．

ⓑ 書式

リハビリテーションの実施にあたっては，診療録等への記載およびリハビリテーション実施計画書などの作成が必要である．診療録等への記載に関しては，「診療情報，診療記録，情報の取り扱い」の項（→ p.66）を参照のこと．リハビリテーションにかかわる計画書には，リハビリテーション実施計画書，リハビリテーション総合実施計画書，目標設定等支援・管理シートがある．

リハビリテーション実施計画書（Note ⑯）は，リハビリテーション開始後7日以内，遅くとも14日以内に作成する必要がある．3か月に1回以上，患者または家族などに対して説明のうえ交付するとともに，その写しを診療録に添付する必要がある．また，リハビリテーション総合実施計画書は，多職種が共同して作成することが求められ，内容は心身機能の細かい評価，ADLを「できる」「している」に分けた評価，本人・家族の希望およびICF▶に沿ったリハビリテーション目標を立てることが求められている．ほかにも目標設定等支援・管理シートの作成が必要なことがある．

▶ ICF
International Classification of Functioning, Disability and Health
国際生活機能分類

Note ⑮ 2024年度医療保険改定

医療保険改定は2年ごとに行われるため，改定の年度には在籍する病院のリハビリテーションに係る項目に注目する必要がある．2024年度の改定では，急性期の加算が増え，早期介入への期待や疾患別リハビリテーション料が療法士ごとに設定されるなどの変化がある．

また回復期リハビリテーションにおいては，運動器リハビリテーションが1日あたり6単位を上限とし，新たに口腔機能管理やGLIM基準による栄養評価，定期的な（2週間に1度）FIM測定の要件などが加わった．

Note ⑯ リハビリテーション実施計画書

リハビリテーション実施計画書は指定されている期間内に評価・作成を行い，患者または家族に説明を行い，作成する必要がある．リハビリテーション実施計画書に

は，リハビリテーションの目的や目標を患者と療法士が共有し，同じ方向性でリハビリテーションを実施していくための，いわば契約書のような役割がある．

ⓒ リハビリテーション料

　リハビリテーションは，医師の診察により個別療法が必要と認められた場合に実施することができ，20分以上個別療法として訓練を行った場合に算定できるのが，リハビリテーション料である．20分を1単位といい，1単位に満たない場合は，基本診療料に含まれる．

ⓓ 単位

　リハビリテーション料は，患者1人につき1日合計6単位，厚生労働大臣が別に定める患者に限り，合計9単位まで算定ができる[1]．

ⓔ 単位数

　PT，OT，STの実施単位数は，1人につき1日18単位を標準（24単位を上限）とし，週108単位までとする．単位数の換算は，実施したすべての疾患別リハビリテーション料と集団コミュニケーション療法の実施単位数を合わせた単位数をいう．

⑤ 言語聴覚療法の対象疾患

ⓐ リハビリテーション料

　疾患別リハビリテーションとは，リハビリテーションが必要と医師が認めた場合，患者の疾患などを勘案し，最も適切な区分1つに限り算定ができる．

　言語聴覚士が算定できる疾患別リハビリテーション料の種類は，脳血管疾患等リハビリテーション料，廃用症候群リハビリテーション料，呼吸器リハビリテーション料がある．その他，言語聴覚士は算定ができないが，医師・理学療法士・作業療法士が算定できる疾患別リハビリテーション料として，心大血管疾患リハビリテーション料と運動器リハビリテーション料がある．

　各疾患別リハビリテーション料は，発症日または手術日からの日数で算定上限が定められている．施設の広さや人員配置などの施設基準に基づいて算定できる点数が異なる．

ⓑ その他のリハビリテーション料

　疾患別リハビリテーション料以外に算定可能なリハビリテーション料がある．言語聴覚士が算定している主なリハビリテーション料として，集団コミュニケーション療法料，摂食機能療法，摂食嚥下機能回復体制加算，難病患者リハビリテーション料，障害児（者）リハビリテーション料，がん患者リハビリテーション料，認知症患者リハビリテーション料があげられる．

ⓒ 加算料・指導料

　重症者に対して早期からの急性期リハビリテーションを提供すると疾患別リハビリテーション料に加えて加算を算定できる（Note ⑰）．早期リハビリ

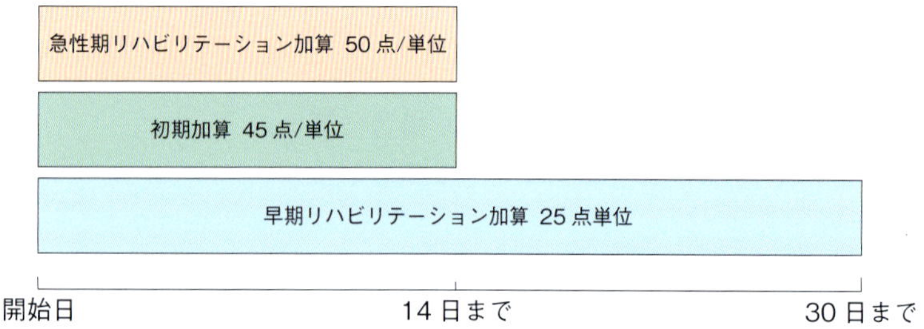

図 4-2　リハビリテーションにかかわる加算料

テーション加算には，急性期リハビリテーション加算，初期加算，早期リハビリテーション加算がある．算定できる期間や要件については，図 4-2 に示す．また，入院時および退院時に実施した指示に関しては，退院時リハビリテーション指導料，退院前訪問指導料，在宅患者訪問リハビリテーション指導管理料がある．

⑥ リハビリテーションに関する基本診療料の施設基準など

ⓐ 回復期リハビリテーション病棟

　脳血管疾患または大腿骨頸部骨折などの患者に対して，ADL の向上による寝たきりの防止と家庭復帰を目的としたリハビリテーションを集中的に行うための病棟であり，回復期リハビリテーションを要する状態に患者が常時 8 割以上入院している病棟をいう．施設基準は1〜5 まであり，各施設基準にあった入院料に加え，実施した疾患別リハビリテーション料が算定できる．回復期リハビリテーションは病棟では，検査料や院内の他科受診診察料（歯科を除く）はすべて包括されている．

ⓑ 地域包括ケア病棟

　急性期治療を経過した患者および住宅において療養を行っている患者などの受け入れならびに患者の在宅復帰支援などを行う機能を有し，地域包括ケアシステムを支える役割を担う病棟をいう．施設基準は1〜4 まであり，1 日に平均 2 単位以上のリハビリテーションを提供する必要がある．

Note ⑰　リハビリテーション・栄養・口腔連携体制加算

　言語聴覚士が知っておくべき他職種と共同して実施することで算定できる加算の 1 つに，2024 年度の改定により新設された「リハビリテーション・栄養・口腔連携体制加算」がある．当該病棟に入院中の患者の ADL の維持，向上などを目的に，早期から離床や経口摂取がはかれるよう，リハ，栄養管理および口腔管理に係る多職種による評価と計画に基づき介入した場合に算定ができる．算定には要件があるが，計画を作成した日から 14 日を限度に 1 日 120 点の算定が可能である．

ⓒ 地域包括医療病棟

　地域において，救急患者を受け入れる体制を整え，リハビリテーション，栄養管理，入退院支援，在宅復帰などの機能を包括的に行う病棟をいう．当該病棟が設置された背景には，高齢者の人口増加に伴い，高齢者の救急搬送者数が増加し，なかでも軽症・中等症が多い．急性期病棟に入院した高齢者の一部は急性期の治療を受けている間に離床が進まず，ADL が低下し，急性期から回復期に転院し，在宅復帰が遅くなるケースがある．誤嚥性肺炎や尿路感染といった疾患が多く，誤嚥性肺患者に対し，早期にリハビリテーションを実施することは，死亡率の低下と ADL の改善につながることが示されている．また，高齢者は一定の割合で低栄養リスク状態または低栄養であるといわれている．高齢入院患者の栄養状態不良と生命予後不良に関連があるため，栄養管理体制も重要となる．

　本項では，医療保険の仕組みや診療報酬算定の流れ，施設基準および疾患別リハビリテーション料について述べた．所属する施設がどのような施設基準に基づいてリハビリテーションを提供しているか，しっかりと押さえておく必要がある．

引用文献

1）医学通信社（編）：診療点数早見表　［医科］　2024 年度版．医学通信社，2024

参考文献

・能登信一：医療保険．斉藤秀之，他（編）：標準理学療法学・作業療法学・言語聴覚障害学　別巻　リハビリテーション管理学．pp8-26，医学書院，2020

Ⓑ 介護報酬

❶ 介護報酬とは

　介護報酬🔍は，法律上，事業所が所在する地域などを考慮した，サービス提供に要する平均的な費用の額を勘案して設定することとされている．報酬は「単位」で表され，1 単位はおよそ 10 円と定められている．

　介護報酬はサービスごとに設定されており，基本的なサービス提供に係る費用（**基本報酬**）に加えて，各事業所のサービス提供体制や利用者の状況などに応じて加算または減算される仕組みとなっている（**図 4-3**）[1]．なお，介護報酬は厚生労働大臣が社会保障審議会（介護給付費分科会）の意見を聞いて定めることとされ，3 年に一度，改定が行われる．

❷ 介護報酬支払いの流れ

　介護報酬は，次の ① から ⑥ のプロセスを経て，サービス事業者に支払われる（**図 4-4**）．

　① 被保険者（利用者）が保険者（市町村）に要介護・要支援認定の申請を

> 🔍**介護報酬**
> 　事業者が利用者（要介護者または要支援者）に介護サービスを提供した場合に，その対価として事業者に支払われるサービス費用のこと．

介護報酬の構造

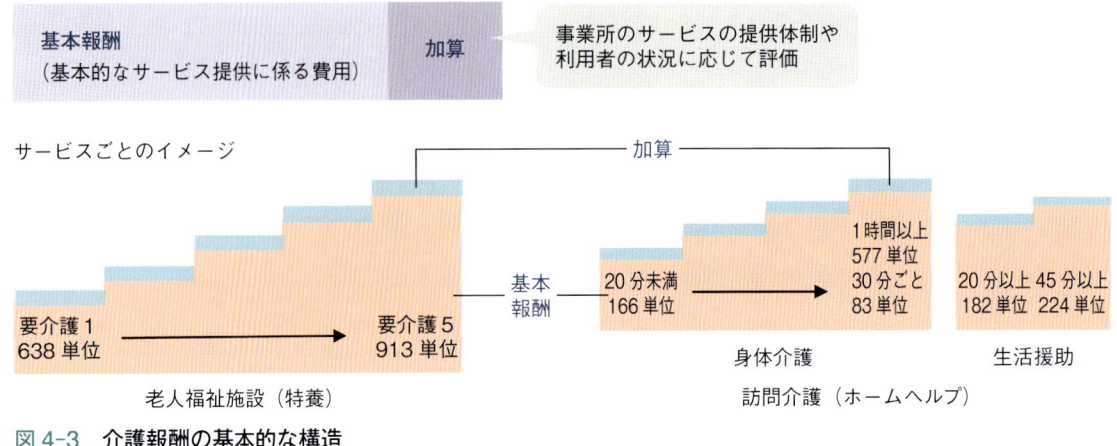

図 4-3　介護報酬の基本的な構造

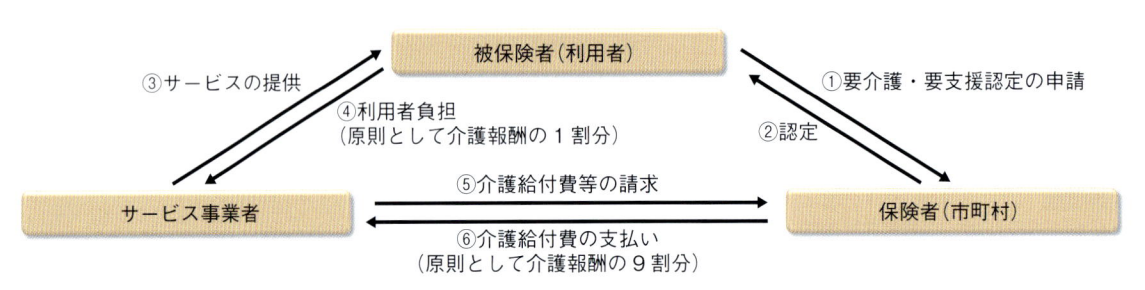

図 4-4　介護報酬支払いの流れ

　行う.

② 保険者(市町村)が被保険者(利用者)に要介護認定の結果を交付する.

③ サービス事業者が被保険者(利用者)にサービスを提供する.

④ 被保険者(利用者)が利用者負担割合に応じた金額(1〜3割分)をサービス事業者に支払う. なお, 原則として居住費や食費, 日常生活費は別途支払う.

⑤ サービス事業者が保険者(市町村)に介護給付費などを請求する.

⑥ 保険者(市町村)が介護給付費(7〜9割分)を支払う.

❸ 介護サービスの種類

　介護サービスには要介護者を対象とした**介護給付**と要支援者を対象とした**予防給付**の2つがあり, 訪問介護, 通所介護, 施設サービスは介護給付のみに位置づけられている(表 4-6).

　居宅利用者が利用するサービスには, 訪問サービス, 通所サービス, 短期入所サービスなどがあり, **訪問サービス**は居宅を訪問してサービスを提供するもので, 訪問介護(ホームヘルプサービス), 訪問入浴介護, 訪問看護, 訪問リハビリテーション, 居宅療養管理指導がある. **通所サービス**は利用者が

表4-6　介護サービスの種類

都道府県・政令市・中核市が指定・監督を行うサービス		市町村が指定・監督を行うサービス
介護給付を行うサービス	◎居宅介護サービス 【訪問サービス】 ○訪問介護（ホームヘルプサービス） ○訪問入浴介護 ○訪問看護 ○訪問リハビリテーション ○居宅療養管理指導 ○特定施設入居者生活介護 ○福祉用具貸与 ○特定福祉用具販売 【通所サービス】 ○通所介護（デイサービス） ○通所リハビリテーション 【短期入所サービス】 ○短期入所生活介護（ショートステイ） ○短期入所療養介護 ◎施設サービス ○介護老人福祉施設 ○介護老人保健施設 ○介護療養型医療施設 ○介護医療院	◎地域密着型介護サービス ○定期巡回・随時対応型訪問介護看護 ○夜間対応型訪問介護 ○地域密着型通所介護 ○認知症対応型通所介護 ○小規模多機能型居宅介護 ○認知症対応型共同生活介護（グループホーム） ○地域密着型特定施設入居者生活介護 ○地域密着型介護老人福祉施設入所者生活介護 ○複合型サービス（看護小規模多機能型居宅介護） ◎居宅介護支援
予防給付を行うサービス	◎介護予防サービス 【訪問サービス】 ○介護予防訪問入浴介護 ○介護予防訪問看護 ○介護予防訪問リハビリテーション ○介護予防居宅療養管理指導 ○介護予防特定施設入居者生活介護 ○介護予防福祉用具貸与 ○特定介護予防福祉用具販売 【通所サービス】 ○介護予防通所リハビリテーション 【短期入所サービス】 ○介護予防短期入所生活介護（ショートステイ） ○介護予防短期入所療養介護	◎地域密着型介護予防サービス ○介護予防認知症対応型通所介護 ○介護予防小規模多機能型居宅介護 ○介護予防認知症対応型共同生活介護（グループホーム） ◎介護予防支援

施設に通いサービスの提供を受けるもので，通所介護（デイサービス），通所リハビリテーションがある．**短期入所サービス**は利用者が施設に泊まりサービスの提供を受けるもので，短期入所生活介護（ショートステイ）と短期入所療養介護がある．その他には，特定施設入居者生活介護，福祉用具貸与，特定福祉用具販売がある．

一方，介護保険施設に入所してサービスを受けるものは施設サービスであり，この介護保険施設には介護老人福祉施設，介護老人保健施設，介護医療院が含まれる．

その他に，市町村が指定・監督を行う**地域密着型サービス**や，要介護者を対象とした**居宅介護支援**と要支援者を対象とした**介護予防支援**がある．

❹ 主な介護サービスと施設基準

介護保険サービスのうち，言語聴覚士の勤務者数が比較的多い，訪問看護，訪問リハビリテーション，通所介護，通所リハビリテーション，介護老人福祉施設，介護老人保健施設，介護医療院について説明する．

ⓐ 訪問看護[4]

訪問看護🔍のサービスの提供は，**病院・診療所**と**訪問看護ステーション**から行うことができる．

> 🔍**訪問看護**
> 「疾病または負傷により居宅において継続して療養を受ける状態にある者に対し，その者の居宅において看護師等が行う療養上の世話または必要な診療の補助」のこと．

利用者は年齢や疾患，状態によって**医療保険**または**介護保険**の適用となるが，介護保険の給付は医療保険の給付に優先されるため，要介護被保険者については，末期の悪性腫瘍，難病患者，急性増悪などによる主治医の指示があった場合などに限り，医療保険の給付により訪問看護が行われる．

訪問看護の事業は，要介護状態となった場合においても，その利用者が可能な限りその居宅において，その有する能力に応じ自立した日常生活を営むことができるようその療養生活を支援し，心身の機能の維持回復および生活機能の維持または向上を目指すものでなければならない．

人員基準のうち，病院・診療所では，指定訪問看護の提供に当たる看護職員は適当数であるのに対し，指定訪問看護ステーションは，保健師，看護師または准看護師（看護職員）を常勤換算で 2.5 以上となる員数（うち 1 名は常勤）と定めている．理学療法士，作業療法士または言語聴覚士（以下，言語聴覚士等）については実情に応じた適当数としている．

基本報酬は，看護師等が行う場合と言語聴覚士等による訪問の場合では異なり，後者では，1 回あたり 20 分以上，1 人の利用者に対して週 6 回を限度と定めている．退院時，医師と共同で指導を行った場合に算定できる**退院時共同指導加算**は言語聴覚士等も算定できる．一方，言語聴覚士等が 1 日に 2 回を超えて訪問した場合には 10％が減算される．

ⓑ 訪問リハビリテーション[5)]

訪問リハビリテーション🔑のサービスの提供は，病院・診療所，介護老人保健施設または介護医療院で行われる．

人員の基準は，専任の常勤医師を 1 以上[注1)]配置したうえで，言語聴覚士，理学療法士または作業療法士を適当数置かなければならない．

1 回あたり 20 分以上，1 人の利用者に対して週 6 回を限度とする要件は言語聴覚士等による訪問看護と同様であるが，1 回あたりの基本報酬は高く設定されている．そして，**短期集中リハビリテーション実施加算**や**認知症短期集中リハビリテーション実施加算**，**リハビリテーションマネジメント加算**や**サービス提供体制強化加算**など複数の加算が設けられている．一方，事業所の医師がリハビリテーション計画に係る診療を行わなかった場合には減算される．

ⓒ 通所介護[6)]

通所介護🔑の人員基準は生活相談員，看護職員，介護職員のほか，機能訓練指導員を 1 以上とし，施設基準は食堂，機能訓練室，相談室を合計した面積が利用定員×3.0 m^2 以上と定められている．このうち**機能訓練指導員**は，「日常生活を営むのに必要な機能の減退を防止するための訓練を行う能力を有する者」として，利用者の能力に応じて自立した生活を営めるよう，利用者に合った機能訓練計画書を作成し，生活機能の維持・向上に必要な訓練を行う．言語聴覚士は，この機能訓練指導員を務める職種に位置づけられている．

🔑**訪問リハビリテーション**
居宅要介護者（予防の場合には要支援者）について，その者の居宅において，その心身の機能の維持回復をはかり，日常生活の自立を助けるために理学療法，作業療法，その他必要なリハビリテーションを行うもの．

🔑**通所介護**
利用者（要介護者）を**老人デイサービスセンター**などに通わせ，当該施設において，入浴や排泄・食事などの介護，生活などに関する相談および助言・健康状態の確認その他日常生活上の世話，機能訓練を行う．

基本報酬は事業所規模やサービス提供時間，利用者の要介護度で分かれている．そこに，個別機能訓練加算，生活機能向上連携加算，口腔機能向上加算や，中重度者や認知症高齢者を一定数以上受け入れた場合の加算などが設けられている．一方，定員を超えた利用や人員配置基準への違反，送迎を行わない場合などには減算される．

d 通所リハビリテーション[7]

通所リハビリテーション🔍の人員の基準は専任の常勤医師1以上[注1]を配置し，言語聴覚士，理学療法士，作業療法士，看護師，准看護師，介護職員を単位ごとに利用者10人に1以上配置し，言語聴覚士，理学療法士または作業療法士を利用者100人に対し原則1以上[注2]配置する．

施設基準として，リハビリテーションを行う専用の部屋は指定通所リハビリテーションを行うにふさわしい専用の部屋などであって，3 m^2 に利用者定員を乗じた面積以上としている．

基本報酬は事業所規模やサービス提供時間，利用者の要介護度で分けられているのは通所介護と同様であるが，通所リハビリテーションの事業所の規模は通常規模型，大規模型の2つに区分される．

このほかに，**短期集中リハビリテーション実施加算，認知症短期集中リハビリテーション実施加算，リハビリテーションマネジメント加算，口腔機能向上加算**などが設けられている[8]．なお，加算の名称が同じ場合であっても，サービス種別で単位数や算定要件が異なることに留意する．

e 介護老人福祉施設[9]

介護老人福祉施設🔍の人員基準は，医師は入所者に対し健康管理および療養上の指導を行うために必要な数，介護・看護職員は入所者3またはその端数を増すごとに1以上と定められている．生活相談員は入所者100またはその端数を増すごとに1以上，栄養士または管理栄養士，機能訓練指導員は1以上，ケアマネジャーは1以上だが，入所者100またはその端数を増すごとに1を標準とする．

基本報酬は従来型またはユニット型，個室または多床室で異なる．ユニット型の場合，1ユニットの定員は原則として概ね10人以下とし，15人を超えないものとするなど要件が定められている．

介護保険法の改正に伴い，2015年4月1日以降，介護老人福祉施設(および指定地域密着型介護老人福祉施設)については，居宅での生活が困難な中重度の要介護高齢者を支える施設としての機能に重点化し，原則として要介護3以上の利用者が入所する．

🔍**通所リハビリテーション**
居宅要介護者(予防の場合には要支援者)に対する，心身機能の維持・回復をはかり，日常生活の自立を助けるための理学療法，作業療法その他必要なリハビリテーションを行う．

🔍**介護老人福祉施設**
特別養護老人ホーム(通称「特養」)と呼ばれ，要介護高齢者のための生活施設として，入浴，排泄，食事などの介護その他日常生活の世話，機能訓練，健康管理および療養上の世話を行う．このうち，定員29名以下のものは，地域密着型介護老人福祉施設(地域密着型特別養護老人ホーム)と呼ぶ．

注1) 病院・診療所と併設されている事業所，介護老人保健施設，介護医療院では，当該病院等の常勤医師との兼務で差し支えない．
注2) 所要1〜2時間の場合，適切な研修を受けた看護師，准看護師，柔道整復師，あん摩マッサージ師で可となっている．

介護老人保健施設[10]

介護老人保健施設🔍の基本方針には，サービスを提供することにより，入所者がその有する能力に応じ自立した日常生活を営むことができるようにするとともに，その者の居宅における生活への復帰を目指すものでなければならないと定められ，在宅復帰，在宅療養支援のための地域拠点となる施設として，リハビリテーションを提供し，機能維持・改善の役割を担う施設と位置付けられている．

人員基準には，医師は1以上，100対1以上とされ，看護・介護職員は3対1以上，うち看護は2/7程度，理学療法士，作業療法士または言語聴覚士は100対1以上と定められている．

基本報酬は在宅復帰率などの複数の要件によって在宅強化型と基本型に区分され，利用者の要介護度に在宅復帰・在宅療養支援加算が加わることで5つの区分に分けられる．この在宅復帰・在宅療養支援加算には，少なくとも週3回程度以上のリハビリテーションを実施していることが要件に定められている．

リハビリテーションに関して，短期集中リハビリテーション実施加算と認知症短期集中リハビリテーション実施加算がある．一方，栄養に関する加算に経口移行加算と経口維持加算があり，このうち経口維持加算には言語聴覚士の配置が要件の1つとなっている．

介護医療院[11]

介護医療院🔍の人員基準はⅠ型とⅡ型で異なり，Ⅰ型の場合，医師は利用者48に対し1以上，施設で3以上配置し，介護職員は5対1以上されているが，言語聴覚士などは実情に応じた適当数と一律である．施設基準には，機能訓練指導室が40 m^{2}以上と定められている．

基本報酬はⅠ型とⅡ型で分けられ，介護老人保健施設と同様に，経口移行加算，経口維持加算が設けられている．

引用文献

1) 厚生労働省：介護保険制度の概要．
https://www.mhlw.go.jp/content/000801559.pdf（2024年12月1日閲覧）
2) 厚生労働省：介護報酬について．
https://www.mhlw.go.jp/topics/kaigo/housyu/housyu.html（2024年12月1日閲覧）
3) 厚生労働省：介護保険制度の概要．
https://www.mhlw.go.jp/content/000801559.pdf（2024年12月1日閲覧）
4) 厚生労働省：第230回社会保障審議会介護給付費分科会 資料2訪問看護．
https://www.mhlw.go.jp/content/12300000/001164130.pdf（2024年12月1日閲覧）
5) 厚生労働省：第230回社会保障審議会介護給付費分科会 資料3訪問リハビリテーション．
https://www.mhlw.go.jp/content/12300000/001164600.pdf（2024年12月1日閲覧）
6) 厚生労働省：第229回社会保障審議会介護給付費分科会 資料1通所介護，地域密着型通所介護，認知症対応型通所介護．
https://www.mhlw.go.jp/content/12300000/001161271.pdf（2024年12月1日閲覧）
7) 厚生労働省：第229回社会保障審議会介護給付費分科会 資料3通所リハビリテーション．
https://www.mhlw.go.jp/content/12300000/001160788.pdf（2024年12月1日閲覧）
8) 厚生労働省：令和6年度介護報酬改定における改定事項について．
https://www.mhlw.go.jp/content/12300000/001230329.pdf（2024年12月1日閲覧）
9) 厚生労働省：第231回社会保障審議会介護給付費分科会 資料1介護老人福祉施設．
https://www.mhlw.go.jp/content/12300000/001168118.pdf（2024年12月1日閲覧）

🔍**介護老人保健施設**
要介護者であって，主としてその心身の機能の維持回復をはかり，居宅における生活を営むことができるようにするための支援が必要である者に対し，施設サービス計画に基づいて，看護，医学的管理の下における介護および機能訓練その他必要な医療ならびに日常生活上の世話を行うことを目的とする．

🔍**介護医療院**
要介護者であって，主として長期にわたり療養が必要である者に対し，施設サービス計画に基づいて，療養上の管理，看護，医学的管理の下における介護および機能訓練その他必要な医療ならびに日常生活上の世話を行うことを目的とする施設であり，その者が有する能力に応じ自立した日常生活を営むことができるようにするものでなければならないことが基本方針に定められている．なお，前身である介護療養型医療施設の経過期間は2024年3月末で終了した．

10）厚生労働省：第231回社会保障審議会介護給付費分科会 資料2 介護老人保健施設.
https://www.mhlw.go.jp/content/12300000/001168119.pdf(2024年12月1日閲覧)
11）厚生労働省：第231回社会保障審議会介護給付費分科会 資料3 介護医療院.
https://www.mhlw.go.jp/content/12300000/001168120.pdf(2024年12月1日閲覧)

C 障害福祉サービス等報酬

❶ 障害福祉サービス

ⓐ 障害者総合支援法に基づく給付・事業

2013年4月1日に施行された障害者総合支援法は，障害者の日常生活および社会生活を総合的に支援することを目的としている．**障害福祉サービス**🔍には市町村における自立支援給付，介護給付費などの支給決定，障害支援区分の認定，指定障害福祉サービス事業者の指定，地域生活支援事業，障害福祉計画の作成などが含まれるものと都道府県における地域生活支援事業がある(➡ p.35, 36).

🔍**障害福祉サービス**
　障害福祉サービスとは障害者総合支援法と児童福祉法に基づく給付・事業のことをいう．

ⓑ 児童福祉法に基づく給付・事業

障害児を対象とするサービスでは，児童福祉法に基づき，児童の保護者とともに，身体に障害のある児童(18歳未満)，知的障害のある児童(18歳未満)または精神に障害のある児童(18歳未満)に対しての支援を行う．市町村における障害児通所，障害児訪問，相談支援系の事業と都道府県における障害児入所支援がある．児童福祉法に基づく給付・事業について**表4-7**に示す．

❷ 施設基準

障害福祉事業の指定を受ける際に，障害福祉サービス事業の施設基準などについては消防法・建築基準法などの諸法令を遵守したうえで，さまざまな設備基準を満たす必要がある．ここでは設備および運営に関する基準について，参考として児童発達支援センターにおける施設基準を示す(**表4-8**).

❸ 運営基準

ⓐ 人員基準

障害福祉サービスを開始するには，指定申請の際に，一定数以上の人員を確保する必要がある．サービスに従事する者の主な職種および役割は，次のとおりである．

▪ 管理者：事業所管理業務を行う．業務に支障がない場合は他の職務との兼務が可能である．
▪ 児童発達支援管理責任者：1人以上配置．障害をもつ子どもたちのために，個別支援計画の作成，保護者や関係機関との連携，療育を行うサービ

表4-7　児童福祉法に基づく給付・事業

実施主体		給付・事業内容
市町村	障害児通所支援	児童発達支援センター，児童発達支援事業，放課後等デイサービス 居宅訪問型児童発達支援，保育所等訪問支援
	障害児相談支援	障害児支援利用援助，継続障害児支援利用援助
都道府県	障害児入所支援	福祉型障害児入所施設，医療型障害児入所施設

表4-8　児童発達支援センターの施設基準[1]

施設	基準
発達支援室	支援に必要な機械器具を備えていること. 床面積は，障害児1人あたり2.47 m² 以上が必要であり，10人定員の場合は，24.7 m² 以上必要である. 床面積については地域によっても異なる場合がある.
遊戯室	障害児1人あたりの床面積は，1.65 m以上.主として難聴児または重症心身障害児を通わせる場合は除く.また，重症心身障害児を通わせる場合は設けないことができる.
事務室	管理者および児童発達支援管理責任者が執務できるスペースを確保し，いす・机，パソコン，鍵付きの書類保管棚などが必要である.
トイレ	利用者の特性に応じたものを備えること.
洗面所	手指を洗浄する設備を備えること.
相談室	苦情を受け付けるための窓口を設置するなどの必要な措置を講じること.室内での談話の漏洩を防ぐための間仕切りを設けること.
静養室	横になって休憩できるスペースを設置することが望ましい.

スの管理を担う.

- 児童指導員または保育士：1人以上は常勤配置が必要である.非常勤の配置では，サービス提供時間を通じて配置されている必要がある.児童指導員は所定の条件を満たすことで受けられる任用資格，保育士は国家資格である.
- 機能訓練担当職員：理学療法士，作業療法士，言語聴覚士の国家資格所持者または心理指導担当職員（公認心理師の資格所持者や所定の要件を満たす職員）がある.

❹ 障害福祉サービス等報酬

　障害福祉サービスの報酬（➡ Note ⓲）を受け取るためには，事業所の算定に関する体制や従業者の勤務体制，加算に関する届出書などをまとめた体制届を，年度初めに都道府県の障害福祉課に提出する必要がある.提出された体制届をもとに事業所台帳が作成され，国保連合会（➡ Note ⓳）に提供されることで，事業所は障害福祉サービスの実績に基づき報酬を得ることができる.

　報酬には，基本報酬，加算，減算の種類がある.報酬は国保連合会を通じて市町村から受け取る.サービス提供月の翌月の10日までに，前月のサー

ビス提供の実績を集計して，国保連へ請求データ送信し，翌々月の月初に報
酬の支払決定通知が届き，15日前後にサービス提供の報酬が支払われる.

ⓐ 基本報酬

　障害福祉サービス事業所が利用者に対して提供したサービスの報酬であ
る．基本報酬の算出方法は，利用者1人に対して提供したサービスの単位
数が基本報酬である.

ⓑ 加算

　特定の要件を満たしたサービスを追加することで，基本報酬に上乗せがで
きる報酬である．「利用者全体に」に付けられる加算と「利用者個人のみ」に付
けられる加算がある.

　利用者全体に加算される加算には人員配置基準を満たし，さらに人員を配
置した場合に取得できる児童指導員等加配加算や言語聴覚士などの専門職員
を配置しているなどの専門的支援体制加算などがある.

　利用者個人のみに付けられる加算には，「関係機関連携加算」や個別で専門
的支援を行った場合につけられる「専門的支援実施加算」，また人工内耳を装
用している児に支援を行った場合に算定される「人工内耳装用児支援加算」
（→ Note ⑳）などがある.

ⓒ 減算

　提供しているサービスが指定基準を満たしていない場合，基本報酬から差
し引かれるものが減算である．これには，サービス管理責任者，児童発達支
援管理責任者の欠如減算や人員配置基準が欠如している場合の人員欠如減算
や，個別支援計画が未作成である個別支援計画未作成減算などがある．基本
報酬レベルのサービスが提供できない場合に適用される.

Note ⑱　障害福祉サービスの報酬

　障害福祉サービスの事業所に支払われる報酬は，基本的に3年ごとに見直されている．2024年度の報酬改定を検討するために，厚生労働省およびこども家庭庁内に「障害福祉サービス等報酬改定検討チーム」が組織され，定期的に会議が開催されている．このチームには有識者がアドバイザーとして参画し，公開の場で関係団体からのヒアリングが行われた（2024年度には関連する49団体が参加している）．審議内容についての議事録や資料は厚生労働省のホームページに公開され，報酬改定の方針をいち早く知ることができる.

Note ⑲　国民健康保険団体連合会（通称：国保連合会）

　国民健康保険の保険者が共同でその目的を達成するために，国民健康保険法第84条に基づいて都道府県知事の認可を受けて設立された公法人である．連合会の主な業務は，診療報酬および介護給付費，障害介護給付費の審査支払事務である．このほかに，特定健康診査・特定保健指導業務，介護保険の苦情処理業務，保険者事務の共同処理事業なども行っている.

❺ 単位数

報酬は金額ではなく「単位数」で定められており，各地域サービスの地域区分ごとの1単位の単価にこの単位数を乗じて，事業所が得る報酬の総額を以下のとおり算出する．単価には，地域ごとの人件費などを考慮し，1級地から7級地がある．

算定する「単位」×地域ごとのサービス1単位の単価（1級地から7級地）＝報酬の総額

（算定する単位には，基本報酬，加算，減算を含む）

ⓐ 利用者負担の仕組み

障害福祉サービスの利用者負担は，報酬総額の1割で定率負担である．所得に応じて4区分あり，「生活保護」「低所得」「一般1」「一般2」の負担上限月額がある．所得を判断する際の世帯の範囲は，障害児の種別と18歳以上の障害者によって世帯の範囲が異なる[3,4]．

1か月に利用したサービス量にかかわらず，上限月額以上の負担は発生しない．また，2019年10月1日より幼児教育無償化が実施され，3〜5歳までの子どもが障害児入所支援および通所施設を利用する場合の負担は無償化された．

引用文献
1）障害者総合支援法 事業者ハンドブック 指定基準編〔2024年版〕―人員・設備・運営基準とその解釈．中央法規出版，2024
2）こども家庭庁支援局障害児支援課：令和6年度障害福祉サービス等報酬改定（障害児支援関係）改定事項の概要．
https://www.cfa.go.jp/assets/contents/node/basic_page/field_ref_resources/253aba4f-3ce0-

---

Note ⑳　人工内耳装用児支援加算[2]

人工内耳を装用している障害児に対して言語聴覚士を配置し，かつ眼科・耳鼻咽喉科の医療機関との連携の下で支援を行った場合に算定ができる．

■ **対象となる児**
　人工内耳を装用している児

■ **主な要件**
・人工内耳装用児支援加算（Ⅰ）※児童発達支援センターのみ算定可
　単位数：利用定員に応じて445〜603単位/日
　① 聴力検査室を有していること
　② 言語聴覚士を1以上加配で配置（常勤換算による配置）し児の状態や個別配慮事項等について個別支援計画に位置づけて支援を行うこと
　③ 主治医又は眼科若しくは耳鼻咽喉科の診察を行う医療機関との連携体制が確保されていること

　④ 地域の保育所，学校，障害児支援事業所等の関係機関に対して，人工内耳装用児に対する支援に関する相談援助を行うとともに，情報提供の機会や研修会の開催等，人工内耳装用児への理解や支援を促進する取組を計画的に行うこと（実施の内容の要点等に関する記録を作成）
・人工内耳装用児支援加算（Ⅱ）
　単位数：150単位/日
　① 言語聴覚士を1以上配置（常勤換算ではなく単なる配置で可）し児の状態や個別配慮事項等について個別支援計画に位置づけて支援を行うこと
　② 主治医又は眼科若しくは耳鼻咽喉科の診察を行う医療機関との連携体制が確保されていること
　③ 地域の関係機関の求めに応じて，相談援助を行うこと（実施の内容の要点等に関する記録を作成）

4aa1-a777-3d42440f1ca2/25400d3f/20240412_policies_shougaijishien_shisaku_hoshu
kaitei_45.pdf（2024 年 12 月 1 日閲覧）
3）厚生労働省：障害者福祉：障害児の利用者負担.
https://www.mhlw.go.jp/stf/seisakunitsuite/bunya/hukushi_kaigo/shougaishahukushi/ser
vice/hutan2.html（2024 年 12 月 1 日閲覧）
4）厚生労働省：障害者福祉：障害者の利用者負担.
https://www.mhlw.go.jp/stf/seisakunitsuite/bunya/hukushi_kaigo/shougaishahukushi/ser
vice/hutan1.html（2024 年 12 月 1 日閲覧）

Point

❶ 診療情報記録の役割を 4 つあげなさい.

❷ リハビリテーションの実施にあたり必要な書類を 2 つあげなさい.

❸ 言語聴覚士が算定できる疾患別リハビリテーション料を 3 種類あげなさい.

❹ 介護保険制度における市町村（保険者）の担う役割を 3 つあげなさい.「介護報酬支払いの流れ」（→ p.75）も参照のこと.

❺ 訪問サービスに含まれるサービスを 4 つあげなさい.

❻ 言語聴覚士が人員配置基準に位置付けられるサービスを 3 つあげなさい.

❼ 障害福祉サービス等報酬について 3 つの報酬の種類について 3 点あげなさい.

（答えは p.182）

2 言語聴覚療法部門のマネジメント

学修の到達目標

● 言語聴覚療法部門のマネジメント業務を理解できる.

　言語聴覚士部門の管理者は「主任」や「科長」,「士長」などといった役職名をもち, 部門のマネジメントを行う. 言語聴覚療法部門の管理者は, 言語聴覚士の教育や管理を行い, 組織の方針や方向性に沿った部門をつくり上げていくという役割をもつ. また, 言語聴覚部門をまとめるのは, 個々の言語聴覚士との協働が必要である. 養成校を修了し, 国家資格免許を取得した言語聴覚士それぞれが, 組織の一員として, 部門をまとめるためのあるべき姿についても考えたい.

A フォロワーシップとリーダーシップ

　国家資格を取得し, 医療や福祉などの現場に就職したばかりの言語聴覚士が, すぐに言語聴覚療法部門の管理者としてリーダーシップを発揮しなくてはならない状況は少ない. まずは先輩や他の言語聴覚士らと良好なコミュニケーションをとり, 言語聴覚療法部門をつくり上げる一員としての行動が求められる.

① フォロワーシップ

フォロワーとは，「部下」や「チームの構成員」を指す．フォロワーシップとは，Bjugstad[1]は，「リーダーの指示に効果的に従い，組織成果を最大化するようにリーダーをサポートする能力」としている．つまり，組織の目標に向かい，1人ひとりが主体的に考え，行動し，リーダーを支える力といえる．将来的に管理者に就く可能性がある職員であっても，まずは一般職として，言語聴覚療法部門の一員からスタートすることが多い．その期間，部門に貢献し，盛り立てる存在となれるよう努力することが，いずれ管理職となる際に役立つはずである．

② 模範的フォロワー

日々研鑽し，リハビリテーションなどの業務内容を確実に1人で行えるようになり，他の療法士と良好なコミュニケーションをとりつつ，所属する施設の目指す目標に向けて努力できる療法士となれることが大切である．社会人として，上司に報告や連絡，相談を行いながら業務を行う姿勢は基本である．また，自ら考え，意見が言え，責任をもち行動できるフォロワーとなることが，リーダーを支え，チームを発展させることになる．

Kelley[2]は，リーダーの考えや指示をただ批判するのではなく，建設的な提言をリーダーに行いながら責任をもち，自発的で与えられた業務以上の仕事で，組織に貢献することができるフォロワーを「模範的フォロワー」としており，最もフォロワーシップを発揮させるとしている．

③ リーダーシップとは

リーダーシップとは，国語辞典では「指導者としての地位または任務．指導権」「指導者としての資質・能力・力量．統率力」などと説明されている．リーダーシップに統一した定義でいまだ確立したものはない．

石川[3]は著書において，リーダーシップを「職場やチームの目標を達成するためにほかのメンバーに及ぼす影響力」としている．たとえば何らかのプロジェクトで成果を出す必要がある局面においてリーダーに求められるのは，リーダー本人のもつ資質や権限，特別な能力ではなく，フォロワーがリーダーから影響を受け，自らが，「動こう」と行動に移せるということであり，このとき，リーダーは「リーダーシップを発揮している」といえるのである．それぞれの職場の環境，状況にあったリーダー像を模索することが必要である．

④ リーダーシップの基本

リーダーシップをとる際に必要な5つの基本を表4-9にあげる．

表 4-9　リーダーシップの基本[3]

自分を知る	自分の強みや弱みを知る
周りを知る	自分を取り巻く状況を理解する
方向を決める	目標を共有化する
自ら行う	率先垂範する
良心に従う	コンプライアンスや倫理に従う

表 4-10　リーダーの役割

- リーダーとしての役割を引き受ける
- 必要に応じて支援を求める
- 継続的に状況をモニタリングする
- 優先順位を定め，決定を下す
- 活動の成果を最大限引き出せるように資源を活用する
- チーム内の対立を解決する
- チーム内の作業負荷を調整する
- 任務や役割をメンバーに委任する
- ブリーフィング(briefing：簡単な報告)，ハドル(huddle：作戦会議)，デブリーフィング(debriefing：状況報告，事後の事実確認)を実施する
- メンバーが自由に発言および質問できるよう奨励する
- チーム向けの改善活動や訓練を計画する
- メンバーの士気を高め，前向きなチーム文化を維持する
- チームが順調に機能し，期待される成果を確実に達成できるようにする

(WHO：患者安全カリキュラムガイド多職種版，2011 より)

⑤ リーダーの役割

　世界保健機関(WHO)『WHO 患者安全カリキュラムガイド多職種版』[4]によるリーダーの役割が示されている(表 4-10).

⑥ 心理的安全性とリーダーシップ

　心理的安全性とは「関連のある考えや感情について人々が気兼ねなく発言できる雰囲気」[5]をいう.

　エドモンドソン[5]は，心理的安全性を高めるためのリーダーシップ行動として，①メンバーと直接話をし，親しみやすい人になること，②リーダー自身の限界を伝え，自分もよく間違うことを積極的に示すこと，③メンバーに参加を促すこと，④失敗は学習する機会であることを強調すること，⑤リーダーが具体的ですぐ行動に移せる言葉を使うこと，⑥何が良くて何が悪いかの境界線をあらかじめ明確に定義し，それを越えたり基準以上のパフォーマンスを達成できなかったりした場合にはメンバーに責任を負わせること，をあげている．心理的安全性の保たれていない組織においては，お互いを指摘しあえず，組織が発展しない．さらには，医療事故などのトラブルや隠蔽など，重大な事象が起こる恐れがある．リーダーとして，部下が安心して自身

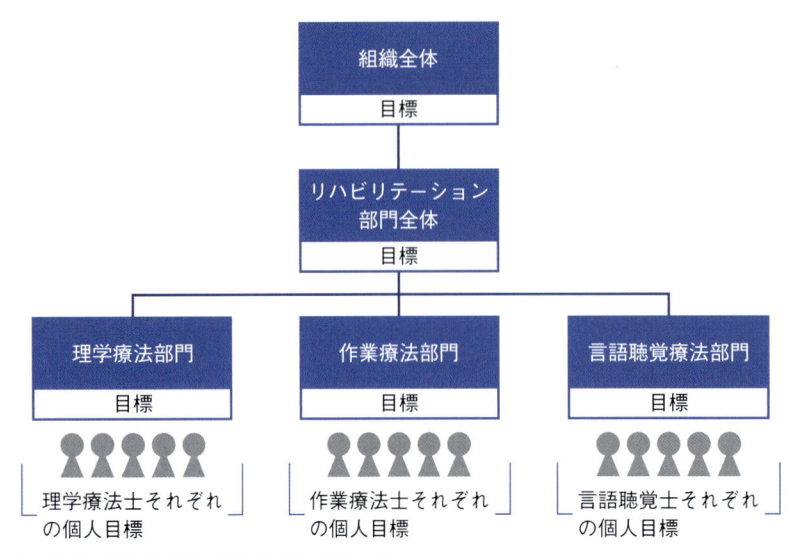

図 4-5 事業計画・目標設定の構造図

の意見を言い，個性を発揮しつつ，成長していけるような雰囲気をもつ組織をつくっていく必要がある.

B 言語聴覚療法部門の目標設定と，言語聴覚士個人の目標設定

❶ 目標設定とは

目標設定とは，組織や部門，また個々の職員が，達成したいことや成果を具体的にあげ，それに向けて行動を行うプロセスをいう．達成したい内容を目標に掲げて計画を立てるため，方向性が定まり，目標達成に向かって効率的に行動しやすくなる.

❷ 言語聴覚療法部門の目標設定

言語聴覚療法部門の管理者は，病院や施設などの組織全体の計画やリハビリテーション部門の計画に基づき事業計画や目標を設定する（図 4-5）.

言語聴覚療法部門として行うべき事業や力を入れて取り組みたい内容などを目標として，年間の研修や教育，または必要物品や機器などの購入を検討する．1年間で行う計画もあれば，複数年かけて行うものもあり，定期的に実施内容を見直しながら進めていく.

❸ 個人目標の設定

個人の目標は，上司らと面接で設定する．通常は，人事考課時などの面談

時に作成や振り返りを行う．また，リハビリテーション部門や言語聴覚療法部門で作成された経年別目標や**クリニカルラダー**🔑を使用し，個々の言語聴覚士の経験年数に合わせた，身につけるべき技術や，チームアプローチ内の役割，自己研鑽などを検討し，目標を設定する．目標は，振り返る際に達成度がわかりやすいよう，なるべく具体的な内容を設定するよう努める．

🔑**クリニカルラダー**
　ラダーは「はしご」の意味である．臨床能力開発段階とも言い，実践能力や組織の役割遂行能力，教育能力，研究能力などを開発する段階的な指標を指す．
　米国の看護師パトリシア・ベナーが看護師の臨床実践に必要な能力の段階を示すものとして応用したことから，医療業界の教育システムの1つとして取り入れられるようになった．
（➡ p.132）

C　人事考課と個人面談

① 人事考課とは

　人事考課は，組織を構成する個々の職員について，一定期間内の業務の成果や過程を評価する取り組みをいう．職員の給与や昇給，昇格，賞与（＝ボーナス）の決定といった内容の決定も人事考課の評価をもとに行われる．

② 人事考課の内容

　①業績考課（与えられた仕事の結果や成果），②能力考課（職員のもつ能力），③情意考課（日々の勤務態度など）などを基準に行われる．

ⓐ 業績考課
　リハビリテーションをどのくらい行ったか，また，その他与えられたプロジェクトなどの業務の達成度などが評価される．

ⓑ 能力考課
　リハビリテーションの質が経験年数に比して適当であるかなどが評価される．若手療法士であれば，上司の助言を受けて行える業務内容がどの程度かを評価の視点とし，経験年数が多い療法士であれば，他の模範となるようリードできているかなどが評価のポイントとなる．

ⓒ 情意考課
　業務に対する意欲や姿勢を評価する．組織のルールに従えているか，周囲と協力してチームアプローチを遂行できているか，責任感はあるかなどを評価の視点とする．

③ 人事考課の流れ

ⓐ 人事考課の評価者
　人事考課は通常，「自己評価」→「一次評価」→「二次評価」のように，個人の自己評価から始まり，複数の上司で行っていく．「一次評価」を行うのは直属の上司であり，「二次評価」は部門の管理者や組織の管理者などが行うことが多い．

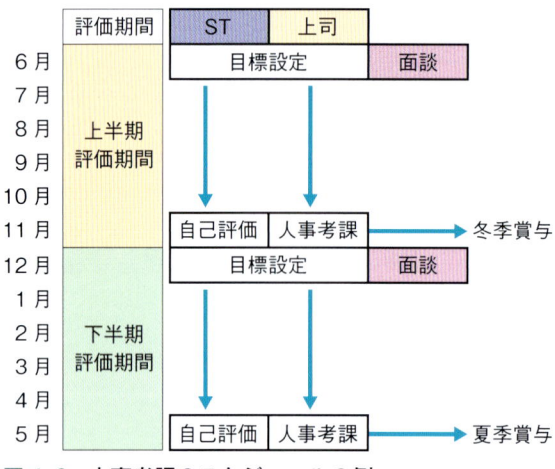

図 4-6　人事考課のスケジュールの例

ⓑ 人事考課の評価表

　評価用紙を用いて記入する．評価項目に数値を用いて評価することや，上司からのコメント欄を設け，ステップアップへ向けた助言を書き込むこともある．

　また，近年ペーパーレス化が進んでおり，インターネット環境下でパソコンやタブレット端末，スマートフォンなどで入力を行う人事考課を取り入れている施設もある．

ⓒ 人事考課のスケジュール

　四半期や半期に1回，1年に1回行うなど，期間は組織によって決められている．人事考課の時期に面談を行い，個人目標を本人と相談しながら設定し，次回の人事考課の際に目標の達成度と自己評価，上司による評価などについてシートを用いながらフィードバックを行う．そして，新たな個人目標を設定していくという流れを用いる（図 4-6）．

❹ 面談

ⓐ 面談の目的

　面談は，職員に対する評価を伝える場である．また，日々の業務に対しての賞賛を行うことや，個人の目標の設定やフィードバックを行うことなどによる人材育成を目的としている．また，職場に対する意見などの吸い上げの場として，個人の業務に対する思いや考えを聞くことも行う．

ⓑ 面談の時期

　面談は通常，人事考課と合わせて行うことが多い（図 4-6）．人事考課の時期に合わせて職員の評価を行い，面談でフィードバックを行い，合わせて新たな目標を設定する．

表4-11　インセンティブの内容

現物インセンティブ	報奨金，賞品，休暇，商品券などチケット
非現物インセンティブ	賞賛，表彰，人事考課などの高評価

表4-12　リハビリテーション専門職のインセンティブの例

- リハビリテーションが効果的に働き，対象者や家族に感謝され，やりがいを感じる
- 人事考課で高い評価を受ける
- 職場環境，人間関係などを整えることにより働きやすさが増す
- プロジェクトのリーダーや権限を与えることで使命感をもつ

D　リハビリテーション専門職のインセンティブ

1　インセンティブとは

incentive（インセンティブ）とは，日本語では「刺激，誘引，動機」などと訳される．語源はラテン語の *incentīvus*（＝励ます）の意味からなる．インセンティブとは，「やる気を起こさせるような刺激，動機付け」「奨励金」という意味をもち，もともとはビジネス界でつくられた用語であり，目標を達成した際などに，給与とは別に支払われる報奨金などを指す．

2　インセンティブの内容

インセンティブは，① 一定の成果を出すことができた専門職に，報奨金，品物，休暇などを与えるといった金品などの現物を中心としたもの，② 他者から評価されることや，相手から喜ばれたりすることによるやりがいや仕事に対するモチベーションが上がるなど，現物ではなく，自己実現を果たすことにつながるといった非現物的なものがある（**表4-11**）．

3　リハビリテーション専門職のインセンティブ

現物中心のインセンティブで，近年のインセンティブ制度で代表的なものは，リハビリテーション業務を通常より多くの量を行った療法士に対して報奨金を与えることである．

非現物のインセンティブとしては，**表4-12**のようなものがあげられる．管理者としては，療法士のインセンティブを高め，リハビリテーション専門職としてのやりがいを感じたり，業務に対するモチベーションを上げる，自己研鑽に励むきっかけとなるようにすることが大切である．

E　リハビリテーション専門職のストレスチェック

1　仕事や職業生活に関する不安やストレス

厚生労働省による「労働安全衛生調査（実態調査）令和4年」[6]によると，現在の仕事や職業生活に関することで，強い不安，悩み，ストレスとなってい

ると感じる事項がある労働者の割合は 82.2% となっている．ストレスとなっている事項の内容は，「仕事の量」が 36.3%，次いで「仕事の失敗，責任の発生など」が 35.9%，「仕事の質」が 27.1% となっている．職場でストレスを感じる労働者の割合は増加傾向にあり，対処が遅れると，**メンタルヘルス不調**🔍，**バーンアウト**🔍，うつ病，自殺といった深刻な状況へと結びつく可能性があるため，早期の対策が必要である．

② ストレスとストレス反応

　ストレスとは物理学の分野で使われていた用語で，物体の外側からかけられた圧力によってひずみが生じた状態をいう．医学や心理学の領域では，こころや身体にかかる外部からの刺激を**ストレッサー**といい，**ストレッサー**に適応しようとして，こころや身体に生じたさまざまな反応を**ストレス反応**という．

　ストレス反応には，活気の低下，苛立ち，不安，抑うつなどの心理面の症状，不眠，頭痛，肩こり，腰痛，食欲低下などの身体面の症状，飲酒量や喫煙量の増加，仕事でのミスの増加などといった行動面の症状がある．

③ 感情労働とは

　リハビリテーション専門職は，医療や福祉を担うサービス業であり，「対人援助職，ヒューマンサービス業，対人サービス業務職」などと呼ばれている．この業種は，米国の社会学者 A. R. ホックシールドが提唱した概念である，「**感情労働**」[7] と呼ばれる働き方の特徴がある．感情労働とは，「自分の感情を誘発したり，抑圧しながら，相手の中に適切な精神状態をつくり出すために，自分の外見を維持する労働」[3] と定義づけられている．

　リハビリテーション業務は，患者の不安を取り除いたり，意欲を上げるような声かけや表情をつくり出すことを必要とし，また，一方では相手の怒りや悲しみといった感情に突き当たったときは，自身の感情を抑えながら受け止め，対処していく必要があるという心理的に負担がかかる職業であるといえる．

④ 自らのストレス対策

　自身の健康管理を行い，ストレスをためない，ストレスとうまく付き合うことが社会人・医療人として必要である．厚労省は「こころの耳―働く人のメンタルヘルス・ポータルサイト」[8] にて，良好な睡眠のとり方や自分らしく自信をもって生きていくためのポイント，相談窓口などを公開しており参考になる．

🔍 **メンタルヘルス不調**
　精神および行動の障害に分類される精神障害や自殺のみならず，ストレスや強い悩み，不安など，労働者の心身の健康，社会生活の質に影響を与える可能性のある精神的および行動上の問題を幅広く含むものをいう．

🔍 **バーンアウト**
　燃え尽き症候群ともいわれる．持続的に職務上のストレスにさらされ，相手に対する不満や怒りなどの自然な感情を抑えすぎてしまうと，感情的なエネルギーが枯渇し燃え尽きてしまう病態．

表 4-13　いつもと違う部下の様子チェック項目

- 遅刻，早退，欠勤が増える
- 休みの連絡がない（無断欠勤がある）
- 残業，休日出勤が不つりあいに増える
- 仕事の能率が悪くなる．思考力・判断力が低下する
- 業務の結果がなかなか出てこない
- 報告や相談，職場での会話がなくなる（あるいはその逆）
- 表情に活気がなく，動作にも元気がない（あるいはその逆）
- 不自然な言動が目立つ
- ミスや事故が目立つ
- 服装が乱れたり，衣服が不潔であったりする

〔厚生労働省：職場における心の健康づくり～労働者の心の健康の保持増進のための指針～，2024 より〕

❺ 管理者によるストレスケア

　管理者は，職員の様子を観察し，気になることに早めに対応していくことが必要である．いつもと部下の様子が違う際は早期に対処する．表 4-13 に「いつもと違う部下のチェック項目」をあげる[9]．

❻ ストレスチェック

　ストレスチェックは，労働安全衛生法改正により，「ストレスチェック制度」が創設され，2015 年 12 月から開始された．常時 50 人以上の従業員を雇用する会社では年に 1 回以上の「ストレスチェック」の実施が義務化されている．

　この制度は，労働者のストレスの程度を把握し，労働者自身のストレスへの気づきを促すとともに，職場環境改善につなげ，働きやすい職場づくりを進めることにより，労働者がメンタルヘルス不調となることを未然に防止すること（一次予防）を主な目的としている[10]．ストレスチェックの検査項目は，（A）職場におけるストレス要因，（B）心身のストレス反応，（C）職場における周囲からの支援の 3 領域を測るものである[11]．また，このストレスチェックは，IT システムを利用してオンラインでの実施も可能であり，厚生労働省がプログラムを無料提供している．

Ｆ　後輩の育成

❶ OJT と OFF-JT

ⓐ OJT

　OJT ▶とは，実際の業務を通じて，スキルや知識を学ぶものである（図 4-7）．教科書や研修などの座学ではなく，先輩や上司と一緒にリハビリテーションの場面に入り，コミュニケーションをとりながら実施するため，若手

▶ OJT
On-the-Job Training

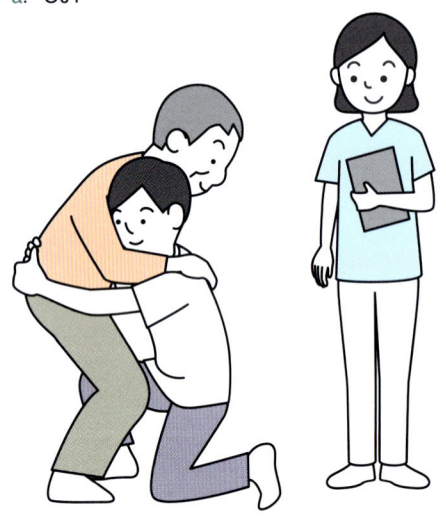

実際のリハビリテーション場面を
通じて行うトレーニング

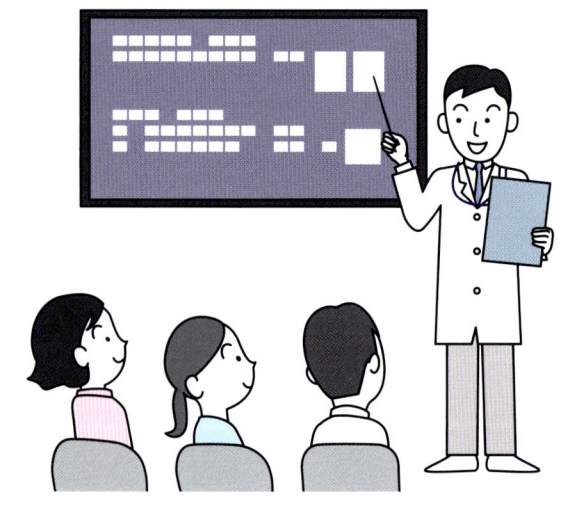

研修会や e ラーニングなど現場を
離れた場所で行うトレーニング

図 4-7　OJT と OFF-JT の違い

表 4-14　卒後教育の目標（筆者の施設の例）

経年数	目標
1 年目	指導・指示を受けながら，チームの一員として働ける
2 年目	チーム内で自ら行動できる
3 年目	リハビリテーション病棟の一般的な疾患に対して治療が行える

職員の疑問や不安の解消にもつながりやすく，効果的である．

ⓑ OFF-JT

　OFF-JT▶とは，現場などの通常業務から離れて行う研修会，勉強会など
をいう（図 4-7）．研修会や座学では，自施設で行うには準備に時間が必要な
こともあり，迅速に行いにくいという短所がある．近年では有料制の e
ラーニングや研修会も公開されているため，利用するのも効果的である．

▶ OFF-JT
Off-the-Job Training

❷ 卒後教育

　筆者の施設では，卒後 3 年間で一通りのリハビリテーション業務が行え
ることを目標として，新人職員の教育を行っている（表 4-14）．OJT と
OFF-JT を組み合わせながら，必要な臨床技術を取得していく．臨床で言語
聴覚士が行う検査や嚥下障害に対する間接訓練のテクニックなどは，自己学
習後に実際に療法士同士で行い，確実に行えることを確認できてから，実際
に患者へ行うという流れで行っている．また，自施設で業務を行ううえで必
要な失語症や高次脳機能障害，嚥下障害などについての評価や訓練の臨床技

術においては，チェックリストを作成し，卒後1〜3年で獲得できるように指導を行う．

引用文献

1) Bjugstad K, et al：A Fresh Look at Followership：A model for matching followership and leadership styles. JBAM 7(3)：304-319, 2006
2) Kelley R：The power of followership：Consultants to Executives and Organizations, Double-day, 1992.〔牧野昇(監訳)：指導力革命—リーダーシップからフォロワーシップへ．p99，プレジデント社，1993〕
3) 石川淳：リーダーシップの理論．pp39-47, 224，中央経済社，2022
4) WHO：WHO Patient Safety Curriculum Guide：Multi-professional Edition 2011. https://iris.who.int/bitstream/handle/10665/44641/9789241501958_jpn.pdf;jsessionid= BB01A5DA9D4F016C15AF6C8192A15FF0?sequence=3/(2024年12月1日閲覧)
5) エイミー・C・エドモンドソン(著)，野津智子(訳)：チームが機能するとはどういうことか— 「学習力」と「実行力」を高める実践アプローチ．p181，英治出版，2018
6) 厚生労働省：令和4年「労働安全衛生調査(実態調査)」の概況． https://www.mhlw.go.jp/toukei/list/dl/r04-46-50_gaikyo.pdf(2024年12月1日閲覧)
7) A.R.ホックシールド(著)，石川准，他(訳)：管理される心—感情が商品になるとき．p7，世界思想社，2000
8) 厚生労働省：こころの耳—働く人のメンタルヘルス・ポータルサイト． https://kokoro.mhlw.go.jp/nowhow/nh001/(2024年12月1日閲覧)
9) 職場における心の健康づくり〜労働者の心の健康の保持増進のための指針〜． https://www.mhlw.go.jp/file/06-Seisakujouhou-11300000-Roudoukijunkyokuanzeneiseibu/ 0000153859.pdf(2024年12月1日閲覧)
10) 厚生労働省：ストレスチェック制度の効果的な実施と活用に向けて． https://www.mhlw.go.jp/content/000917251.pdf(2024年12月1日閲覧)
11) 厚生労働省：ストレスチェック制度導入ガイド． https://www.mhlw.go.jp/bunya/roudoukijun/anzeneisei12/pdf/160331-1.pdf(2024年12月1日閲覧)

Point

❶ 実際の業務を通じてスキルや業務内容を学ぶトレーニングを何と呼ぶか．

❷ 常時50人以上の従業員を雇用する会社の義務の1つである，メンタルヘルス不調を未然に防ぐ対策は何か．

(答えは p.182)

3 リスク管理

学修の到達目標

- 有害事象と医療事故について説明できる.
- ヒューマンエラーについて説明できる.
- インシデントレポートの重要性について説明できる.
- 言語聴覚士業務におけるリスク管理について説明できる.
- ハラスメントについて説明できる.

A 有害事象とリスク管理

　現在，言語聴覚士の約60%が医療機関のみの所属であり[1].医療機関においては，言語聴覚療法の対象になる疾患や障害を有する患者だけではなく，難病や治癒が難しい疾患を有する患者，さらには全身状態が不安定な患者が入院している場合も多い.つまり言語聴覚士は，**有害事象**🔑が発生する可能性が高い場所で働いていることを認識することが重要である.

　有害事象を起こすリスク(要因)は，患者だけの問題ではない.言語聴覚士の心身状態や経験および知識・技術も影響するであろうし，組織体制(業務にかかわるマニュアルの有無，医療機器の設置場所，照明など)や外部環境(天候・季節)などもリスクとなるであろう.有害事象は1つのリスクだけでなく，複数のリスクが影響することで生じやすくなる(図4-8).有害事象は患者にとっても言語聴覚士にとっても，さらには施設にとっても良い結果をもたらさないため，リスクを管理する必要がある.

　有害事象を生じないように，または生じてしまっても，その被害を最小限に食い止めることができるように，リスクの影響度や頻度をふまえたうえで，リスクを継続的にコントロールすることを**リスク管理**という.

🔑**有害事象**
医療・福祉現場などで生じる，患者にとって好ましくない，または意図しない事柄のこと.

① 医療事故

　医療事故とは，医療従事者が業務上遂行すべき過程で，その行為が原因となって発生した事故の総称である.**医療過誤**とは，医療事故のなかで，医療従事者の明らかな過失の存在を認めたものをいう[2].また**インシデント**とは，有害事象に発展した，もしくは発展する可能性を有していたものであり，そのなかで有害事象とならなかったものを**ヒヤリハット**🔑という(図4-9).

　医療事故に限らず，人命を脅かす重大な事故には，ある一定の法則がある.1件の重大な事故後の背景には，同種の事故原因である29件の軽微な事故が存在し，さらに300件のヒヤリハットに相当する事故が存在するというものである.これを**ハインリッヒの法則**といい，リスクを管理するうえで重要な視点となる(図4-10).

🔑**ヒヤリハット**
インシデントのうち，有害事象とならなかったもの.「ヒヤリ」「ハッ」とした状況であるため，そのままヒヤリハットと呼ばれる.

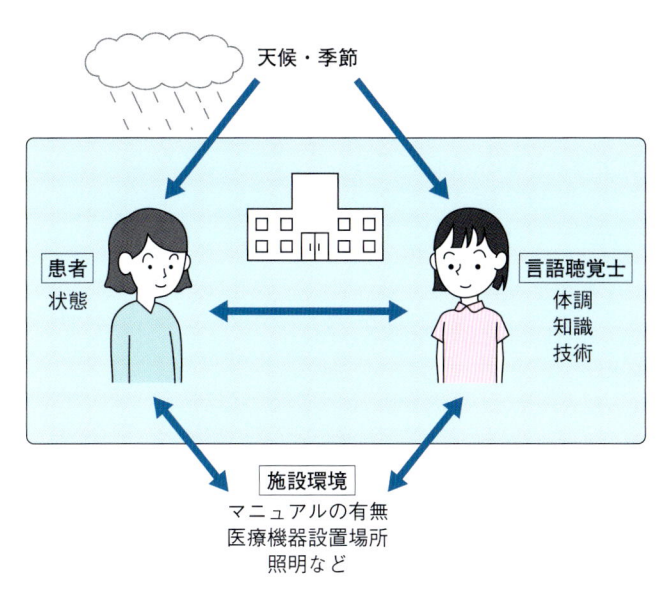

天候・季節

患者
状態

言語聴覚士
体調
知識
技術

施設環境
マニュアルの有無
医療機器設置場所
照明など

図 4-8　有害事象を生じさせる要因

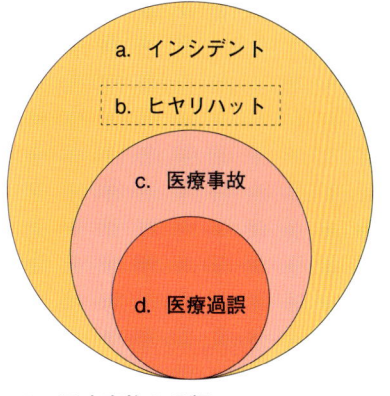

a. インシデント
b. ヒヤリハット
c. 医療事故
d. 医療過誤

図 4-9　医療事故の分類

a：医療行為により，被害はほとんど生じなかったものの有害事象へ発展した，もしくは発展する可能性を有していたもの.
b：インシデントのうち，有害事象とならなかったもの.
c：医療従事者が行う業務上遂行すべき過程において，その行為が原因となって生じた事故の総称.
d：医療事故のうち明らかな過失の存在を前提としたもの.

② ヒューマンエラー

ⓐ ヒューマンエラーとは

　厚生労働省では，ヒューマンエラーとは，意図しない結果を生じる人間の行為[3]としている．行うべき行為を意図的に行わない，もしくは行うべきではない行為を意図的に行うことはヒューマンエラーと別に考えるため，注意が必要である．具体的には，言語聴覚療法管理学のレポートを提出しなければならないところで，「うっかり」言語聴覚障害学総論のレポートとして提出することである．もう少し「うっかり」を掘り下げると，① レポートのタイトルを見誤った可能性，② タイトルを正しく認知できたがレポートを作成するまでの記憶間違いであった可能性，③ レポートを作成する時点でタイトルを誤った可能性など，さまざまな「うっかり」としたエラーの可能性がある．このような「うっかり」としたエラーがヒューマンエラーと言い換えることもできる．

　間違いを起こさず今まで生きてきた人はいるであろうか．人は大なり小なり，間違いを犯しながら，生きていくものである．つまり，人は誰しも間違いを犯すということであり，言語聴覚士業務の中でも必ず間違いを犯すことを知っておくことが重要である．しかしながら，医療現場などにおいては，その間違いが患者の有害事象へつながり，重大な事故に発展する可能性があるため，可能な限りヒューマンエラーが生じないように管理をする必要がある．

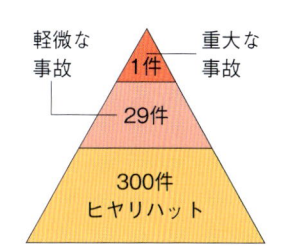

軽微な
事故

重大な
事故

1件
29件
300件
ヒヤリハット

図 4-10　ハインリッヒの法則

1件の重大な事故の背後には，29件の軽微な事故が隠れていて，さらにその背後に300件のヒヤリハットが存在する.

ⓑ エラーの分類

人間の情報処理過程をもとに，入力，媒介，出力の3段階にエラーを分類することができる[4]．ここで，「摂食嚥下障害患者にプッシングエクササイズを行った結果，血圧上昇を認め，吐き気およびめまいが生じた」という事例で考える．

1）入力エラー

ある事象に対する，認知および確認のミスで生じるエラー．

事例では，もともと高血圧とは知らなかった，あるいは，血圧を測定したが，測定値を見誤ったために生じたエラーである．

2）媒介エラー

ある事象に対する，判断および決定のミスで生じるエラー．

事例では，血圧を測定したが，これぐらいは大丈夫だろうと判断したため生じたエラーである．

3）出力エラー

ある事象に対する，操作および動作のミスで生じるエラー．

事例では，プッシングエクササイズが教示や指示のミスにより生じたエラーである．

ヒューマンエラーの対策では，どの段階におけるミスであるか検討することが大切となる．

❸ 医療事故情報収集等事業

ⓐ 事業の目的

医療事故情報収集等事業では，医療機関から報告された医療事故情報やヒヤリハット事例を分析し，その情報をウェブサイトに公開している．これは，医療安全対策のより一層の推進と，医療事故の発生予防・再発防止の促進を目的としている．

ⓑ 医療安全情報

医療機関で発生した医療事故情報やヒヤリハットを，事例の概要ごと，場面ごとに分類し公開している（表4-15）．

他施設の医療事故情報やヒヤリハット事例を知ることができるため，同様の医療事故が発生することがないように事故防止対策を講じたり，他施設の改善策を参考にすることができる．

❹ 安全管理・推進のためのガイドライン

言語聴覚療法をはじめとするリハビリテーションを安全に実施するためには，有害事象を生じるリスクを回避するため，ある一定の基準を設ける必要がある．

日本リハビリテーション医学会では，リハビリテーション医療を実施する

表 4-15　医療安全情報の内容

事例の概要	場面
薬剤	移動・移送/転倒・転落
輸血	療養中の熱傷
治療・処置	禁忌・アレルギー
医療機器など	インスリン
ドレーン・チューブ	小児
検査	手術
療養上の世話	輸液ポンプ・シリンジポンプ
その他	人工呼吸器
	病理検査
	MRI 検査
	処方
	抗がん剤

表 4-16　訓練中止を考慮する目安

血圧	収縮期血圧 180〜200 mmHg を超える場合 収縮期血圧 70〜90 mmHg 未満を参考値とすることを提案
不整脈	脈拍 40/分未満 脈拍 120〜150/分を超える場合を参考値とすることを提案
呼吸	呼吸数 30〜40 回/分を超える 呼吸数 5〜8 回/分未満 Spo$_2$ 値 88〜90％未満を参考値とすることを提案

〔日本リハビリテーション医学会リハビリテーション医療における安全管理・推進のためのガイドライン策定委員会(編):リハビリテーション医療における安全管理・推進のためのガイドライン第 2 版. pp25, 28-30, 35-37, 診断と治療社, 2018 より作表〕

際に発生する可能性がある有害事象を予防すること，有害事象が発生した際の影響を最小限とすることを目的[5]に，「リハビリテーション医療における安全管理・推進のためのガイドライン」を刊行している．

ⓐ 運動負荷を伴う訓練を実施するための基準

言語聴覚療法では，理学療法や作業療法と比べると運動負荷を伴うことは少ないと考えられるが，血圧や呼吸状態が不安定な患者に対し訓練を行う場合はあるだろう．本ガイドラインには，運動負荷を伴う訓練開始前・後の患者によって，運動負荷を伴う訓練を安全に継続することが可能かどうか判断する指針が記載されている．特に，訓練中における患者の状態変化に伴い，訓練を中止するか否か判断に苦慮する場合は，ガイドラインを参考にすることで，より安全な言語聴覚療法を提供することができる(表 4-16).

ⓑ 安全管理・推進のためのリハビリテーションアルゴリズム

安全に言語聴覚療法を進めるためには，すべての患者に事故対策および感染対策を実施する必要がある．訓練実施前に患者の自覚症状やバイタルサイン🔑を確認し，異常がなければ訓練を開始する．もし異常があれば，「運動

🔍 バイタルサイン
生命徴候のことで，「脈拍」「呼吸」「体温」「血圧」「意識レベル」の 5 つがバイタルサインの基本である．基準値を理解しておくことで，適切なリスク管理が可能となる．

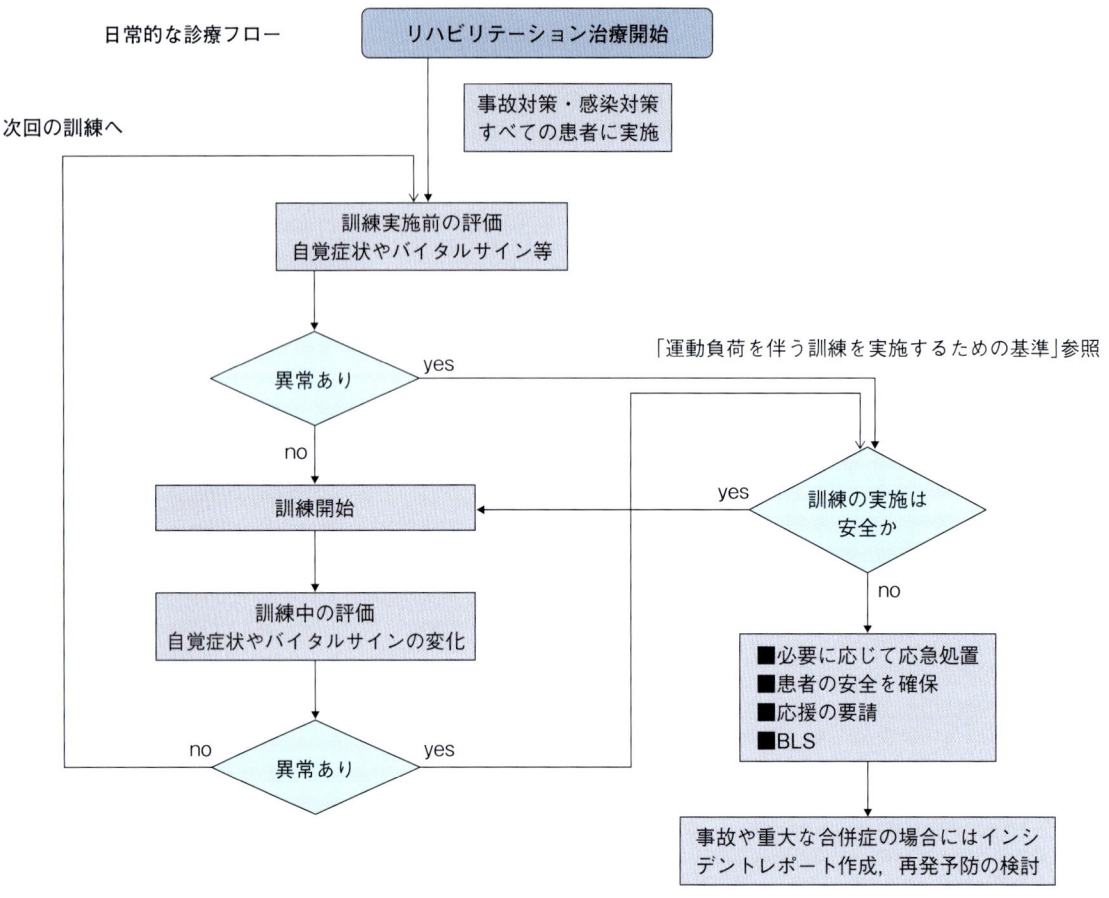

図 4-11　安全管理・推進のためのリハビリテーションアルゴリズム

〔日本リハビリテーション医学会リハビリテーション医療における安全管理・推進のためのガイドライン策定委員会（編）：リハビリテーション医療における安全管理・推進のためのガイドライン第 2 版．p.xiv, 診断と治療社，2018 より〕

負荷を伴う訓練を実施するための基準」（前述）を確認し，安全な訓練が可能か否かを判断する．安全な訓練が実施できないと判断した場合は，「必要に応じて応急処置」「患者の安全を確保」「応援の要請」「**BLS▶**」を行う．その際，事故や重大な合併症の場合はインシデントレポート（➡ Note ㉑）を作成・提出する．

　安全な訓練が実施可能であると判断した場合にも，訓練中の自覚症状やバイタルサインの変化を確認し，安全な言語聴覚療法に努める（**図 4-11**）．

▶ BLS
basic life support
心肺停止または呼吸停止に対する一次救命処置

Note ㉑　インシデントレポート

　発生日時，患者情報，当事者の部署や経験年数，インシデントの種類や内容，患者影響度などを記載する．インシデントレポートの情報を蓄積することにより，医療事故の防止対策の大きなヒントとなる．

　インシデントレポートは決して個人のエラーや不注意に対する反省文ではなく，医療安全管理の重要な情報であるため，迷うことなく提出することが大切である．また，レポートを記載する際は，簡潔にわかりやすく，推測ではない事実を記載することがポイントである．

❺ 医療安全管理体制の構築

言語聴覚療法を実施する際に生じる医療事故の要因としては，言語聴覚士だけではなく，環境や組織体制なども含まれる．つまり言語聴覚士だけでなく，組織全体で事故防止に取り組むことが必要である．

ⓐ 体制

チーム医療を行う目的には，患者に対する治療だけでなく，医療の安全の確保も含まれる．つまり，医療安全管理も部門を超えた組織体制で管理することが必要である．医療安全委員会を設置し，各部門に安全管理や活動を展開するリスクマネジャーを配置し，医療安全にかかわる議論を行う．

ⓑ 活動

組織全体の活動として，医療安全にかかわるマニュアルのほかに，各部門における安全管理マニュアルの整備を行う．また，医療安全にかかわる事例検討やインシデントレポートの分析も行い，医療事故(➡ Note ㉒)の防止対策を検討する．さらには，研修会を企画するなど，医療安全にかかわる職員への教育体制も行う．

❻ 言語聴覚士業務におけるリスク管理

言語聴覚療法は個室で実施されることが多く，他の職員からの安全管理対策が届きにくい．さらに，コミュニケーション障害や摂食嚥下障害など，理学療法や作業療法とは異なる対象領域に対して支援を行うため，質の異なるリスクが潜んでいる．

日本言語聴覚士協会が会員向けにリスクマネジメントに関して調査[6]した結果，事故やヒヤリハットの発生場所は，個別訓練室が59％と最も多かった．このことは，言語聴覚士自身が事故に対する初動を行う必要が高く，さらに事故時における応援の要請も遅れる可能性が高いことが示唆される．ヒヤリハットの種類は，転倒・転落が全体の35％であり，言語聴覚士においても患者の運動機能面に十分な注意が必要である．そして，摂食嚥下訓練時における誤嚥・窒息・肺炎などは32％と高い割合で発生しており(図4-12)，当然のことながら，言語聴覚士の専門領域に関するリスクについても常に管理する必要がある．

Note ㉒　医療事故が発生したら

医療事故が発生した場合は，できる限り多く周囲の人員を集め，BLS適応の場合は速やかに開始する．また，所属部門長などに事故に関することを報告する．患者や家族への事故発生の状況や経過は誠意をもって説明する．説明に関しては，決して1人では行わず，所属部門長などとともに説明し，その内容を診療録に記録する．

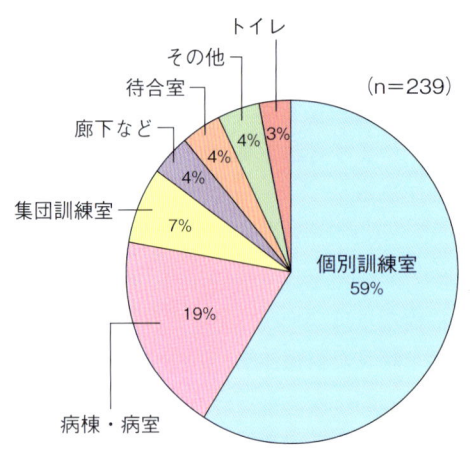

図 4-12　事故やヒヤリハットの発生場所
〔佐場野優一，他：言語聴覚士におけるリスクマネージメントの現状と課題．言語聴覚研究2(3)：178–179，2005 より〕

ⓐ 言語聴覚士に関連するリスク

1）身体

　言語聴覚療法室内での転倒，椅子やベッドからの転落，摂食嚥下訓練時の誤嚥・窒息・肺炎，訓練時の身体状態の異変・急変，けが，チューブ類抜去，感染など．

2）患者との関係性

　患者との意思疎通不足によるトラブル，患者と言語聴覚士との訓練方針や内容の不一致からくる不満，訓練効果とのずれ，予約時間や訓練頻度に関するトラブルなど．

3）プライバシー

　患者の個人情報の漏洩など．

4）器物損壊

　患者が所有する補聴器や人工内耳，義歯などの損壊および紛失．施設所有の訓練および検査道具などの損壊・紛失など．

ⓑ 誤嚥・誤飲・窒息の対応

1）誤嚥

　嚥下機能評価，認知機能評価，全身状態，服薬状況の把握を行い，誤嚥のリスクを把握する必要がある．食事介助をする職員や家族にも，誤嚥リスクにかかわる助言指導を行う．
　食事中においては，むせや咳嗽，湿性嗄声の有無を確認する．誤嚥を認める場合は，咳嗽を促して異物除去を試み，異物除去が難しい場合は吸引を行う．

2）誤飲

　小児に対しては，口に入りそうな訓練道具などの物品を，手の届く範囲に置かない．誤飲が発生した場合は，口腔内の残渣を確認し，誤飲物の種類と量を把握し，必ず医師へ報告する．

3）窒息

　患者の嚥下状況に合わせて，窒息しにくい食形態にする．特に食事摂取のスピードが速い患者や，覚醒状況に変動がある患者には十分注意が必要である．窒息を疑う場合は，呼吸状況を確認しつつ，すぐに他職員へ協力要請を行う．ハイムリック法や吸引（➡ Note ㉓）などによる異物除去を行う．

B 守秘義務と個人情報保護

① 法的根拠

　言語聴覚士は，正当な理由がなく，その業務上知り得た人の秘密を漏らしてはならない．（言語聴覚士法第 44 条）．ここでいう「正当な理由」とは，法42 条の「業務」と，43 条の「連携等」に必要な場合であるが，その際も個人情報が漏洩しないよう注意が必要である（➡ p.8，174）．

② 言語聴覚療法における個人情報保護

　患者の氏名，生年月日，家族構成などの一般情報のほかに，各種検査結果，言語聴覚療法の計画表，診療録，処方箋，報告書などが該当する．さらに業務にかかわる日誌やメモにも個人情報が含まれる可能性があるため，管理を徹底する．また，論文投稿や学会発表の際にも，患者の個人情報を匿名化する配慮が必要である．

　管理は施設外でも行われる．患者の情報や業務内容を，業務に関係のない場所（レストランや自宅など）で話していないか，SNS（➡ Note ㉔）などで発信していないかなど，常に管理が必要である．

Note ㉓　吸引

　言語聴覚士が摂食嚥下訓練などを実施する際などの喀痰などの吸引は，訓練等を安全にかつ適切に実施するうえで当然に必要となる行為であることを踏まえ，言語聴覚士法第 2 条の「言語訓練その他の訓練」に含まれるものと解し，言語聴覚士の実施が可能となった（「医療スタッフの協働・連携によるチーム医療の推進：厚生労働省医政局長，2010 年 4 月 30 日）」．養成機関や医療機関において必要な教育・研修等を受けた言語聴覚士が実施するとともに，医師の指示の下，他職種との適切な連携を図るなど，言語聴覚士が吸引を安全に実施できるよう留意しなければならないと明記されている．

Note ㉔　SNS の利便性と危険性

　SNS は匿名で他のユーザーと交流でき，自分の趣味や身近な情報を収集する際に非常に便利なツールである．しかしながら匿名であるからこそ，うっかり他人のプライバシーや個人情報を公開してしまう可能性があ る．また一度投稿した内容は拡散され，不特定多数のユーザーに公開されることになり，投稿した内容は完全に削除することができないと理解する必要がある．

表 4-17　職場におけるハラスメントの種類

セクシュアルハラスメント(セクハラ)	・労働者の意に反する性的な言動に対する労働者の対応(拒否や抵抗)により,その労働者が解雇,降格,減給,労働契約の更新拒否,昇進・昇格の対象からの除外,客観的に見て不利益な配置転換などの不利益を受けること(対価型) ・労働者の意に反する性的な言動により労働者の就業環境が不快なものとなったため,能力の発揮に重大な悪影響が生じるなどその労働者が就業する上で看過できない程度の支障が生じること(環境型)
パワーハラスメント(パワハラ)	・優越的な関係に基づいて(優位性を背景に)行われること ・業務の適正な範囲を超えて行われること ・身体的若しくは精神的な苦痛を与えること,または就業環境を害すること
マタニティハラスメント(マタハラ)	妊娠・出産した女性労働者や育児休業等を申出・取得した男女労働者等の就業環境が害されること
カスタマーハラスメント(カスハラ)	顧客(患者・家族)からのクレーム・言動のうち,当該クレーム・言動の要求の内容の妥当性に照らして,当該要求を実現するための手段・態様が社会通念上不相当なものであって,当該手段・態様により,労働者の就業環境が害されるもの

3大ハラスメントとは,セクシュアルハラスメント,パワーハラスメント,マタニティハラスメントの3つのハラスメントを指す.

C　ハラスメント

❶ ハラスメントの定義

ハラスメント🔑とは「人を悩ますこと.優越した地位や立場を利用したいやがらせ」であり,職場のハラスメントを一言でいうと,「職場における労働者の就業環境を著しく害する発言または行動」[7]と定義される.

❷ ハラスメントの種類

ハラスメントに関しては多くの名称があるが,3大ハラスメント(セクシュアルハラスメント,パワーハラスメント,マタニティハラスメント)には,労働施策総合推進法などで防止措置が義務づけられている(表 4-17).近年では,顧客(患者や家族)からの妥当性に欠けるクレームや言動であるカスタマーハラスメント(カスハラ)が多くなっている(表 4-17).また,パワーハラスメント(パワハラ)はその行為の種類によって6つに分類される(表 4-18).

❸ カスタマーハラスメントへの対応

言語聴覚士は女性が多く,年代として30歳代(若年)が最も多いため言語聴覚士がハラスメントを受けるリスクがある.そこに,患者がかつてハラスメントを行うことで問題を解決し利益を得た経験や,そもそも医療者に対し敵意があるなど,患者・家族に関する社会的リスクがあるとカスハラが生じやすくなる.

基本的な対策としては,患者・家族との良好なコミュニケーションを築くことである.言語聴覚士の価値観を押しつけたり,評価のためだけの過度な質問を繰り返すことは避けるべきである.また,患者の気になる言動は診療

🔑ハラスメント
　言語聴覚士に関連の強いハラスメントとして,3大ハラスメントのほかに,カスタマーハラスメント,アカデミックハラスメントがある.被害者にも加害者にもなりうるため注意が必要である.

表 4-18　職場におけるパワーハラスメントの 6 類型

身体的な攻撃	・殴打 ・胸ぐらをつかむ
精神的な攻撃	・人格を否定するような言動を行う ・長時間にわたって，叱責を繰り返す ・他の職員の前で大声で叱責する
人間関係からの切り離し	・1 人の労働者に対して同僚が集団で無視をし，職場で孤立させる ・あいさつをしても無視をする
過大な要求	・業務とは関係のない私的な雑用を強制的に行わせる ・終業間際に過大な仕事を毎回言い渡す
過小な要求	・能力に見合わない程度の低い業務を継続的に命じる
個の侵害	・職場外で継続的に監視する ・個人的宗教の否定や悪口を言う

録に記録しておく．カスハラを生じる可能性のある患者に関しては，その情報をリハビリテーション部門や言語聴覚部門内で情報を共有し，必要に応じ担当者を変えることも対策の 1 つである．施設や部門内でハラスメント対策マニュアルを作成することも重要である．

引用文献

1) 日本言語聴覚士協会：会員動向．
   https://www.japanslht.or.jp/about/trend.html（閲覧日：2024 年 12 月 1 日）
2) 松尾康弘：Ⅰ．総論　3．安全管理　1）リスクマネジメント．深浦順一（編集主幹）：図解言語聴覚療法技術ガイド 第 2 版．p49，文光堂，2022
3) 厚生労働省：職場のあんぜんサイト．
   https://anzeninfo.mhlw.go.jp（閲覧日：2024 年 12 月 1 日）
4) 芳賀繁：失敗のメカニズム．角川文庫，2003
5) 宮越浩一：安全管理・推進のためのガイドライン：リハビリテーションリスク管理ハンドブック第 4 版．p74，メジカルビュー社，2020
6) 佐野野優一，他：言語聴覚士におけるリスクマネージメントの現状と課題．言語聴覚研究 2（3）：178-179，2005
7) 坂東利国：ハラスメントマネージャー I 認定試験公式テキスト．p12，日本ハラスメントカウンセラー協会，2019

参考文献

・日本リハビリテーション医学会リハビリテーション医療における医療安全管理・推進のためのガイドライン策定委員会（編）：リハビリテーション医療における安全管理・推進のためのガイドライン 第 2 版．診断と治療社，2018
・内山靖，他（編）：リハベーシック安全管理学・救急医学，医歯薬出版，2022
・丸山仁司（編）：理学療法リスク管理・ビューポイント．文光堂，2008
・杉山良子：医療安全管理における看護職の役割と地域連携の推進．公衆衛生 77（7）：531-534，2013
・渡邊進：回復期リハビリテーション病棟におけるインシデント．臨床リハ 28（9）：85-92，2013
・豊田郁子：患者と医療者を繋ぐ仕事から見たこれからの医療安全．病院 78（11）：820-824，2019
・厚生労働省：あかるい職場応援団．
   https://www.no-harassment.mhlw.go.jp（閲覧日 2024 年 12 月 1 日閲覧）

Point

❶ 有害事象を生じさせる要因を，言語聴覚士，患者，環境に分けて列挙しなさい．

❷ 医療事故と医療過誤について説明しなさい．

（答えは p.182）

❸ 安全な訓練が実施できないと判断した場合は，どのようなことを行うべきか．

❹ 言語聴覚士と患者との関係性のなかで生じるトラブルにはどのようなものがあるか．

❺ カスタマーハラスメントに対する対応策にはどのようなものがあるか．

4 感染対策

学修の到達目標

● 感染症の種類と対策について説明できる．

　病院などに入院している患者は，治療により抵抗力が弱いことも多い．病院内では，抵抗力の弱い患者に日和見感染症が生じる場合があり，また院内感染により入院患者や施設に重篤な問題を引き起こすこともある．なかでも多剤耐性菌による感染症は難治性であり，**MRSA**▶は，虚弱な高齢者は肺炎で重篤な状態になる可能性が高いため注意が必要である．

　近年は新型コロナウイルス感染症（COVID-19）の流行により施設内で**クラスター**🔍が発生したことや，日常生活においても行動制限が生じたことにより，感染症に対する関心は非常に高くなっている．感染症への理解は言語聴覚療法を遂行するうえで，大切なリスク管理となる．本項では感染症の種類とその予防法について説明する．

▶ **MRSA**
メチシリン耐性黄色ブドウ球菌

🔍**クラスター**
　元来は「集団」「群れ」といった意味であるが，感染症に関して使われる場合は，「特定の感染疾患が集まった集団」「小規模な集団感染」といったように，患者集団を指す意味となる．クラスター，病院施設内，カラオケを伴う飲食店，職場の会議室など，締め切った空間に多くの人が集まり，近距離で会話や発声を行う環境（3密）で発生しやすいといわれている．

A 感染症の分類と種類

　感染症には新興感染症と再興感染症（**表 4-19**）があり，また感染経路によって接触・飛沫・空気に分類される．

表 4-19　新興感染症と再興感染症

	定義	該当する感染症
新興感染症	かつて知られていなかったここ 20 年間に新しく認識された感染症で，国際的に公衆衛生上問題となる感染症．	新型コロナウイルス感染症，SARS，新型インフルエンザ，鳥インフルエンザなど
再興感染症	既知の感染症で，すでに公衆衛生上問題とならない程度まで感染者数が減少していた感染症のうち，再燃し始めている感染症．	結核，マラリア，デング熱，コレラなど

❶
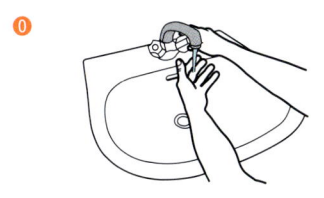
手を水でぬらす

❷
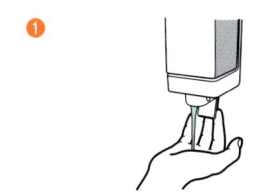
手を覆う十分な量の石鹸を使用する

❸
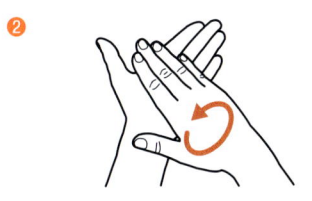
手のひらどうしをこすり合わせる

❸
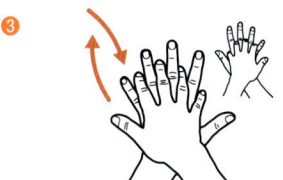
指を組み合わせ，右の手のひらと左手の甲をこすり合わせる．左手も同様に行う

❹
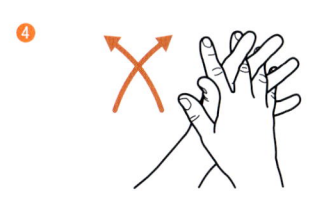
手のひら同士を合わせて指を組み，指の間をこする

❺
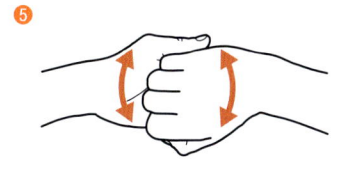
母指以外の4指で両手を握り合い，指背を手のひらでこすり合わせる

❻
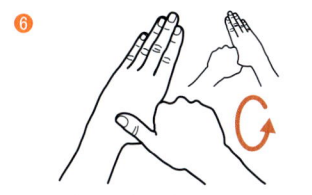
右手で左の母指を握り込み，回すようにこする．左手も同様に行う

❼
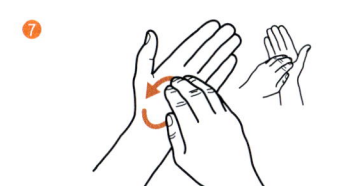
右の指を揃えて左の手のひらに当て，回すように何度かこすり合わせる．左手も同様に行う

❽
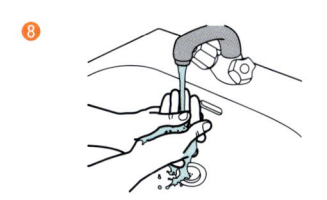
水で手をすすぐ

❾
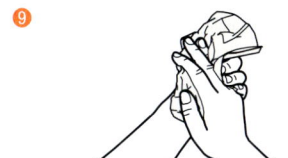
ペーパータオルで手を拭き乾燥させる

❿
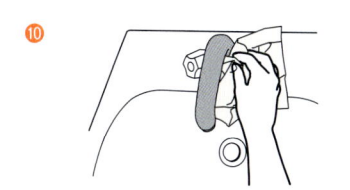
ペーパータオルを使い蛇口を閉める

⓫
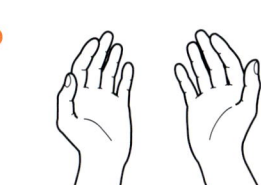
完了

図 4-13　流水と石鹸による手指衛生

〔WHO：WHO guidelines on hand hygiene in health care，2009 より引用改変〕

B 感染予防策

❶ 標準予防策

　標準予防策 standard precautions は，すべての患者に対し日常的に実施される感染予防策である．

ⓐ 手指衛生

　すべての患者の血液・分泌物・排泄物・破損した皮膚・粘膜は感染の危険性があることを前提に，これらの物質に触れたら手指衛生を行う．手指衛生

【着用の手順】

1. ガウン

- 胴体を首から膝まで覆い，腕は手首の端まで覆う　背部も包み込む
- 首とウエスト部分にあるガウンのひもを，背部で結ぶ

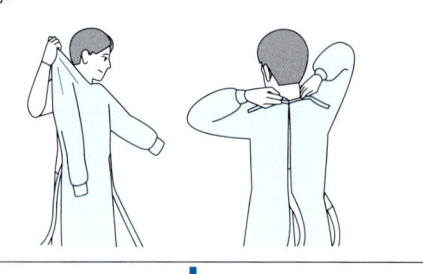

↓

2. マスクまたはレスピレータ

- 頭と首の中央で，ひもまたは伸縮性バンドをしっかり結ぶ
- ソフトワイヤーを鼻梁にフィットさせる
- 顔およびあごの下に，ぴったりフィットさせる
- レスピレータの場合は密着度チェックをする

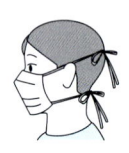

↓

3. ゴーグル・フェイスシールド

- 顔にかけ，フィットするように調節する

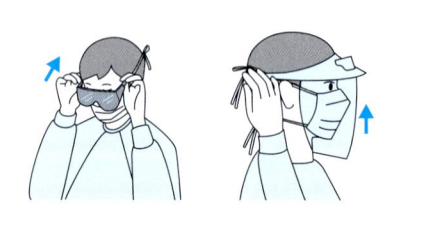

↓

4. 手袋

- 隔離では非滅菌手袋を使用する
- 手のサイズに合わせて選ぶ
- 隔離ガウンの手首を覆うように引き延ばす

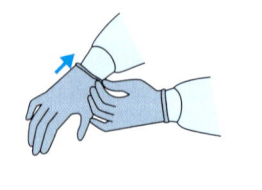

【脱ぎ方の手順】

1. 手袋

- 手袋外部は汚染している
- 対側の手袋をした手で，手袋の外側をつかんではずす（手袋が裏返しになるように）
- 手袋をした手で，脱いだ手袋をしっかり持つ
- 手袋をしていない手の指を，残りの手袋の下へ，手首の部分から滑り込ませる
- 先にはずした手袋を包み込むように，裏返してはずす
- 廃棄容器に捨てる

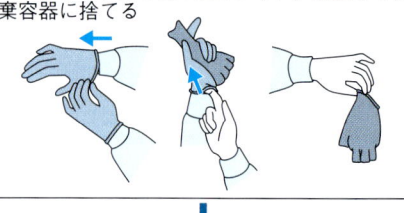

↓

2. ゴーグル・フェイスシールド

- ゴーグルやフェイスシールドの外側は汚染している
- 取りはずすためには「清潔な」ヘッドバンドまたは耳づるを持って取り扱う
- 指定された再使用容器，または廃棄容器に入れる

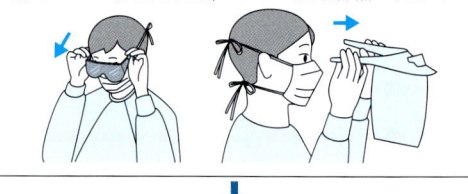

↓

3. マスクまたはレスピレータ

- マスク・レスピレータの前面は汚染しているため，触ってはならない
- まず，首（下）のひも・伸縮性バンドをはずし，次に頭部（上）のひもをはずしてマスクを取る
- 廃棄容器に捨てる

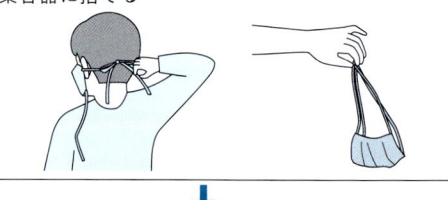

↓

4. ガウン

- ガウンの前面および袖は汚染している
- 首のひもをほどいてから，ウエストのひもをほどく
- 皮むきの要領でガウンを脱ぐ．ガウンを肩から同側の手に向かって引き下ろし，裏返しにする
- 脱いだガウンは体から離して持ち，丸めて包み込み，廃棄容器またはリネン容器に捨てる

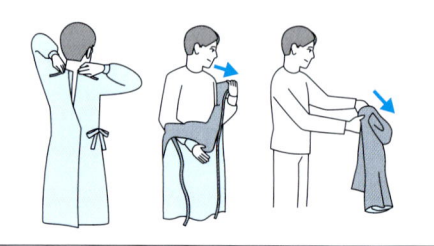

図 4-14　個人防護具の正しい着脱方法

を行うタイミングとして，主として，①患者に触れる前，②清潔/無菌操作の前，③上記の体液や物質に触れた場合，④患者に触れた後，⑤患者周辺の物品に触れた後である．その他にも，個人防護具を着脱する前後，トイレの後や食事の前も手指衛生をするタイミングでもある．

　手指衛生は標準予防策で最も基本的かつ重要であるため，手指衛生の方法は正しい手順で行う必要がある（図 4-13）[1]．

ⓑ 個人防護具の使用

　言語聴覚士は患者の身体への直接的接触だけでなく，口腔顔面の評価および運動，摂食嚥下訓練時の痰や唾液などの体液に曝露する可能性が非常に高い職種といえる．適切な**個人防護具**🔑を使用し，正しい順序で着脱する必要がある（図 4-14）

🔑**個人防護具**
　PPE とも呼ばれ，ガウン，エプロン，手袋，マスク，ゴーグル，フェイスシールドなどがある．

② 感染経路別予防策

　感染経路予防策 transmission-based precautions は，感染性の強い病原体や疫学的に重要な病原体に感染もしくは保菌している患者に対し，それぞれの感染経路を遮断するために，標準予防策に加えて行われる．原因病原体の性質（図 4-15）に応じて対策される（表 4-20）．

C 言語聴覚療法にかかわる感染予防策

　言語聴覚療法は言語聴覚療法室での実施や，口腔顔面へ徒手的に運動を行うことが多い．さらには摂食嚥下訓練や構音・発声訓練時に飛沫やエアロゾルが発生し，飛沫感染のリスクが高い（図 4-15）．しかし，過剰に感染を恐れてしまうと患者との信頼関係を損なう可能性がある．言語聴覚士はそれらをふまえながら，感染リスクを減らす努力が必要である．

　訓練時の具体的な飛沫感染対策は以下のとおりである（➡ Note ㉕）．

> **Note ㉕　訪問リハビリテーションや送迎サービスでの感染対策**
> 　訪問リハビリテーションでは，利用者が高頻度に触れるものには，極力接触しない，訪問先に持ち込む物品は必要最低限とし，物品の使用前は手指衛生，使用後はアルコール消毒を行う．また，通所リハビリテーションをはじめとする送迎サービスにおいては，乗車する利用者は手指衛生を行い，マスクを着用する，車両は窓を開け，エアコンは外気モードにし換気をするなどの感染対策が必要である．

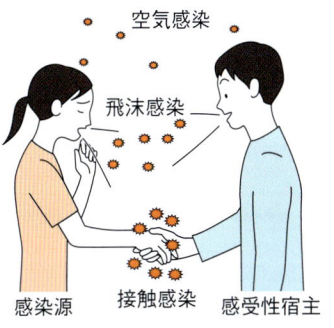

図 4-15　**感染経路の種類**

（空気感染，飛沫感染，接触感染，感染源，感受性宿主）

表 4-20　経路別予防策の対象

経路別予防策	予防策の対象	方法
接触予防策	・多剤耐性菌（MRSA など） ・クロストリディオイデス・ディフィシル ・ノロウイルス ・水痘ウイルス ・疥癬など	・配置：個別隔離 ・個人防護具：個室に入室する際には手袋とガウンを着用する ・その他：物品を持ち込まない ・高頻度接触面の消毒
飛沫予防策	・インフルエンザウイルス ・新型コロナウイルス（COVID-19） ・風疹ウイルス ・ムンプスウイルス	・配置：個室隔離 ・個人防護具：個室に入室する際はサージカルマスクやゴーグルを着用する ・その他：血圧計や聴診器などの機器は感染者専用とする．原則的にリハビリテーション室や言語聴覚療法室への移動は控える
空気予防策	・結核 ・麻疹ウイルス ・水痘ウイルス ・新型コロナウイルス（COVID-19） ※エアロゾル発生手技を行う場合	・配置：陰圧室管理での隔離措置 ・個人防護具：入室の際は N95 マスクを着用する ・その他：飛沫予防策と同様

① 患者の飛沫を直接浴びる方向に位置しない．

② 運動指示（模倣）は，後方から鏡を用いて行う．

③ 構音器官の運動指示（模倣）は，録画した動画を活用する．

④ 対面で訓練を行う場合は，フェイスシールドやアクリルパネルを使用する．

⑤ エアロゾル発生のリスクを伴う訓練は最後に行う．

⑥ 訓練終了後は使用した訓練道具，机などを消毒する．

引用文献

1）WHO：WHO guidelines on hand hygiene in health care.
https://www.who.int/publications/i/item/9789241597906/（閲覧日：2024 年 12 月 1 日閲覧）

参考文献

・大曲貴夫：インフルエンザ患者および接触者に対する院内感染防止策．臨床リハ 24(8)：756–761，2015

Point

❶ 標準予防策と感染経路別予防策について説明しなさい．

（答えは p.183）

言語聴覚士の
キャリア教育と意義

1 養成教育のマネジメント

学修の到達目標

- 養成教育における教育カリキュラム，専任教員，学生のマネジメントを説明できる.

A 養成教育の意義

養成教育は国家資格を得る前の教育であり，資格を獲得するための教育と，その資格にふさわしい倫理観，すなわち**職業倫理**🔑[1]を獲得するための教育が必要である．前者は厚生労働省で指定された言語聴覚士学校養成所指定規則(以下，指定規則)に則って，それぞれの**養成所**🔑で特色ある教育カリキュラムとして構成される．後者は職業的な意味合いが強く，学生にはイメージしにくいが，専門職としてもつべき意識を養成教育のなかで育成させることが重要である．

> 🔑**職業倫理**
> 特定の職業にある人や団体が自らの職業の社会的責任を果たすために，専門職者として「どうあるべきか」，「どのように行動すべきか」を明文化したもので，ここでは言語聴覚士としてあるべき姿や行動のことを指す.

B 言語聴覚士学校養成所指定規則

言語聴覚士法が 1998 年に施行され，言語聴覚士という名称で業務を行うには国家資格が必要となった．国家試験受験資格の付与を可能にする，一定の水準を備えた学校および養成所を指定する基準と手続きについて定めたものが，指定規則である．言語聴覚士を養成する養成所はこの指定規則に従って，教育内容および施設・設備，教員などの教育条件の水準を確保しなければならない(➡ Note ㉖).

> 🔑**養成所**
> 言語聴覚士を養成する形態は大学，専門学校など 6 形態ある．すべての養成施設をまとめて本章では「養成所」とする.

Note ㉖ 言語聴覚士教育ガイドラインとモデル・コア・カリキュラム

日本言語聴覚士協会(以下，協会)は，指定規則改正のための要望書を提出する前に，カリキュラム改正を見据えて 2012 年に教育の軸となるモデル・コア・カリキュラムの作成を始めた[2,3]．モデル・コア・カリキュラムとは卒業時までに身につけておくべき，必須の実践的能力(知識・技能・態度)に関する学修目標のことである．言語聴覚士の国家資格を得るために必ず修得していなければならない，修学目標である．言語聴覚士のモデル・コア・カリキュラムは協会が主導して 2012 年から作成が始まり，2018 年に完成した．モデル・コア・カリキュラムの教育目標を設定する前に，求める言語聴覚士像を想定し表 5-1 のように「言語聴覚士に求められる基本的な資質と能力」を明記した．この内容は言語聴覚士の倫理綱領をより具体化した職業上望ましい能力と考えられる.

表 5-1　言語聴覚士に求められる基本的な資質と能力

① 豊かな人間性と対象者中心の思考
② 倫理的な態度
③ 確かな知識・技能と根拠に基づく臨床
④ コミュニケーション力
⑤ 連携力
⑥ リサーチ・マインド(科学的探究心)
⑦ 安全管理
⑧ 社会的役割
⑨ 後進の指導
⑩ 生涯にわたって学び続ける姿勢

さらに，専門教育においてコアになる内容を厳選して教育内容を設定した．特に教育目標はアウトカム基盤型教育を基本として，到達目標を明記した．また，すべて

の教育は簡単な内容から複雑な内容へと進展するように，基本，理解，展開と構成されている．臨床実習においては見学，評価，総合と段階的に展開することを推奨している．

モデル・コア・カリキュラムの枠組みを図5-1のように設定し，専門基礎教育と専門教育の関係とそれらの教育の最終段階として臨床実習教育があることを示した．「A. 言語聴覚障害の基礎」は指定規則改正前の専門基礎分野，「B. 言語聴覚療法の基本」「C. 言語聴覚障害の理解」は専門分野に該当するが，科目名で示していない．それは，従来，科目名だけの記載では何を学ぶのかが明確ではなく，また，言語聴覚療法の専門的学習内容との関連性が学生に示されることが少なく，個別の科目，個別の学習内容であると学生に受け取られることがあったためである．言語聴覚療法とどのような関係があり，学生は何のために学ぶのかわからず学習意欲が上がらないこともあった．言語聴覚療法と基礎領域の学習を系統的に学べるように，従来の科目名で表さなかった．

このモデル・コア・カリキュラムを載録した教育ガイドラインは，要望書の基本的な方針となっている．また，この枠組みの意図も継承されており，「A. 言語聴覚障害の基礎」の生活と生活以外は指定規則でも同じ分

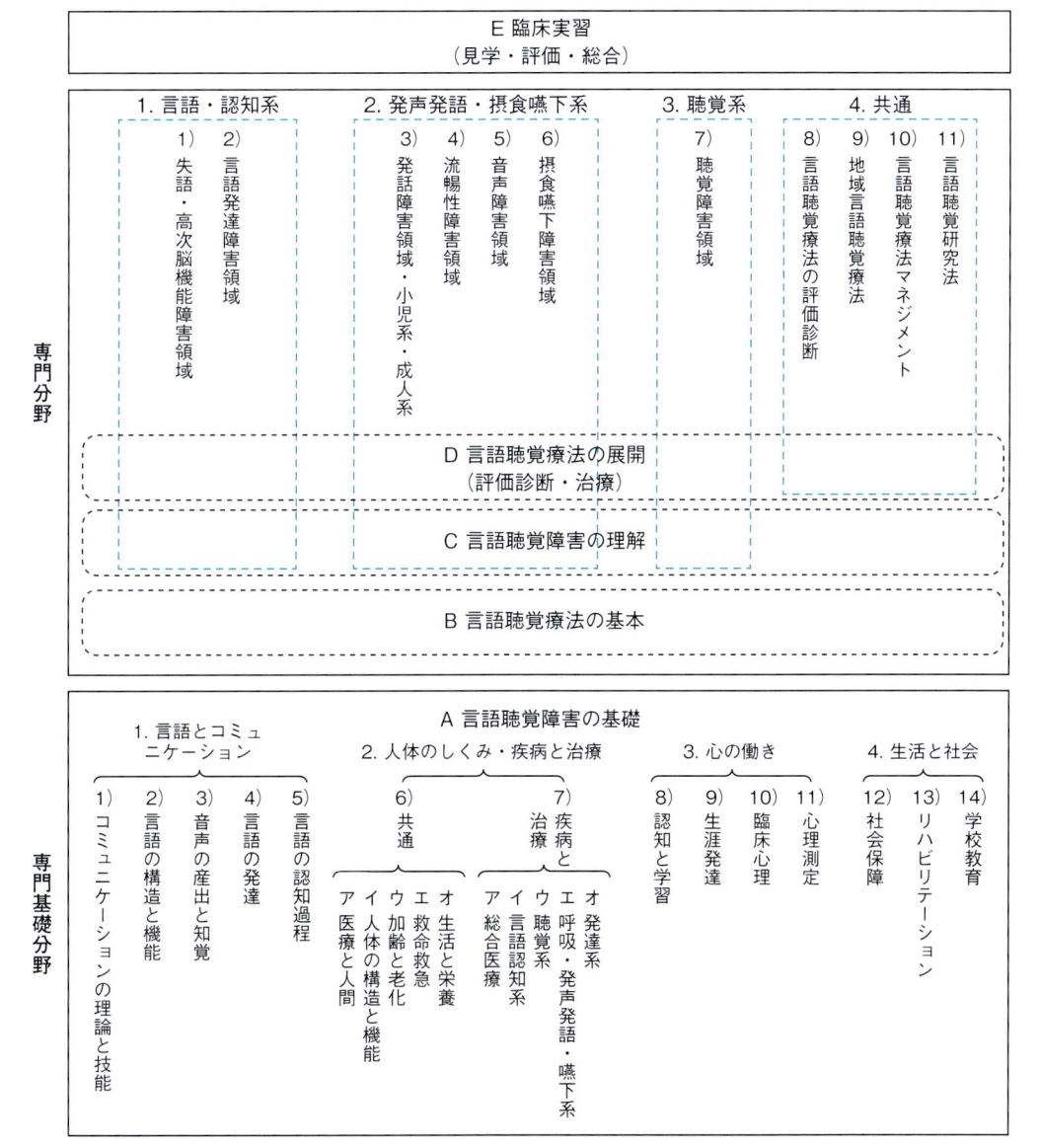

図 5-1　言語聴覚士養成教育のモデル・コア・カリキュラムの枠組み
〔日本言語聴覚士協会 言語聴覚士養成教育モデル・コア・カリキュラム諮問委員会：言語聴覚養成教育ガイドライン．p22，日本言語聴覚士協会，2018 より〕

類となっている．そのほかにも，教育ガイドラインは要望書作成の基本的な資料となり，指定規則改正にも多くの内容が反映されている．

しかしながら，2018 年に作成されたモデル・コア・カリキュラムは絶対的なカリキュラムではなく，社会情勢の変化に従って変わっていくものである．今後も協会主導で改正がなされることを，作成にかかわった 1 人として願っている．

C 言語聴覚士学校養成所指定規則の主な改正点

主な改正点は 3 つある．

❶ 総単位数と教育内容の増加

1 つ目の大きな改正は単位数と教育内容で，専門教育の履修総単位数が増加した．言語聴覚士の養成形態は多様で言語聴覚士法（第 33 条）に規定されている 6 形態からなる（→ p.173）．その 1 つである第 1 項の高等学校卒業後 3 年から 4 年の養成形態である養成所の例では，総単位数が現行の 93 単位から 101 単位に引き上げられた．その他の養成形態でも 9 単位の引き上げである．引き上げられた内容は，社会情勢の変化に対応すべく言語療法管理学，地域言語聴覚療法学など新設の科目と臨床実習の 3 単位引き上げである．

さらに新科目だけではなく，改めて授業科目とせずとも関連授業科目のなかで栄養学，薬理学，医用画像の評価，救急救命の基礎的知識を学び，言語聴覚領域の疾患との関連を系統的に配置しなければならない．これは，教育内容をシラバス上に明記することで確認できる．

❷ 教育目標と評価

大きな改正の 2 つ目は，教育目標の設定である．単位数増加だけではなく，教育内容も科目構成ではなく包括的な教育内容を重視し，各科目が系統的に学べるように構成された．そのため，教育内容に教育目標が設定された（表 5-2）．養成所は目標が到達されるように努力しなければならない．専門科目では各科目に関連性をもって学習されるよう，系統的なカリキュラム構成が望ましい．たとえば，多くの学生は専門基礎の臨床医学を言語聴覚療法と結びつけて学習することが容易ではないが，これは臨床医学の科目に臨床医学だけの学習に限られていたことが要因と考えられる．臨床医学のなかに言語聴覚療法と関連する内容を入れ込むことにより，学生の理解を助け興味を増加させる系統的な工夫が大切である．学んだすべての知識が臨床実習に活かされることが望ましいので，臨床実習につながるようなカリキュラムを作成することが重要である．特に臨床実習では段階を追った指導が推奨され，各段階に教育目標が設定された．その目標を達成するように教育することも明記された．また，臨床実習前後の評価も必修化し，臨床実習指導者の要件も加わった（→ p.127）．

表 5-2　指定規則改正後の教育内容と教育目標

教育内容		法 33 条第 1 号単位数	法 33 条第 2 号単位数	法 33 条第 3 号単位数	法 33 条第 5 号単位数	教育目標
基礎分野	科学的思考の基盤	20				科学的・論理的思考力を育て，人間性を磨き，自由で主体的な判断と行動する能力を培う．生命倫理，人の尊厳について幅広く理解する．国際化及び情報化社会に対応できる能力を培う．患者・利用者等との良好な人間関係の構築を目的に，人間関係論，コミュニケーション論等を学ぶ．言語聴覚療法の基盤となる知識・技能及び態度を修得する．
	人間と生活					
	社会の理解					
	言語聴覚療法の基盤					
専門基礎分野	人体のしくみ・疾病と治療	15	15	15	15	言語聴覚療法に関わる人体の構造と機能の知識を系統的に学ぶ．言語聴覚療法に必要な臨床医学，臨床歯科医学，栄養学，薬理学等の知識を学び，言語聴覚領域の疾患との関連を系統的に理解する．音声・言語・聴覚医学（神経系の構造，機能及び病態を含む．）に関する言語聴覚療法の基礎知識を系統的に学ぶ．医用画像の評価や救急救命の基礎的知識について学ぶ．
	心の働き	7	7	7	7	言語聴覚障害及び言語聴覚療法について学修するうえで基礎となる心の働きに関する知識・技能・態度を修得する．
	言語とコミュニケーション	9	9	9	9	言語聴覚療法に必要な言語・コミュニケーションに関する知識を学ぶ．
	社会保障・教育とリハビリテーション	1	1	1	1	言語聴覚療法の基礎となる社会福祉，リハビリテーション，学校教育に関する知識を学ぶ．
専門分野	言語聴覚障害学総論	2	2	2	2	言語聴覚障害の特性と種類，言語聴覚士の役割・専門性及び言語聴覚療法の基本概念を修得する．
	言語聴覚療法管理学	2	2	2	2	言語聴覚療法を支えるシステムと制度を理解し，言語聴覚療法の質及び業務・情報・安全等に関する管理について学ぶとともに職業倫理を遵守する態度を養う．
	失語・高次脳機能障害学	6	6	6	6	失語及び高次脳機能障害，言語発達障害，発声発語障害，摂食嚥下障害，聴覚障害，平衡機能障害並びに関連障害に関する知識と言語聴覚療法の評価・訓練・指導・助言，その他の援助に関する知識・技能・態度を修得する．画像情報による評価，喀痰等の吸引についても修得する．
	言語発達障害学	6	6	6	6	
	発声発語・摂食嚥下障害学	9	9	9	9	
	聴覚障害学	7	7	7	7	
	地域言語聴覚療法学	2	2	2	2	障害児・者，高齢者の地域における生活を支援するための諸制度や自立支援，就労支援，地域包括ケアシステム及び多職種連携など言語聴覚士に必要な知識・技能並びに支援のあり方について修得する．
	臨床実習	15	15	15	15	社会的ニーズの多様化に対応した臨床的観察力・分析力を養うとともに，治療計画立案能力・実践能力を身につける．言語聴覚士の役割・職務を理解し，対象児・者の特徴と問題を把握して，言語聴覚療法の評価・訓練・指導・支援の技能を養う．また，チームの一員として連携の方法を修得し，言語聴覚士としての基礎的な実践能力を培う．
合計		101	81	81	81	

〔厚生労働省：言語聴覚士養成所指導ガイドライン，2024 より〕

❸ 専任教員

改正の3つ目は専任教員に関することである．専任教員の数が増員された．その理由は新科目の増設と臨床実習全体の計画の作成，臨床実習施設との調整，臨床実習の進捗管理などを行う者（以下，実務調整者）として，専任教員から1名以上の配置が規定されたからである．さらに，専任教員は，臨床に携わるなどにより，臨床能力の向上に努めることも加わった．多様な業務をこなすために増員が必要となった．

数だけではなく，言語聴覚士の質の向上を目指すには，養成教育を担う専任教員の教育力の見直しは必然である．そこで，専任教員の要件が2027年までは臨床経験が5年以上であるが，2028年以降はそれに加えて，厚生労働大臣の指定する講習会を修了するか，大学か大学院で教育に関する科目を4単位以上修めた者となる．これは2027年以降入職の専任教員の要件であるが，すでに専任教員である者も教育力の充実を求めて不断の努力が望まれる．

Ｄ 専任教員のマネジメント・管理体制

専任教員は，養成所の形態によって役割と活動が異なる．大学および大学院では教育，研究，社会貢献が，専門学校では教育が求められる．さらにどの養成所においても，臨床能力を向上させることは必要である．ほとんどの養成所には管理者が設定されており，カリキュラム策定や，学科や課程の活動を取りまとめている．養成教育では，特にカリキュラムの管理が管理者に課せられた重要な役割である．実施カリキュラムで学生の学習に支障がないか，学習をさらに進めるカリキュラムの改善はないかなど，常に配慮しなければならない．学生の教育が円滑に進むように，教員の仕事量の調整や適切な役割の選考は教員の意欲向上と信頼関係の構築につながる．特に，教員間，教員と学生の人間関係にも配慮する必要がある．学内のコンプライアンスに注意し，ハラスメントに留意することが大切である．

❶ 教員の役割

教員の教育力の向上，研究の促進，社会貢献は多くの大学で**教員評価**🔍のポイントとなっている[5]．組織としても，教員の能力拡大をねらい**FD**(faculty development)🔍を取り入れ，教育内容や教育方法，研究の紹介や研修会の開催などが義務付けられている．また，自発的な自己開発（SD：self development）では，個人の興味や能力により内容や方法が選択できる利点があるが，義務ではないので，高い意欲と強い自己調整力が必要である．このように，個々の教員も，今の自分より高いレベルを追求することが望まれる．医療サービスを業とする言語聴覚士の教員は，学生にとってモデルとなる存在である．教員が求める言語聴覚士像を学生に要求するなら，まず，自

🔍**教員評価**
2008年に社団法人日本私立大学連盟大学評価委員会教員評価分科会が教員評価にかかる基本理念を以下のように示している．
①「個々の教員の様々な領域における活動能力を高めることによって，大学全体の能力向上・活性化に資する」という目的のもとに実施される重要な活動（FD）の一環である．
②教員評価の実施とは，大学が社会的使命・責任を果たしていることの説明責任を担保するためのものである．

🔍**FD**
「教員が，授業内容・方法を改善し，向上させるための組織的な取組の総称」を示し，専門職大学院では2003年度より，大学院では2007年度より，学部では2008年度より実施が義務付けられている．

らモデルとなる行動を示すと説得力が出る．例えば，コミュニケーション演習を指導している教員が学内で学生に会ったときに学生の挨拶に答えない態度は，教育力以前の問題であろう．反対に，いつもニコニコして学生にも教員にも同組織のスタッフにも同じ感じのよい態度で接している教員の姿は，学生の規範となるであろう．

　今の養成所はレベルの差はあれ，すべての施設で無条件で学生を受け入れておらず，選別を行っている．入学を許可した学生の教育に責任をもたなければならない．責任をもつとは，ナイチンゲール[4]によると「あなた自身が適切な処置を取るだけではなく，他の誰もがそうするように見届けること」である．これを執筆者なりに，「A 教員自身が学生のために適切な教育を実践するだけではなく，A 以外の教員も適切な教育実践がなされるように見届けること」と解釈する．組織として 1 人だけがよい行いをしても意味がなく，全体でよい方向へ進むような働きかけがメンバー 1 人ひとりに要求されている．これが組織を構成するメンバーの役割でもあろう．

E　学生のマネジメント

　養成所は学生を教育してその役割を果たすので，主役は学生である．現在，主流となりつつある教育のシステムである**アウトカム基盤型教育**🔑も学生が何を学んだかが問題となる．そこで，学生をマネジメントすることが養成所として重要な意味をもつ．では，今の学生にはどんな特徴があるのだろうか．

1　若者の意識

　2022 年に内閣府が調査し，翌 2023 年に報告した「こども・若者の意識と生活に関する調査（令和 4 年度）」[6]から 20〜24 歳の項目を抜きだしたものが図 5-2 である．養成所で問題となっているコミュニケーションに関しては，「その場に合った行動がとれる」「表情やしぐさで相手の思っていることがわかる」はあてはまる割合が高く，受容面に関しては問題がないととらえている若者が多い．反対に「やりたくないことは断る」「自分の考えをはっきり相手に伝える」については「あてはまる」の割合が少なく，苦手とする若者が多いのかもしれない．入学する学生の集団も異なるので言語聴覚士養成所にあてはまるとは限らないが，若者の多くは受信には自信があるが発信は苦手な傾向があるのかもしれない．

　また，全体的に「親から愛されている」「幸せである」と感じている一方で，「自分に満足している」「今の自分が好きだ」「誰とでもすぐに仲良くなれる」「うまくいかないことにも意欲的に取り組む」に該当する割合は 60 ％前後で，高いとはいえない．自分に満足していないことは，よりよい自分を求めて努力する方向へ働きかけることもできる．「今の自分が好き」以外の項目については消極的な傾向はあるが，「社会のために役に立つことをしたい」が高い割

🔑 **アウトカム基盤型教育**
　最終的（卒業時）に到達すべき目標やゴールを明確にし，学習者がその目標やゴールに向かって主体的に学ぶことを目指す教育システムである．最終的に到達すべき目標やゴールをアウトカムという．

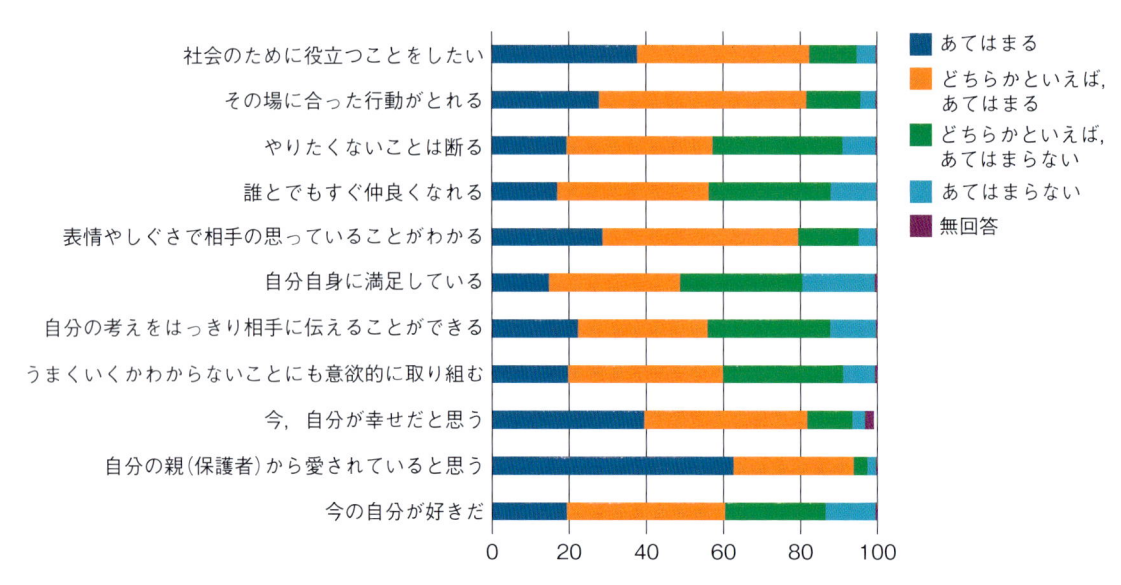

図5-2　20〜24歳の若者の意識と生活に関する調査
〔「こども・若者の意識と生活に関する調査（令和4年度）」より〕

合で，このような意識をもつ若者には，この職域での活躍を期待することは大きい．

❷ 中途退学者と修学サポート

入学者に養成所側は規定の修学年限で卒業することが当然の課題であり，次に資格を獲得するために，国家試験を受験し合格させることである．履修のカリキュラムの重要性だけではなく，学生の意欲や興味を持続させ卒業まで導くように学生をマネジメントしなければならない．意欲や興味の持続は近年，大きな問題となっている．文部科学省高等教育局が実施した「令和5年度 学生の中途退学者・休学者数等に関する調査結果」[7]では大学・短期大学の中途退学（中退）者数は増加している．その理由は図5-3のように転学・進路変更の次に学生生活不適応，修学意欲低下の割合が高かった．

また，民間の調査[8]によると，中退者のうち半数以上に留年の経験があり，その理由の第1位は「授業についていけなかった」が文系17.5％，理系50.0％で，第2位は「授業内容に興味がもてなかった」が文系43.9％，理系25.7％であった．中退の理由として「授業内容に興味がもてなかった」が文系29.1％，理系25.4％と最も多く，次いで「留年したから」が文系20.9％，理系26.1％，「経済的事情・家庭問題」が文系22.4％，理系14.5％，「授業についていけなかった」が文系8.2％，理系19.6％だった．中退の前に得られていれば中退しなかったと思うサポートとして，「学習支援（教員や職員などからの）や心理相談（教員や職員などとの）」があげられた．

以上2例の調査結果から，養成所での修学支援が重要課題であると考えられる．各養成所でも所内に修学支援のための施設を開設するところもあ

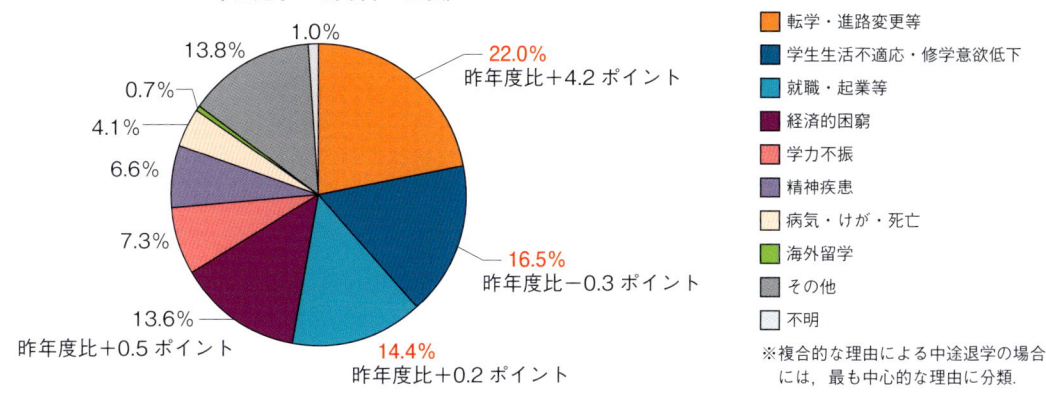

a. 中途退学の理由（単一選択）

- 転学・進路変更等
- 学生生活不適応・修学意欲低下
- 就職・起業等
- 経済的困窮
- 学力不振
- 精神疾患
- 病気・けが・死亡
- 海外留学
- その他
- 不明

22.0%　昨年度比＋4.2 ポイント
16.5%　昨年度比－0.3 ポイント
14.4%　昨年度比＋0.2 ポイント
13.6%　昨年度比＋0.5 ポイント
7.3%
6.6%
4.1%
0.7%
13.8%
1.0%

※複合的な理由による中途退学の場合には，最も中心的な理由に分類.

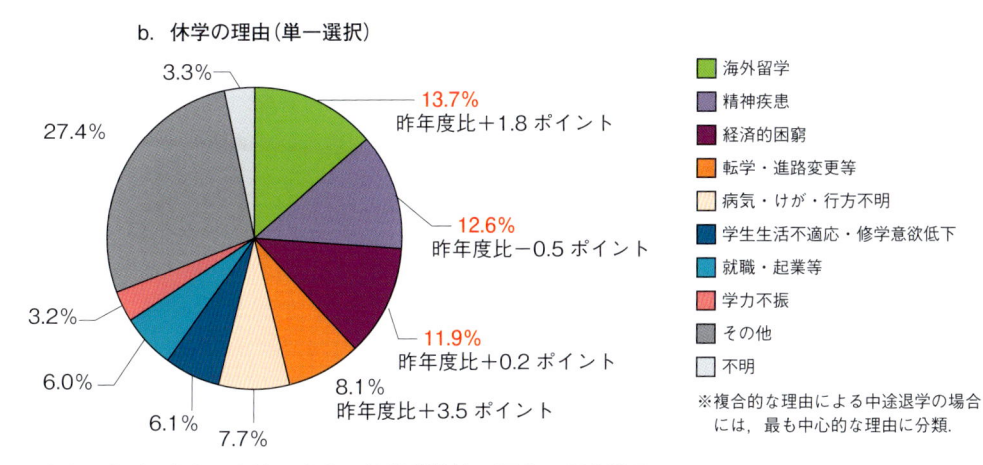

b. 休学の理由（単一選択）

- 海外留学
- 精神疾患
- 経済的困窮
- 転学・進路変更等
- 病気・けが・行方不明
- 学生生活不適応・修学意欲低下
- 就職・起業等
- 学力不振
- その他
- 不明

13.7%　昨年度比＋1.8 ポイント
12.6%　昨年度比－0.5 ポイント
11.9%　昨年度比＋0.2 ポイント
8.1%　昨年度比＋3.5 ポイント
7.7%
6.1%
6.0%
3.2%
27.4%
3.3%

※複合的な理由による中途退学の場合には，最も中心的な理由に分類.

図 5-3　令和 5 年度 学生の中途退学者・休学者数等に関する調査結果

り，今後も修学について引き続き支援する必要がある．また，心理的な問題に関してもサポートが必要で，相談室など開設している養成所も多く，この窓口を周知し利用しやすい状況を構築することが大切であろう．常に学生とコンタクトを取り，コミュニケーションを交わすなかで，より細やかなサポートをしやすい状況をつくることが養成所の責任として求められる．

③ 学生の自己管理力と省察

　学生のなかには遅刻する，欠席する，忘れ物が多いといった自己管理能力が不足している者がいる．その原因を学生とともに探したり，対策を考えたりすることも必要である．このとき有効な方法に**省察**🔍がある．内山[9]は学生とのフィードバックにおいて省察を取り入れた．その結果，「あなたにとって省察がプラスの意味をもつか」と聞いたところ，89％の学生が「もつ」と答え，11％の学生が「もたない」と答えた．もつと答えた学生は，「自分の考えが整理でき，自己フィードバックの習慣がついた」と答えた．医学教育でも省察の教育的効果を示唆している[10]．実際に省察させると教員が指摘

🔍 **省察**
　一般的には，自分自身を省みて，そのよしあしを考えることだが，医学領域の教育では，自分の経験について振り返って考えることであり，医療の実践に不可欠の能力であるといわれている.

したい点を問題視していることがよくあり，学生が自覚していることに教員も気づく．何より，自分で自分のことを見直す習慣をつけ，自分のことを考え自分のことばで表現する練習にもなる．また，学生が思っていることを教員が話したとしても，学生の感覚が「同じか…」で終わるところを，学生が話したことに教員が「いいところに気がついたね！」と積極的な意見をつけ加えることで，学生の自己効力感の向上につながる可能性がある．

自己管理能力を高めるための方策として，学生に自分のことを分析させ，メタ認知を育成させ，その対策として学生が提案する改善策を支援することが大切だと考える．

F 国家試験受験のマネジメント

養成所の責任は国家試験受験要件の取得であるが，資格が取得できなければ言語聴覚士ではないので，どの養成所も臨床実習が終わると国家試験対策に奔走する．そのときだけではなく入学時より漸次的に推し進めている養成所が多いと推察する．合格者の割合が次年度の入学希望者数を反映するとまでいわれ，養成所は重要な課題として毎年取り組んでいる．国家試験はほぼ70%前後の合格率で，毎年 1,700 人前後の言語聴覚士が誕生する[11]．しかし，高齢者の増加で高齢者施設において言語聴覚士の需要が高く，供給が追い付かない．合格率を 100% に近づけ，多くの言語聴覚士を輩出することが社会のニーズに応えることになる．

国家試験は午前・午後の合計 5 時間で 200 問に回答し，そのうち 60% 以上の得点で合格できる．すべてマークシートによる 5 肢選択である．現役の学生は養成所が取りまとめて受験に必要な書類を**公益財団法人医療研修推進財団**🔍に提出する．受験に際して，特別な配慮が必要な学生は事前に申し出ることにより，対応が可能な場合もある．

学生は今の自分の実力が常に気になるので，養成所では適切な時期に模擬試験を実施し確認する．近年，業者による模擬試験も行われており，教員の負担を軽減できる可能性が出てきた．

また，参考書も以前に比べると増えたため，学生に合ったものを選んでじっくり学習できるよう，環境を整え指導することが教員に求められている．

🔍**公益財団法人医療研修推進財団**
　医療従事者に対して資質の向上をはかることを目的とした各種の医療研修・講習会を実施している組織で，言語聴覚士の国家試験と登録に関する事務を担当している．

引用文献
1) 髙嶋愛里, 他：専門職としての意識と責任. 医療通訳育成カリキュラム基準」(平成 29 年 9 月版)準拠 医療通訳. 一般財団法人日本医療教育財団
　https://www.mhlw.go.jp/file/06-Seisakujouhou-10800000-Iseikyoku/0000209872.pdf (2024年 12 月 1 日閲覧)
2) 内山千鶴子：言語聴覚士養成教育における教育ガイドラインとモデル・コア・カリキュラム構築に関する研究. Precision Medicine 3：70–74, 2020
3) 内山千鶴子：言語聴覚士養成教育ガイドライン：2017〜2019 年度科学研究費助成研究, 基盤研究 C, 課題番号 17K01090「言語聴覚士養成における教育ガイドラインとモデル・コア・カリキュラムの検証と確立」, 2021
4) フロレンス・ナイティンゲール(著), 小玉香津子, 他(訳)：看護覚え書き—本当の看護とそうでない看護. p44, 日本看護協会出版会, 2019

5） 社団法人日本私立大学連盟大学評価委員会教員評価分科会：教員評価実施のために. p1，日本私立大学連盟大学，2008

6） 内閣府：こども・若者の意識と生活に関する調査研究（令和4年度）.
https://warp.da.ndl.go.jp/info:ndljp/pid/12927443/www8.cao.go.jp/youth/kenkyu/ishiki/r04/pdf/s2-2.pdf（2024年12月1日閲覧）

7） 文部科学省：令和5年度 学生の中途退学者・休学者数等に関する調査結果.
https://www.mext.go.jp/content/20240627-mxt_gakushi01-000013028_1.pdf（2024年12月1日閲覧）

8） 株式会社ジェイック：2023年度 中退データ集.
https://www.jaic-g.com/wp-jaic/wp-content/uploads/2024/06/sec2023data.pdf（2024年12月1日閲覧）

9） 内山千鶴子：言語聴覚学科におけるPBLとReflective（自省的）モデルによるfeed backを用いた自主的学びの効果の検討. 人と教育 11：29-35，2017

10） Peter Cantillon, et al（編），吉田一郎（監訳）：医学教育ABC，学び方，教え方. 篠原出版新書，2004

11） 一般社団法人日本言語聴覚士協会：言語聴覚士国家試験の合格者数
https://www.japanslht.or.jp/about/trend.html（2024年12月1日閲覧）

参考文献
- 岩崎夏海：もし高校野球の女子マネージャーがドラッカーの『マネジメント』を読んだら. 新潮文庫，2015
- 飯島佐知子，他：看護管理と医療安全. 放送大学，2023

> **Point**
>
> ❶ 2024年に改正された言語聴覚士学校養成所指定規則の大きな改正点を3つあげなさい.
>
> ❷ 学生のマネジメントにおいて，学生の中途退学を防ぐ対策をあげなさい.
>
> ❸ 学生のマネジメントにおいて，学生の自己管理力を高める方法をあげなさい
>
> （答えは p.183）

2 ／ 臨床実習のマネジメント

学修の到達目標
- 臨床実習の意義について説明できる.
- 段階的に設定されたそれぞれの臨床実習の内容を説明できる.

A 臨床実習の意義

　臨床実習は，学生が学内で学んだ知識や技術について病院や施設の臨床現場での体験を通じてより深化させることができる機会である. 日本言語聴覚士協会「臨床実習マニュアル 改訂版」によると，臨床実習は実習生のみならず実習指導者および養成校教員にもそれぞれに影響があることが，以下のように示されている.

　「実習生はそれまでに学習した知識が，点でつながって線になり，さらに面や立体につながっていくように，本人のなかでネットワークとして再構築されることである. また，対象者や家族，実習指導者や関連専門職などとのかかわりを通して強い動機づけが得られ，言語聴覚士の仕事に対する理解

や，専門職を目指すこの自覚が深まる．また，実習指導者も臨床実習に携わることによって新鮮な刺激を受け，実習生よりも深い学びを得て，そのことによって自らの臨床の質が向上していく．養成校教員にとっては講義や演習の成果が具体的に試される最初の機会となる．学生と臨床のさまざまな体験を共有できるのは教員にとっても大きな喜びとなる．」[1]

　以上のように，三者それぞれにとっての意義を理解することができる．

B 臨床実習の段階的導入

　言語聴覚士養成教育ガイドラインによると，言語聴覚士の養成教育においては，**early exposure（早期体験実習）**🔑の教育的効果が大きく，臨床実習は早期から取り組める実習形態とすることが望ましいという考えのもと，臨床実習の実施に当たっては，**見学実習，評価実習，総合臨床実習**の3段階を設け，評価実習および総合臨床実習を主体として，相互に関連性をもって体系的な指導が行われるようにすることを推奨している[2]．

　臨床実習の単位数は従来12単位であったが，指定規則の改正（2024年3月29日公布）により15単位に増加された．15単位のうち400時間以上は病院または診療所において行うことが必要とされている．また，臨床実習のうち1単位は臨床実習前後の評価および臨床実習後の振り返りを実施することが新たに追加された．

> 🔑**early exposure（早期体験実習）**
> 入学して早期より，医療人となるモチベーションや覚悟を養うために医療現場の体験を行う．医療現場のみならず介護，福祉，特別支援教育などさまざま現場を体験する．

❶ 見学実習

　言語聴覚士が実際に臨床を行っている場面を見学する．期間は1〜2週間であり，できるだけ低学年で実施する．対象領域は医療施設や介護，福祉，特別支援教育などになる．

　「言語聴覚士養成所指導ガイドライン（2024年5月24日通知）」によると見学実習の教育目標として，① 言語聴覚障害のある人のかかえる問題とその背景について学ぶ，② 言語聴覚士の役割と業務について学ぶ，③ 見学する施設の特徴と地域における役割について学ぶ，④ 職業倫理（守秘義務など）について学ぶこと[3]があげられている．

ⓐ オリエンテーション

　学外での実習になるため事前に以下の項目についてしっかりと身につけておく必要がある．施設見学が患者様，ご家族，各施設の方々の厚意によって成り立っていることを忘れず，見学中の態度や姿勢全般に対して注意して行動する．以下は筆者の勤務校で指導している内容である．

1）身だしなみ（図5-4）
　周囲へ清潔感を与えるようにする．
　【服装】実習衣などに汚れやしわがないか注意する．
　【頭髪・髪型】不快感を与えないように注意する．

長い髪は結ぶ．また髪色は学校で指定され
た基準があればそれに従う．髭^{ひげ}はきちんと剃
る．アクセサリー(ピアス，ネックレス，指
輪，ブレスレットなど)は外しておくほうが
よい．爪は短く切る．

2）態度
　学生としての最低限のマナーを守る．
- 姿勢を正す(立ち方，すわり方，歩き方，
  待ち方に注意する)．
- 私語，居眠りは厳禁．携帯電話は持ち歩か
  ない．
- メモを取るときはプライバシーを考慮す
  る．
- 興味本位でジロジロ見ない．

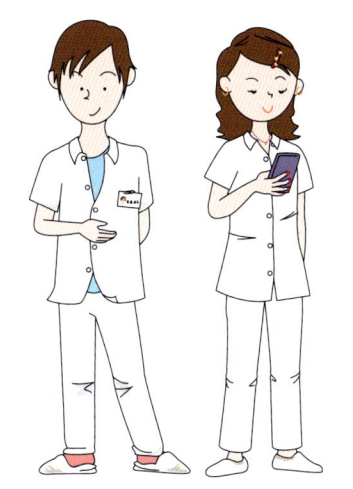

図 5-4　**不適切な身だしなみ・態度**

3）挨拶
- 必ず挨拶をする．
- 退出時には，忘れずにお礼を言う．

4）話し方
- 適切な言葉遣い，声の大きさ，スピード，間，アイコンタクトに注意す
  る．

5）時間厳守
- 10 分前行動を徹底し，遅刻しない．

ⓑ 個人情報保護
　見学中に知り得た患児・患者および入所者や利用者などの個人情報(氏名，
年齢，住所，出身地，家族構成など)を記録に残さない．また，見学後見学
の内容を他人に話す，LINE や Instagram などの SNS での書き込みは一切
行わない．写真撮影も禁止である．

ⓒ 感染対策の基本
1）手指衛生・アルコール消毒の徹底
　手指衛生とは，石鹸と流水での手洗い，擦式性手指消毒薬での手指消毒の
いずれも含んだ総称をいう．効果的な手指衛生は，手指から有機物(汚染物)
と，病原体を取り除くことである．実習中はアルコール消毒液(ジェル)を常
に携行し，一動作一消毒を徹底して行う(➡ p.106 参照)．

ⓓ 見学実習の課題
　見学実習をより充実したものにするには，各自が目標を立て，目標を達成
するための計画を立案し，実習を行い，その後の振り返りを行う **PDCA サ
イクル**🔍を取り入れてみるのも一つの方法と考える．また，実習終了後に報
告会を行うと体験できなかった施設の情報を共有することができ有効であ

> 🔍**PDCA サイクル**
> 　Plan「計画」→Do「実施」
> →Check「評価」→Action
> 「改善」→Plan という順番
> に目標を継続的に振り返
> り，改善するマネジメント
> サイクル．

表 5-3　PDCA シート作成例

1. 目標設定時に記入する.

PLAN	目標設定	目標の内容	・施設におけるリハビリテーションの内容を理解する.
		何をすべきか	・見学時のマナーを守る. ・急性期病院の特徴をつかむ.
	行動計画	具体的な行動計画	・ウェブサイトで病院の情報を収集する. ・マナーなどを本やインターネットで検索し，友達と練習する.
	実現性を高めるために	想定される障害・リスク	・事前準備のリスクになる体調やサークルやアルバイトなどについて書く.
		対処・解決方	・上記が実践できる余裕をもったスケジュールを作成する.

2. DO，CHECK，ACTION は実習終了後に記載する.

DO	実行中に生じた問題点や障害	
	それらをどのようにして克服したか	
CHECK	目標の達成評価：何点か	
	うまくいった理由	
	うまくいかなかった理由	
ACTION	次に同じようなことを行う際に留意すべきことを，具体的な行動に落としこんで記入する	

る．筆者の学校で使用している PDCA シートを参考までに提示する（表 5-3）.

② 評価実習

　「言語聴覚士養成教育ガイドライン」によると，評価実習では「実習指導者のもとで対象者に接してコミュニケーションを取り，言語聴覚療法の評価・診断を体験することを通して，臨床の基本的態度と評価・診断技能を修得することとなる．また，他職種との連携や言語聴覚士の臨床以外の業務についても学ぶ」[2]とされている．期間は 2〜3 週間程度で，見学実習と異なり実習指導者は臨床経験 5 年以上の言語聴覚士でなければならない．高卒 3 年以上の課程は 2025 年の新入生から，また大卒 2 年課程は 2026 年の新入生より，臨床実習指導者講習会（後述）の受講を修了した言語聴覚士しか実習指導者を務めることができない．実習指導者 1 名が指導を担当できる学生数は 2 名までである.

ⓐ 評価実習の課題

　日々の実習内容を記録する実習日誌（**デイリーノート**）🔑を作成し，実習指導者にチェック確認して指導してもらう.

> 🔑**デイリーノートとケースノート**
> 　デイリーノート（実習日誌）には，毎日の実習で見学したことや実施したことを簡潔にまとめて記述する．ケースノートには，症例の基本情報や評価や訓練内容，考察についてレポートとしてまとめて記載する.

実習終了後に学内報告会があれば，さまざまな施設の特徴や対象児・者の特徴や対応を情報共有することができ有用である．その際に重要なのは，個人情報をしっかり守りながら行わなければならない，ということである．筆者の勤務校では，**ケースノート**🔑を作成してもらっている．内容は，① 患者基本情報，② 評価（観察所見含む），③ 考察，④ 今後実施する検査・訓練/今後の方針，⑤ 引用文献・参考文献である．特に患者基本情報に関しては，下記の項目を個人情報に留意しながら記載するように指導している．

- 大学名と学生氏名：記載する．
- 患者氏名：記載しない．記載する場合は，イニシャルは使用せず「Case-A」のように完全に記号化する．
- 性別：M・Fで記載する（M：男性・F：女性）．
- 生年月日：生年月日は絶対に記載しない．生年月日は個人情報のなかで生涯不変であり．最も危険なデータである．
- 年齢：原則として，一桁を切り捨てた年代で記載する（例：56歳→50歳代）．
  ただし，年齢が重要なデータとなる場合には，個人を特定できないようにして慎重に表記する．
- 病名：記載する．ごく稀な疾患の場合は危険なデータとなるため，施設の方針に従う．
- 施設名：記載しない．記載の必要がある場合は，イニシャルは使用せず「A病院」「A施設」のようにする．
- 病棟名：記載しない．現病歴などで転棟や転室があり，記載の必要がある場合には，病棟の機能や名称を記載する（例：5月に急性期病棟から回復期病棟に転棟）
- 発症日など：発症年を201X年や202X年とし経過年数を次のように表示する（例：202X年12月自宅にて倒れ……202X+1年5月に脳梗塞が再発する）
- 家族：介護力や家庭環境，生育歴が対象者の抱える問題の要因である場合があるため，記載せざるを得ない場合が多々ある．記載する必要がある場合には可能な限り考慮する．
- 職歴，教育歴：記載する場合，会社名や学校名は，「A会社」「A学校」のように記号化して記載する．
- 経済的状況，身体手帳の有無，要介護度：記載する必要がある場合には可能な限り考慮する．
- その他：以下はすべて記載しない．
  住所，主治医・担当看護師・療法士の氏名，電話番号，保険種別，血液型．

❸ 総合臨床実習

「言語聴覚士養成教育ガイドライン」によると，総合臨床実習では言語聴覚

療法の評価・診断から治療(訓練・指導・支援)までの流れを体験し，総合的な臨床実践力を養う．総合臨床実習の到達目標は「言語聴覚士の指導者の助言・指導のもとに典型的な対象児・者に基本的な言語聴覚療法を提供できる」ことである[2]．外来患者が中心の施設や急性期病院のように入院期間が短いところでは，上記の目標設定が困難な場合は，施設の特徴を活かした目標を設定する．実際の総合臨床実習では，特定の患者を実習指導者の指導のもとに学生がリスクのない範囲で評価や訓練立案などを行う担当症例型がある．しかし，経験できる障害が限定されるなどの問題があるため，理学療法学教育では下記の診療参加型臨床実習の形態を取り入れる実習施設が増えてきている．

ⓐ 診療参加型臨床実習

医学教育において診療参加型臨床実習では，学生が診療チームに参加し，その一員として診療業務を分担しながら医師の職業的な知識・思考法・技能・態度の基本的な部分を学ぶことを目的としている[4]．理学療法学教育では，「見学」「協同参加」「実施」の3つの段階を設定している．「見学」は実習指導者の行う技術の解説を受けながら観察を行う．「協同参加」とは，複数回「見学」した技術を実習指導者の十分な助言および指導のもとに行うレベルである．「実施」は，実習生が複数回「協同参加」した技術を，実習指導者の直接監視下で実習生により実際行えるレベルである[5]．

❹ 実習生の評価

ⓐ 実習前の評価

1) OSCE(Object structured clinical examination：客観的臨床能力試験)

学生が総合臨床実習に臨む前に実施する．従来の筆記試験で評価できなかった能力，いわば実践的な臨床能力(コミュケーション能力を含む専門的スキル)を可能な限り客観的に問うものであり，医学教育を始め，歯学や薬学，医療技術職で導入されている．

言語聴覚士養成課程でも，技能．態度を評価する複数のステーション(場所)で OSCE を実施する報告がある．阿部ら[6]は，技能・態度を評価する複数のステーション(場面)で実施している．内容は医療面接，聴覚検査，発声発語の聴覚的評価，言語・高次機能評価，評価結果の患者への説明の6つである．各ステーションには，模擬患者，OSCE 評価者，検査機材が準備されており，ステーションごとに課題が設定されている．評価を受ける学生は順番にステーションに入り，指定された課題についての技能を一定時間内に実施している．

ⓑ 実習中の評価

1）臨床実習評価表

　臨床実習中の行動評価を行うために，各養成校で評価表が作成されている．評価項目には知識・技術面と実習先での社会行動力があげられ，個々の評価項目による評価基準を示したルーブリックの形式をとっている．ルーブリックを事前に公開すれば，学生も到達目標とする内容がわかりやすく，自己の評価と実習指導者からの評価をもとに現状の達成度や今後の課題を見つけていくことができる．

C 臨床実習指導者養成講習会

　従来，言語聴覚士の臨床実習指導者の条件は，言語聴覚士の免許を受けた後5年以上の実務経験を有することだけであった．2024年改正の指定規則において言語聴覚士養成の質の向上および臨床実習を行う養成施設における適切な指導体制の確保に資することを目的に，16時間の臨床実習指導者講習会の修了が条件となった．臨床実習指導者講習会はワークショップ（参加者主体の体験型研修）形式で実施される．プログラムは表5-4のとおりである．

引用文献
1）日本言語聴覚士協会：臨床実習マニュアル改訂版．p6，2010
2）日本言語聴覚士協会：言語聴覚士養成教育ガイドライン．pp10-12，2018
3）厚生労働省：言語聴覚士養成所指導ガイドライン（令和6年5月24日通知）

表5-4　日本言語聴覚士協会　臨床実習指導講習会プログラム

日程	時間	講義・演習テーマ
1日目	1.5	【Ⅰ．言語聴覚士学校養成所における臨床実習制度の理念と概要】 講義1　臨床実習指導者講習会の開催の背景ならびに目的 　　　　世話人の役割およびグループワークの展開法
	1	【Ⅱ．その他臨床実習に必要な事項】講義2　教育原論・人間関係論
	1.5	【Ⅱ．その他臨床実習に必要な事項】演習1　人間関係論
	1	【Ⅲ．臨床実習指導者のあり方】講義3　ハラスメント防止意識の向上
	1.5	【Ⅲ．臨床実習指導者のあり方】演習2　ハラスメントの防止について
	1	【Ⅳ．臨床実習の到達目標と修了基準】講義4　臨床実習の到達目標と修了基準
	1.5	【Ⅳ．臨床実習の到達目標と修了基準】演習3　臨床実習の到達目標と終了基準
2日目	1	【Ⅴ．その他臨床実習に必要な事項】講義5　臨床実習における学生評価
	1.5	【Ⅴ．その他臨床実習に必要な事項】演習4　臨床実習における学生評価
	1	【Ⅵ．臨床実習施設における臨床実習プログラムの立案】 講義6　臨床実習施設における臨床実習プログラムの立案
	2	【Ⅵ．臨床実習施設における臨床実習プログラムの立案】 演習5　ガイドラインに規定する時間内で臨床実習プログラムの立案
	1.5	【Ⅶ．臨床実習指導者およびプログラムの評価】 演習6　臨床実習指導者およびプログラムの評価

4）モデル・コア・カリキュラム改訂に関する連絡調整委員会：医学教育モデル・コア・カリキュラム令和4年度改訂版．p155，2022
5）日本理学療法士協会：臨床実習教育の手引き（第6版）．p47，2020
6）阿部和厚，他：言語聴覚療法学科2期生OSCE（学部報告）．北海道医療大学心理科学部研究紀要2：127–137，2006

Point

❶ 臨床実習の3つの段階をあげなさい．

（答えは p.183）

3 キャリア教育

学修の到達目標

- 言語聴覚士のキャリア教育とキャリア形成の意義を理解できる．
- 言語聴覚士の自己研鑽の方法と生涯教育プログラムについて理解できる．

A キャリアとキャリア教育

　キャリアとは，過去から将来の長期にわたる職務経験や，そのための計画的な能力開発の積み重ねを指す[1]．1人の言語聴覚士のキャリアは，働き始めてから体験する一連の仕事とその経験の積み重ねでつくられるが，キャリアは年齢を重ねて自然に身に付くものではない．キャリアは一般に，個人の成長に伴って直面する課題を達成しながら，段階的に発達していくものである．

　個人の職業とキャリアとの関係は，**外的キャリア**と**内的キャリア**という2つの軸からとらえることができる（図5-5）[2-4]．外的キャリアとは経験した仕事の内容や所属した組織や地位，形成した人脈などであり，言語聴覚士においては所属施設とそこでの臨床業務や組織内での役割が当てはまるだろう．一方，内的キャリアとは臨床業務などの職務などを通じて経験した感情や思考，形成された価値観といった主観的な感覚を含む．個人のキャリアは，外的キャリアと内的キャリアが関連しあい，結びつくなかで発展していくが，このような個人のキャリア形成を促す働きかけを**キャリア教育**と呼ぶ[5]．

B 言語聴覚士におけるキャリア形成の意義

　言語聴覚士がキャリアを形成することには2つの意義がある．1つは，ほかの職業と同様に，1人の言語聴覚士の人生において充実した職業生活を送る意義である．個人の人生観を軸にワーク（仕事）とライフ（生活）を統合し，社会生活者として自己実現をはかることが望まれる．もう1つは，言語聴

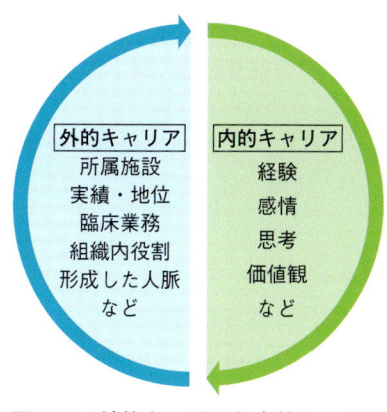

図 5-5　外的キャリアと内的キャリア

外的キャリア
所属施設
実績・地位
臨床業務
組織内役割
形成した人脈
など

内的キャリア
経験
感情
思考
価値観
など

覚士の職業的責務および倫理としての自己研鑽の意義である．有資格者の職能団体である日本言語聴覚士協会の倫理綱領[6]には，「言語聴覚士は，関係する分野の知識と技術の習得に常に努めるとともに，その進歩・発展に尽くす」とある．言語聴覚障害学の進歩は速く，医学・医療を含む関連領域の学問の進歩や科学技術も，加速度的に変化している．このようななかで，私たち言語聴覚士は，知識と技術の習得を「常に」意識し，自らのもつ情報と技術を更新すると同時に，社会の変化にも対応していくことによって，良質の言語聴覚療法を継続的に提供することができる．しかし，1人の言語聴覚士だけですべての知識と技術を1から収集することは困難である．そのため，職場での学修はもちろんのこと，後述する職能団体における研修会や養成校における卒後研修会を含め，さまざまな研修や生涯学習の機会を通じて，ともに研鑽を積むことが重要である．

　次に，1人ひとりの言語聴覚士が，卒後によりよいキャリアを形成していくために知っておくべき点について述べる．

C 自己研鑽の方法

1 文献検索

　文献検索によって，継続して言語聴覚療法および関連情報の収集と知識の更新を行うことは，専門職にとって必要不可欠な習慣である．入手可能な最良の科学的根拠を調べることによって，根拠に基づく言語聴覚療法を実践することができる．

　このように入手可能な最良の科学的根拠を調べる方法の1つが，文献検索による先行研究の検索である．言語聴覚療法に関係する疾患，症状，評価，訓練・指導・支援に関して，多くの学術論文が報告されている．現在，多くの検索プラットフォーム（医学中央雑誌，CiNii Research，PubMed，ASHA Evidence Maps，Google Scholar など）が利用可能であり，日本言語

聴覚士協会の学術誌「言語聴覚研究」は，「医書.jp」などでの検索が可能である．論文がすぐに手に入らない場合には，図書館などでの取り寄せや購入も可能である．

❷ 研修会や講習会，学会への参加

　日本言語聴覚士協会および都道府県士会（以下，士会）において，多数の研修会，講習会が広く実施されている．これらの情報は，日本言語聴覚士協会および士会のウェブサイトや，各種学会のウェブサイトや学術誌などで入手できる．研修会を受講して最新の知識や技術を習得するとともに，症例検討などを通じて，臨床実践への活用や自らの臨床技能の向上をはかることができる．また，受講によって特定の資格を取得するなど，キャリア形成に直結する場合もある．さらに近年ではオンライン配信が普及し，また手ごろな価格の講習会もあるため，積極的な受講が望まれる．

❸ 学術活動の実践

　言語聴覚士として臨床業務に日々邁進している者にとってこそ，学術活動は重要である．言語聴覚士の学術活動は，個人の満足や実績のためだけに行うのではない．2005年，**ASHA**▶は，根拠に基づく言語聴覚療法を実践することにより，個人の経験や熟練者の考えに影響され，これに頼る臨床から脱却し，「入手可能な最良のエビデンスを把握した上で患者・家族の意向，病態，専門職としての経験や臨床環境を統合して，現時点で最善の言語聴覚療法を提供する」ことを提唱した[7]．言語聴覚士自身が，日々の臨床活動の効果を言語聴覚療法のエビデンスとして広く社会に知らしめるために，言語聴覚療法に関する臨床研究のさらなる推進が求められている．

　次に，具体的な学術活動の実践の1つである学会発表と論文投稿について述べる．

▶ **ASHA**
American Speech–Hearing Association
米国の言語聴覚士の職能団体であり，世界最大の言語聴覚士の職能団体である．

ⓐ 学会発表

　学会発表とは，自らの発表を開示し，内容の妥当性や新規性を討議する場である．日本言語聴覚士協会主催の日本言語聴覚学会をはじめ，言語聴覚士が発表する学会は多岐にわたるが，学会発表を行う際には，各学会の募集要項を熟読のうえ，演題募集期間中に演題題名と抄録を登録し，多くの場合審査を受ける必要がある．学会によっては発表にあたって会員登録が必要な場合がある．学会発表は，口述発表とポスター発表の形式が一般的である．口述発表は，スライドを提示して口頭で発表する．ポスター発表は，発表内容を大判のポスターにまとめ，一般にはポスター前でフリーディスカッションを行う．

ⓑ 論文執筆

学術活動の結果は，学会発表後に論文として執筆・投稿し，学術誌に掲載されることによって広く公表され，活用される．学術雑誌に論文を投稿する際には，投稿規定を熟読し，規程に従って執筆する．投稿論文は多くの場合査読(ピア・レビュー)を経て掲載可否が判断され，受理されたのちに掲載される．

④ 大学院への進学

言語聴覚士が大学院に行く意義は，1つの研究テーマを深く掘り下げ，文献検索の技法や研究技法，および研究的思考方法を技能として身につけることによって，より良い臨床を行えるようになることである．大学院で学ぶことにより，臨床における問題を適切に発見する技術の向上，臨床実践における問題解決技術の向上，言語聴覚療法の効果検証の技能の向上が見込まれる．大学院で学んだ研究的思考や技法を臨床活動に利用することによって，個人の臨床技能の向上にとどまらず，言語聴覚療法のエビデンスの創出に寄与することになる．現在，社会人が臨床を継続しながら，夜間や休日に通学し，課程を修了できるようなプログラムを提供する大学院もある．大学院への進学によって，同じ志をもつ仲間と出会い，議論を交わすことによって，多彩な研究テーマや活動が生まれる可能性が高い．

博士課程においては，前述の臨床技能の向上に加え，後進の育成や言語聴覚療法の将来を考える人材の育成がなされる．将来的に養成教育職や研究職を志望する場合には，修士号・博士号の取得は必要不可欠である．

Ｄ 生涯教育プログラム

言語聴覚士のキャリア形成の中核は，言語聴覚療法の技能の「習得」と「熟達」(→ Note ㉗)である．言語聴覚士の専門技能の習得には一定の期間を要し，一般的な専門技能と同様に，初心者から，新人を経て問題解決可能な一人前となり，十分な判断力をもつ中堅者，そして膨大な経験と理論が統合された達人の段階へと進み，完成すると考えられる．また，後輩の指導や部門のマネジメント，社会貢献活動なども専門技能と同時に多面的に発達していく．このような多彩な技能習得を支えるのが生涯教育プログラムである．具体的にどのように実施されているかを見てみる．言語聴覚士が就職した病院などには人材育成ラダーが設定されている場合もあり，組織内の人材育成プログラムによって，医療人としての基礎的臨床能力や職業人，組織人としての研鑽を積むことができる．一方，言語聴覚士個人が研鑽を積むためのキャリア指針として，2021 年に日本言語聴覚士協会から「言語聴覚士のキャリアアップ」が提案されている(表 5-5)．

❶ 人材育成ラダー「言語聴覚士のキャリアアップ」

「言語聴覚士のキャリアアップ」では，期待される能力として8つの**キャリア発達領域**（「臨床実践能力」「リーダーシップ能力・マネジメント能力」「研究能力」「支援指導能力」「対人関係能力」「自己啓発能力」「連携能力」「その他の必要とされる能力：職能活動・社会貢献など」）を設定し，言語聴覚士のキャリア発達の道筋を示している．また，キャリア発達のステージは，言語聴覚士の資格取得からの経験年数を4つに分け以下のように定義している．

- ステージⅠ：専門職としての将来の準備
- ステージⅡ：キャリア開発の定着
- ステージⅢ：一定水準以上のジェネラルな能力の開発
- ステージⅣ：より専門的な臨床実践能力の開発

ⓐ 到達目標

「言語聴覚士のキャリアアップ」のステージⅠのうち「臨床実践能力」「リーダーシップ・マネジメント能力」「研究能力」を例にあげ，到達目標の具体例を見ていく．まず，「臨床実践能力」のステージⅠの場合，到達目標（期待される能力）は「指導者の指導のもとでの基本的な実践」であり，具体的な能力は8項目ある．このラダーの特徴は，期待される能力を臨床実践能力のみにとどまらず，臨床を支える研究能力や，支援指導などのマネジメント能力，多職種連携を念頭においた連携能力および個人の自己啓発能力を含め，包括的にキャリア発達の全体像を示している点である．たとえば，**表5-5**の「リーダーシップ能力・マネジメント能力」の行を見てみると，この段階ですぐにリーダーシップをとることは目標ではなく，将来を見据えた準備として，医療人・組織人としてのふるまいや自覚，チームにおける役割の理解と実践を明示している．また，「研究能力」については，文献検索の重要性を明示するとともに，症例報告の記載やそれを外部に発表することも目標として記載している．

Note ㉗ ベナーの看護論と技能習得のドレイファスモデル

専門技能習得のモデルの1つとして，ドレイファスモデルがある．ドレイファスモデルは技能習得一般のモデルであり，ベナーによって看護に適用された[8]．このドレイファスモデルによると，学習者は，技能を習得する過程で5段階の技能習得レベル（初心者，新人，一人前，中堅，達人）を経るとされる．初心者レベルは，実践経験がないが，状況の前後関係を必要としない原則に従って行動できるが，柔軟性に欠ける．新人レベルは，繰り返し生じる重要な状況要素に気づくことができるが，重要な業務の選別ができないため，臨床現場では支援を要する．一人前レベルでは，意識的に長期の目標や計画をふまえて実践ができ，問題を探し出して解決することができる．中堅レベルでは，ある状況下で起こり得る典型的な事態とその事態に応じてどのように計画を修正すべきかを習得しており，何が失敗につながるのかがわかる状態である．達人レベルでは，膨大な経験から無駄なく正確に情報を引き出し，適切な状況で応用できる．本質的な部分と非本質的な部分の区別が無意識にできる段階に到達する．

　キャリア発達領域のステージごとの到達目標について，「支援指導能力」の
ステージⅠからⅣの到達目標の進展を見ると，ステージⅠの指導者のもとで
の基本的実践では，疑問や不確かな知識・技術を明確にできることやイン
フォームド・コンセントの実践といった内容から，ステージⅡの基本的実践
では，プリセプターとして後輩職員に対し，基本的な言語聴覚療法の一連の
流れを指導することができるといった指導能力が目標となり，ステージⅢの
応用的実践では，職場の方針を理解したうえでの後輩育成や，部門単位での
教育，臨床実習指導者としての指導が加わり，ステージⅣの高度な実践で
は，組織の人材育成やマネジメントの指導，講師の役割を担う，というよう
に，段階的に高度なマネジメント能力が目標として設定されている．

　このように，「言語聴覚士のキャリアアップ」は，所属組織の人事評価を目
的としているわけではなく，個々の言語聴覚士がキャリア発達の指標として
自らのキャリア形成において活用することを目的に作成されている．

❷ 日本言語聴覚士協会の生涯学習プログラム

　日本言語聴覚士協会の生涯学習プログラムは，2004 年に開始された．現
行制度は，基礎プログラムと専門プログラムおよび認定言語聴覚士プログラ
ムから構成されている（**図 5-6**）．基礎プログラムの達成には，基礎講座と症
例検討および学会・職能活動などへの参加などが必要である．基礎講座は，
言語聴覚士の倫理，および臨床実践の基礎など，今後の職能の基盤となる
テーマが取り上げられ，士会で開催されている．専門プログラムの達成に
は，専門講座と学会・職能活動などへの参加が必要であり，専門プログラム
を達成し，満 5 年以上の臨床経験を積むと認定言語聴覚士の受講資格を得
ることができる．認定言語聴覚士を取得しない場合であっても，専門プログ
ラムは繰り返し受講がすすめられており，継続的な自己研鑽が推奨される．

　認定言語聴覚士は，2008 年に設定された高度な協会認定資格である．高
度な知識および熟練した技術を用いて高水準の業務を遂行できる言語聴覚士
を養成し，業務の質の向上をはかり社会に貢献することを目的としており，
講習会の受講と症例検討，試験合格によって認定言語聴覚士として認証され
る．更新制を取っており，持続的な研鑽が求められる．

　2024 年以降，日本言語聴覚士協会は，認定言語聴覚士以降の高度専門資
格として，専門言語聴覚士の設立準備を行っており，この準備とともに現行
の生涯学習システム（**図 5-6**）の改訂に着手している．システム改訂のポイン
トは，① 専門言語聴覚士の設置，② 講座受講と学修状況を管理できる
Learning Management System（LMS）の設定，③ 協会の人材育成ラダー「言
語聴覚士のキャリアアップ」および「言語聴覚士養成教育ガイドライン」を参
照した改訂プログラムの学修到達目標の体系化である（**表 5-6**）[9]．生涯学習
システムの詳細については，日本言語聴覚士協会のウェブサイトに順次公開
される予定であり，これを参照するとよい．

表 5-5 **言語聴覚士のキャリアアップ(日本言語聴覚士協会, 2021 年)**

キャリア発達ステージ(経験年数のめやす)		ステージ I(1 年〜3 年)
キャリア発達の課題		専門職としての将来への準備
協会での生涯学習の取り組み		基礎プログラム修了
期待される能力	主な構成要素	指導者の指導のもとでの基本的な実践
臨床実践能力	・障害,疾病に関する理解 ・言語聴覚療法の実践 ・他職種との連携 ・患者,利用者,家族の支援 ・報告書の作成	1. 指導者の指導のもと,あるいは前例の経験に基づき,基本的な言語聴覚療法の評価,問題点の抽出,訓練計画の立案,言語聴覚療法の実施,効果の判定ができ,患者・利用者,家族に対し問題点と言語聴覚療法の内容,予後について説明できる. 2. 障害,疾病に関する理解を深める. 3. 職場における臨床の流れを理解する. 4. 指導者の指導のもとで種々の報告書を作成できる. 5. 医療安全・感染予防・災害対策の基本的な実践ができる. 6. 家族の理解と支援ができる. 7. 種々の報告書を作成できる. 8. 急変時の対応ができる.
リーダーシップ能力・マネジメント能力	・多職種との協働・連携推進 ・チーム活動とリーダーシップ ・グループマネジメント ・情報管理 ・回復支援のケアマネジメント	1. 社会人,医療人としての自覚をもち行動することができる. 2. 自らの属する組織の理念や基本方針を理解し,組織の一員として責任ある行動がとれる. 3. 言語聴覚士のチームにおけるメンバーの役割を理解し,行動できる. 4. チームリハ(他職種)の業務と連携について理解でき,連携できる.
研究能力	・言語聴覚療法における研究の意義・目的・方法 ・文献検索・購読(クリティーク) ・論文作成 ・プレゼンテーション	1. 基本的な研究の意義とその方法について理解する. 2. 積極的に協会学会,士会学術集会,その他の学会・研究会に参加する. 3. 症例報告を学会や県士会での発表としてまとめることができる.
支援指導能力	・臨床のモデル言語聴覚療法実践 ＜疾患・障害特性＞ ＜急性・回復・維持・終末期＞ ＜病院・施設・在宅・地域＞ ・教育・啓発とリーダーシップ ・相談・指導 ・言語聴覚療法の質的向上活動 ・教育心理	1. 言語聴覚療法実践における疑問・不確かな知識・技術を明確にできる. 2. インフォームド・コンセントの必要性を理解し,実践できる. 3. 対象が自己決定できる支援について理解できる.
対人関係能力	・コミュニケーションスキル ・退院支援と地域連携構築 ・社会資源の活用・ネットワーク ・交渉力	1. 個人の尊厳やプライバシー尊重(倫理的配慮)した対象理解ができる. 2. 自分の考えを他者に伝えることができる. 3. 他者の意見や考えを尊重できる. 4. リハチーム(多職種)とのコミュニケーションがとれる.
自己啓発能力	・学会・研修会参加 ・自己到達度【クリニカルラダー】 ・ポートフォリオ ・目標管理	1. 言語聴覚療法部門・言語聴覚療法単位の教育計画に沿って学習できる. 2. 問題意識をもち,自己の学習課題を明確にできる. 3. 言語聴覚士協会が掲げる「倫理綱領」を理解できる. 4. 専門職として自覚ができる.
連携能力	・多職種でのチームアプローチ	
その他の必要とされる能力	・職能の理解・実践	1. 日本言語聴覚士協会,都道府県士会の役割について理解する. 2. 会員であることを理解し,各種の行事や研修会などへ積極的に参加することができる.

＊キャリア発達ステージは,経年的ステージではなくキャリアの発達ステージである

ステージⅡ（4年〜5年）	ステージⅢ（6年〜9年）	ステージⅣ（10年〜）
キャリア開発の定着	一定水準以上のジェネラルな能力の開発	より専門的な臨床実践能力開発
専門プログラム修了	認定言語聴覚士　取得	専門言語聴覚士（準備中）　取得
基本的な実践	応用的な実践	高度な実践能力と研究能力
1. 言語聴覚療法の評価，問題点の抽出，訓練計画の立案，言語聴覚療法の実施，効果の判定を対象者に対して自ら実践できる. 2. 他職種との連携をとりながら対象者にとって最善の対応を考えることができる. 3. 対象者のリハビリテーションにおいて職場がどのような位置づけにあるかを把握して，対応を実践できる. 4. 種々の報告書を自ら作成できる. 5. 他職種と連携し，時には社会資源の活用や行政との関連なども視野に入れた臨床の実践を行うことができる.	1. 言語聴覚療法の評価，問題点の抽出，訓練計画の立案，言語聴覚療法の実施，効果の判定を対象者に対して自ら実践でき，難渋する症例に対してもある程度の対応ができる. 2. 自らが専門とする分野における言語聴覚療法の実践に必要な理論と実践的知識を有し，実践することができる.	1. ある特定の分野における難渋例にも適切な対応をすることが可能で，高度な臨床を実践できる. 2. ある特定の分野における高度な理論と実践的知識を有し，高度な実践を遂行できる. 3. 後輩の臨床に適切な助言・指導ができる.
1. リハチームにおけるリーダーの役割ができる. 2. 多職種との協働・連携に主体的なかかわりができる. 3. 回復支援のケアマネジメントができる. 4. 資源（人・物・金・情報など）の有効活用ができる.	1. 言語聴覚部門の業務改善に取り組むことができる. 2. トラブルに関して論理的・道徳的な見解をもって対処できる. 3. 言語聴覚療法部門の目標達成に向けて主体的に取り組む組織あるいはチームにおける中・長期の計画をたてることができる. 4. 社会の変化や医療情勢に関心をもって情報収集ができる.	1. 保健・医療・福祉の動向を捉え，社会のニーズに応えられる言語聴覚療法が実践できる. 2. 言語聴覚療法部門の委員会活動を運営できる. 3. 組織，あるいは言語聴覚療法部門の理念・目標の達成に向けて，リーダーシップ・マネジメント力を発揮できる.
1. 一般的な研究方法を用いて学会などでの発表としてまとめることができる. 2. 自己の課題を明確にし，研究的視点で継続的に取組むことができる. 3. 研究のプロセスを踏み，研究テーマを探求できる.	1. 研究デザインを立案し，実施できる. 2. 研究成果を学会などで発表することができる. 3. 研究成果を論文としてまとめることができる. 4. 自己の研究課題に取り組むとともに，チーム研究における後輩指導ができる.	1. 高度な研究計画を立案し実践できる. 2. 研究成果を論文としてまとめることができる. 3. 後輩の研究について研究能力向上を支援し，組織的に研究活動を推進できる. 4. 自らが目指す領域・分野の明確化と研究的取り組みを継続できる.
1. 新入職員に対し，基本的な言語聴覚療法の一連の流れを指導することができる（プリセプターの役割ができる）. 2. 後輩や学生に対して言語聴覚療法実践の指導を行うことができる. 3. 対象が自己決定できるよう支援する.	1. 職場における人材育成方針に基づき，後輩の育成を効果的に実施できる. 2. 言語聴覚療法部門における教育を企画・運営できる. 3. 学生の臨床実習において実習指導者として適切に指導を行うことができる. 4. 地域における指導者として後輩の指導や育成を行うことができる.	1. 言語聴覚療法部門における教育を企画・運営・評価できる. 2. 効果的な組織の人材育成を行うことができる. 3. 目標管理における支援・指導ができる. 4. 協会や県士会での研修，講演などにおいて講師を務めることができる.
1. 倫理的感性を高め，対象への共感的理解と対応ができる. 2. チーム内の人間関係の調整ができる. 3. 退院支援を通して，地域関係者と積極的にかかわることができる.	1. 患者の権利擁護者としてのコミュニケーションスキルを発揮できる. 2. 患者・家族との信頼関係を築き，倫理的問題に対応できる. 3. さまざまな場面において，地域関係者と積極的に関わることができる.	1. スタッフのコミュニケーション能力育成の風土作りができる. 2. 地域連携を推進する人間関係の調整ができる.
1. 院内外の教育プログラムから自己の課題・関心に沿って選択し，自発的に研修参加ができる. 2. 自己の学習課題について，学習計画を立案・実践・評価できる. 3. 目標管理について理解し，自己の役割を実践できる.	1. 自己のめざす方向性・言語聴覚療法やリハビリテーション観の確立に向けて，継続的に院内外の教育活動や学会に参加できる. 2. 学習成果を後輩・同僚に伝達するとともに，言語聴覚療法実践に活用できる. 3. 言語聴覚療法の発展・開発・工夫に向けて取組むことができる.	1. 専門領域の言語聴覚療法実践能力の維持向上と，自己のキャリア発達の継続的な取り組みができる. 2. 社会の変化や保健・医療・福祉の動向をとらえ，言語聴覚療法やリハビリテーション政策ならびに組織運営に反映できる.
1. 多職種と連携し，時には社会資源の活用や行政との関連なども視野に入れた臨床の実践を行うことができる. 2. 地域における他施設との連携の重要性について理解する.	1. 士会や協会活動などを通した社会貢献においても多職種との連携が必要であることを理解し，実践することができる. 2. 地域における他施設との連携の重要性を視野に入れた実践をすることができる.	1. 多職種との連携を視野に入れ，組織運営を積極的に実践できる. 2. 地域における他施設との連携を常に視野に入れ，地域全体での社会活動の実践ができる.
1. 士会や協会の活動への参画が職能の一部であることを理解して，自ら積極的に活動を実践することができる.	1. 協会の事業をよく理解し，協会の活動への参画を通して社会貢献を実践することができる.	1. 士会，あるいは協会などで役割をもち，社会的な貢献ができる.

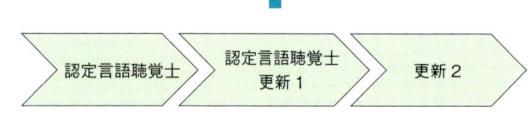

今後追加されるプログラム

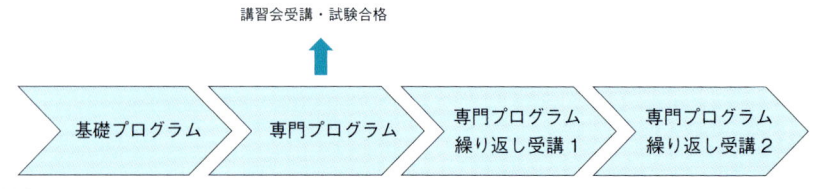

図5-6　生涯学習プログラム
（日本言語聴覚士協会，2024年現在）

表5-6　改訂生涯学習システムの学修到達目標

プログラム配置 （対応するラダー）	初級	中級	上級
臨床実践 （臨床実践能力）	指導者の指導のもとで基本的な言語聴覚療法が可能である倫理の初歩と安全管理が実践可能となる	自立して言語聴覚療法の一連の評価・訓練・支援が可能となる	最先端の理論や技術を取り入れ，実践的知識と統合して難渋例への対応が可能となる
指導・管理・運営 （リーダーシップ・マネジメント能力，支援指導能力，連携能力）	プロフェッショナリズムのもと，組織人としての振る舞いやチームの一員としての役割を理解し実践可能となる	小チームの運営，後輩のメンターおよび指導者となる多職種連携と自己の役割を理解し，実践可能となる	組織の管理運営と人材育成，臨床実習指導チーム，連携チームの構築と運営が可能となる
研究 （研究能力）	症例報告を作成するためのアカデミックスキルを学修し，実践可能となる	研究的視点をもった臨床実践を理解し，基本プロセスと学会発表と論文投稿の方法を学修し，実践可能となる	言語聴覚療法のエビデンスを構築する方法，高度な研究方法と，論文投稿の方法について学修し，実践可能となる
職能と連携自己開発 （対人関係能力，自己啓発能力，その他の能力）	専門職としてのコミュニケーション能力，キャリアマップをもち，レジリエンス，自己管理，職能と社会的役割を理解する	チーム内の人間関係調整，キャリアの再構築や展開方法，職能活動への参加や展開が可能となる	• 職能の社会的役割の発展 • 後進のコミュニケーション能力育成について学修し，実践可能となる

（日本言語聴覚士協会，2024年現在）

E　社会貢献活動

　言語聴覚士はその専門性を活かしてさまざまな社会貢献活動を行うことができる．前述した職能活動は，広く国民のために言語聴覚士の専門性を活かしたサービスの提供を維持するという点で，社会貢献活動の1つである．また，患者会の支援，地域住民に対する相談会や講演といった言語聴覚障害と言語聴覚士に関する啓蒙活動のあり方は，対面に加えて，オンライン配信の普及によって拡大している．また，JICA（国際協力機構）などを利用した海外でのボランティア活動など，海外で活動する言語聴覚士もおり，言語聴

覚士による社会貢献活動は多様に展開されている.

　言語聴覚士のキャリア形成は，これまで述べてきたように多様な可能性が
ある．個人のライフイベントに組み込みながら，言語聴覚士1人ひとりが
充実したキャリアを形成していくことが望まれる.

引用文献
1) 厚生労働省：「キャリア形成を支援する労働市場政策研究会」報告書(2002年).
　　https://www.mhlw.go.jp/houdou/2002/07/h0731-3.html(2024年12月1日閲覧)
2) Schein, E. H：Career dynamics：Matching individual and organizational needs. Addison-
　　Wesley, 1978
　　〔二村敏子(訳)：キャリアダイナミクス―キャリアとは，生涯を通しての人間の生き方・表現
　　である．白桃書房，1990〕
3) 渡辺三枝子(編)：新版キャリアの心理学　第2版　キャリア支援への発達的アプローチ.
　　pp156-157, ナカニシヤ出版, 2020
4) 村上昇：働き方の哲学. ディスカバー・トゥエンティワン, 2018
5) 文部科学省：審議会別諮問・答申等一覧：中央教育審議会答申.「今後の学校におけるキャリ
　　ア教育・職業教育の在り方について」(平成23年1月31日).
　　https://www.mext.go.jp/component/b_menu/shingi/toushin/__icsFiles/afieldfile/2011/02/01/
　　1301878_1_1.pdf(2024年12月1日閲覧)
6) 日本言語聴覚士協会倫理綱領.
　　https://www.japanslht.or.jp/about/teikan.html(2024年12月1日閲覧)
7) ASHA：Evidence-Based Practice(EBP). 2005.
　　https://www.asha.org/research/ebp/(2024年12月1日閲覧)
8) パトリシア・ベナー(著), 井部俊子(監訳)：ベナー看護論―初心者から達人へ　新訳版.
　　pp11-12, 医学書院, 2005
9) 日本言語聴覚士協会：言語聴覚士養成教育ガイドライン, 2018

Point

❶ 外的キャリアと内的キャリアの違いについて説明しなさい.

❷ 言語聴覚士におけるキャリア形成において大切なことを2つあげなさい.

❸ 言語聴覚士のキャリア形成において知っておくべき点を3つあげなさい.

(答えは p.183)

第 6 章

マネジメントの実際

1 多職種連携

学修の到達目標
- 多職種連携の概要，目標，背景が理解できる．
- 多職種連携教育の必要性が理解できる．

A 多職種連携とは

1 多職種連携の定義

多職種連携 interprofessional work（➡ Note ㉘）は，「複数領域の専門職者が，それぞれの技術と知識を提供しあい，相互に作用しつつ，共通の目標の達成を患者・利用者とともに目指す協働した活動」と定義されている[1]．多職種連携は，医療分野だけでなく，福祉分野，教育分野，行政，当事者や地域住民も含む広い概念であり，主治医によるトップダウン型組織から目的の共有，役割の分担，権限の委譲により適材者がリーダーとなる協働型組織への転換を意味し，病院から地域への移行という医療の基本的枠組みの変換という大きな改革を目指した考え方である．

2 多職種連携の目標

多職種連携の意義は，利用者のより良い生活，つまり高齢になっても病気になっても，住み慣れた場所で自分らしく最後まで暮らせることを多職種で支援することである．利用者の生活の質（QOL）の維持，向上が必要であり，そのためには，医療・福祉の連携が不可欠となる．利用者の自己決定権が尊重され，日常生活動作（ADL）の自立のための介護予防（リハビリテーションによる機能向上・維持）など，利用者がいつでもどこでも多職種連携による統合されたケアを受けることができる体制づくりが，多職種連携の目標である[1]．さらに増え続ける医療・介護費用と保険料を負担する生産年齢人口の減少への対策として，多職種連携（特にリハビリテーション専門職）が，

Note ㉘ 多職種連携とチーム医療

医療専門職チーム協働（チーム医療）については，厚生労働省で検討され，「チーム医療推進のための基本的な考え方」（2011 年）がまとめられた．しかし「地域包括ケアシステム」（2011 年）において社会・人口構造の変化に対応するために「多職種連携」の考え方に目が向けられてきた．従来使用されていた「チーム医療」という用語は，感染防止対策チームなどの医療チームだけでなく地域連携チームもあり保健や福祉と関連しているが，「医療」という限定的な意味で理解される可能性があるのに対して，「多職種連携」は，保健・医療・福祉に加えて学校や地域などを含むより包括的概念としてとらえられている．地域包括ケアが推進されている現在では，「多職種連携」がより定着している用語である．

ADLの回復を促進して早期退院が可能になれば，医療費・介護費は節約でき，長期入院による心身機能低下，認知症，抑うつなどのリスクを減らすことができる．また退院後の在宅生活でもデイケアやデイサービスによるリハビリテーションを行うことで介護予防が可能となる．利用者へのさまざまなサービスを可能にするのが多職種連携である[2]．

❸ 多職種連携の背景

ⓐ 保健・医療・福祉を取り巻く状況の変化

保健・医療・福祉において多職種連携が急務になった医療的背景には，2つの要因がある．1つには**主治医主導型から患者主導型への変化**があり，利用者の視点が重視されたことがあげられる．もう1つは，**さまざまな医療専門職の国家資格化**により専門職の分化と高度化が進んだことである．

ⓑ 人口構造の変化

多職種連携の重要な社会的背景として，わが国の人口構造の変化がある．少子高齢化，人口減少が加速しており，以下の問題点があげられる[1]．

- 高齢化により疾病構造が変化し，糖尿病などの慢性疾患が増加傾向にあり，ケアの長期化が懸念されている．また医療ケアと生活支援の両方が必要な高齢者がますます増加する[3]．
- 入院患者の高齢化により心身機能低下，認知症発症のリスクが高くなっている．
- 高齢者人口が多いことから，死亡者数が増加し，尊厳ある看取りが求められる．
- 超高齢者の急増への対応として，経済リスク，健康リスク，孤立などの複合課題への対応が必要である．
- 高齢者のADLの維持，介護予防のためのフレイル予防，生活習慣病予防，身体機能の維持のためのリハビリテーションの体制が必要である．
- 生産年齢人口の減少は，ヘルスケア労働人口の減少とともに財政維持の問題がある[1,2]．

以上のような保健・医療・福祉を取り巻く状況の変化と人口構造の変化に対応できる多職種連携が機能する場として，**地域包括ケア**という概念がある．

❹ 地域包括ケアと多職種連携

2025年問題🔍への対応から生まれた地域包括ケアは，日常生活圏において，「住まい」「生活支援」「医療」「介護」「予防」という5つの取り組みが，利用者のニーズに応じて適切に組み合わされて，入院，退院，在宅復帰を通じて切れ目なく，一体的にサービスが提供されるというもの[4]であり，「施設から地域へ」「医療から福祉へ」という方向性をもっている．具体的施策としては，退院支援の機能強化，在宅医療提供体制の強化，介護提供体制の強化

🔍**2025年問題**
第一次ベビーブーム世代（1947〜49年生まれ）が75歳以上の後期高齢者になり，人口の3割が65歳以上になるという高齢化問題．

と介護予防の推進，生活支援・介護予防サービスの充実，ケアマネジメント・地域マネジメントの機能強化など，高齢者対策の医療と介護の連携が強調されている[3]．

地域包括ケアの実現には，医療・福祉・行政の多職種連携が必須となっている．

B 多職種連携の形態

多職種連携は，展開される場によってさまざまな形態となる．Reeves らは，多職種連携を以下の4つに類型化している[5]．

① チームワーク（Teamwork）：救急部門，集中治療部門など緊急性が高い医療領域での病院内の多職種連携．

② 協力（Collaboration）：大規模病院内の緊急性の高くない部門間の多職種連携．

③ 調整（Coordination）：医療福祉施設間のコミュニケーションを円滑に行うための施設間の多職種連携．

④ ネットワーク（Networking）：情報共有によって可能となる広い地域における多職種連携．

ネットワークでは，情報通信技術（ICT）の利用により効率的な情報共有が可能である．

C 多職種連携と言語聴覚士

言語聴覚士は，医師，看護師，他のリハビリテーション職などの医療職だけでなく，保育・福祉・教育など多様な職種との多職種連携を行っている．高齢者の領域でいえば，認知症では医師，看護師，理学療法士，作業療法士，心理士，介護支援専門員，介護福祉士，社会福祉士との連携，摂食嚥下障害では，上記の職種に加えて管理栄養士，放射線技師との連携が必要である[6]．さらに言語聴覚士は，医療機関だけでなく地域（在宅）において高齢者を対象に認知症や摂食嚥下障害などの予防，早期発見，リハビリテーションなどのサービスを提供していくことが求められている．

今後ますます患者数の増大が予測される認知症においては，専門医による問診，画像診断，言語聴覚士や作業療法士，心理士の行う高次脳機能検査による早期診断が重要である．さらに厚生労働省のオレンジプラン（2012, 2015 年）で考案された**認知症ケアパス**🔍は，認知症者の地域包括ケアシステムを動かす指針である[7]．言語聴覚士は，医療だけでなく，介護保険事業所（介護老人保健施設，通所・訪問リハ事業所など）と連携することで，地域包括ケアシステムを支える役割を果たすことができる[6]．

🔍**認知症ケアパス**
認知症者に応じた支援の目標を設定し，認知症の人や家族の希望に応じた医療的ケアと在宅生活の継続支援サービスが切れ目なく提供される流れを示したもの．

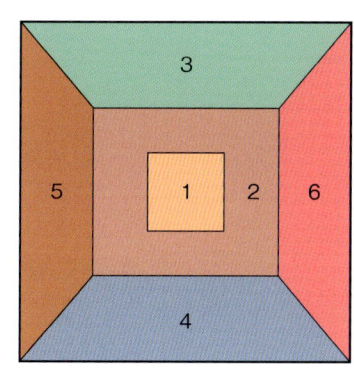

図6-1　多職種連携コンピテンシー

コア・ドメイン(1, 2)
1：患者・利用者・家族・コミュニティ中心に共通の目標を設定できる.
2：職種背景が異なることに配慮して職種間コミュニケーションが行える.
コア・ドメインを支えあう4つのドメイン(3〜6)
3：互いの役割を理解し,職種の役割を全うする
4：複数の職種との関係性の構築・維持・成長を支援・調整できる.
5：自職種の思考,行為,感情,価値観を省みて,連携協働に活かす.
6：他職種の思考,行為,感情,価値観を理解し,連携協働に活かす.
〔多職種連携コンピテンシー開発チーム：医療保健福祉分野の多職種連携コンピテンシー.
2016を改変〕

D　多職種連携教育

　多職種連携教育 interprofessional education は,多職種連携を機能させるために行われる専門職者への教育であり,「複数の領域の専門職者が,連携及びケアの質を改善するために,同じ場所で共に学び,お互いから学びあいながら,お互いのことを学ぶこと」と定義されている[1].多職種連携教育は,各職種の専門性を生かしながら,他職種を理解し,対等な立場で連携することを学ぶ.多職種連携を実践するための能力は,**多職種連携コンピテンシー**(図6-1)と呼ばれ,中心となる利用者を取り囲む職種間コミュニケーションをコア・ドメインとし,さらにコア・ドメインを支える各職種の果たす役割を表した4つのドメインから成り立っている[8].多職種連携コンピテンシーには知識・技能・態度の要素が含まれており,講義だけでなく,演習,実習による教育が必要である[2].

　多職種連携コンピテンシーは,専門職養成機関の卒前教育や就業施設での現任者教育を通じて獲得される.多職種連携教育の成果・効果評価は,卒前教育,卒後教育で多職種連携コンピテンシーの達成度を評価する方法が現在検討されている.

　多職種連携の実践と教育は,社会構造の変化に応じて,今後ますます重要性が高まると考えられる.

引用文献
1）埼玉県立大学(編)：新しいIPWを学ぶ—利用者と地域とともに展開する保健医療福祉連携.中央法規出版,2022
2）安部博史：多職種連携の目的.内山靖,他(編)：コミュニケーション論・多職種連携論.pp74-75.医歯薬出版,2021
3）田村由美：地域包括ケア政策とIPW.看護実践の科学41(2)：50-55,2016
4）飯島勝矢：在宅医療を含めた地域包括ケアシステムの必要性.東京大学高齢社会総合研究機構(編)：地域包括ケアのすすめ.東京大学出版会,2014
5）Reeves S, et al：Interprofessional Teamwork for Health and Social Care. Wiley-Blackwell, 2010
6）深浦順一：言語聴覚士と多職種連携—現状と今後の展開.日耳鼻125(3)：252-257,2022
7）鷲見幸彦,他：認知症の地域包括ケア—認知症ケアパスの活用.医学のあゆみ287：1106-1110,2023

8）多職種連携コンピテンシー開発チーム：医療保健福祉分野の多職種コンピテンシー，2016
https://www.hosp.tsukuba.ac.jp/mirai_iryo/pdf/Interprofessional_Competency_in_Japan_
ver15.pdf(2024 年 12 月 1 日閲覧)

Point

❶ 多職種連携のメリットをあげなさい．

（答えは p.183）

2 チーム医療におけるマネジメント

学修の到達目標

● チーム医療について理解できる．

A チーム医療とは

　厚生労働省[1]によると，チーム医療とは「医療に従事する多種多様な医療スタッフが，各々の高い専門性を前提に，目的と情報を共有し，業務を分担しつつも互いに連係・補完し合い，患者の状況に的確に対応した医療を提供すること」と一般的な理解について述べている．チーム医療推進会議[2]は，チーム医療の目的を医療の質を高めるとともに，効率的な医療サービスを提供することにあると述べている．

　言語聴覚士と協働する職種には，医師，看護師，介護福祉士，理学療法士，作業療法士，社会福祉士，管理栄養士，薬剤師など多くの職種がある．例えば脳梗塞により右半身の麻痺，言語障害が生じ，自宅に帰りたいと考える 70 歳代の患者を想定してみよう．各職種の役割は**表 6-1** のようになる．

表 6-1　脳梗塞・右半身麻痺・言語障害の 70 歳代男性にかかわる医療スタッフとその役割の例

医療スタッフ	役割
医師	脳梗塞を起こす原因となった疾患の治療と再発予防
看護師	リハビリテーションが順調に進められるように全身と療養上の管理
介護福祉士	更衣・排泄・入浴などの生活上の介護と指導
言語聴覚士	コミュニケーションや飲み込み全般の回復
理学療法士	寝返る・起き上がる・座る・立つ・歩くといった基本動作の回復
作業療法士	日常生活活動や生きがいなど人の営み全般の回復
社会福祉士	医療・福祉サービスの情報提供と相談
管理栄養士	栄養管理と栄養指導
薬剤師	調剤管理と医薬品の有効かつ安全な使用
診療放射線技師	人体へ放射線を照射しての検査の実施
臨床検査技師	各種生理検査や生化学検査の実施

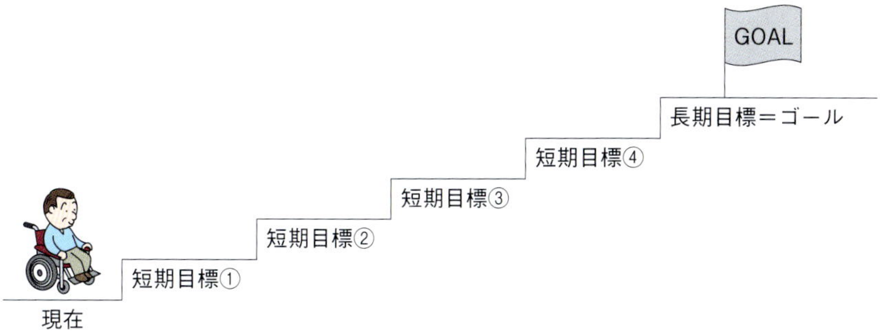

図 6-2 　長期目標と短期目標

ラベル: GOAL／長期目標＝ゴール／短期目標④／短期目標③／短期目標②／短期目標①／現在

これらの職種が患者を中心としたチームをつくる．この患者の入院期間を 3 か月とした場合，退院時目標（長期目標）をチーム全体で話し合う．長期目標（＝ゴール）を「自宅に帰る」と決めた場合，それを達成するためにより短い期間での目標（短期目標），例えば 2 週間後や 1 か月後の目標を決める．短期目標を達成し積み上げることで長期目標である「自宅に帰る」ことの達成につながる（図 6-2）．同時に，各職種は「自宅に帰る」ことを達成するために職種ごとの長期目標を決め，短期目標も決める．短期目標の達成に向けてリハビリテーションを実施する．短期目標の期間ごとに進捗状況を評価し，チーム全員で共有し目標を更新する．チーム医療では，このような過程で長期目標を達成していく．この過程を **PDCA サイクル**🔑という．

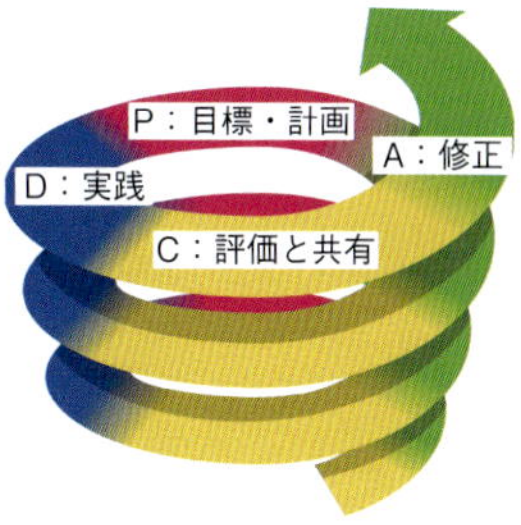

> 🔑**PDCA サイクル**
> →Plan（全体の方針を決める．それをもとに**目標と計画**を立てる）
> →Do（目標と計画をもとに日々のアプローチを**実践**する）
> →Check（実施状況や**評価を共有**する）
> →Action（共有した情報をもとに，次の目標と計画を**修正**する）
> 　これを 1 サイクルとして回す（図 6-3）．上記の頭文字をとったのが PDCA サイクルである．元々，企業における品質管理を進めるための技法である．

図 6-3 　PDCA による上向きらせん

ラベル: P：目標・計画／D：実践／C：評価と共有／A：修正

B チームのモデル

　チームには医療・福祉・教育など領域によりさまざまなモデルがある．医療・福祉領域でよくみられるチームを例にあげて説明する．

1 多専門職チーム（図 6-4）

　救命救急医療や急性期医療など医師がリーダーシップをとり，速やかな判断と対応を求められる医療において有効である．治療可能な障害に対して対応できる．

2 専門職間チーム（図 6-5）

　急性期以降の回復期，生活期などにみられるチームである．チーム目標や各職種の目標は，スタッフ間で話し合われ共有される．意見調整の場としてカンファレンスが重要となる．

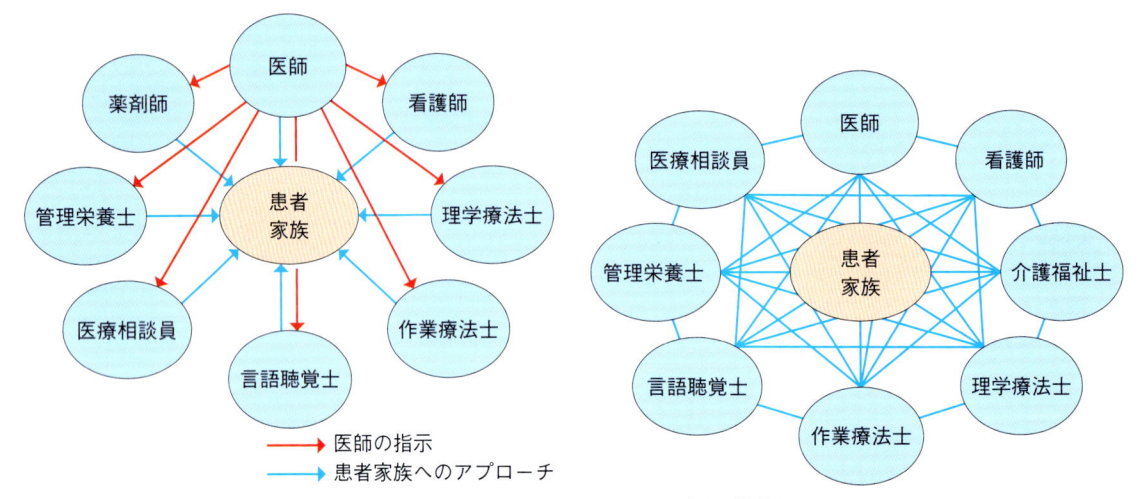

図 6-4　多専門職チーム

図 6-5　専門職間チーム

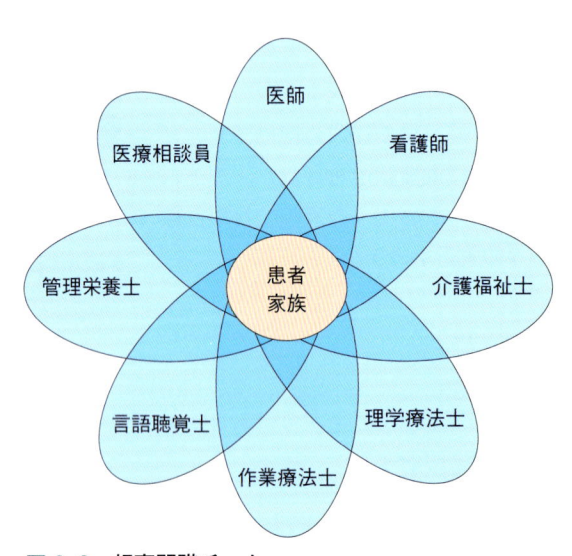

図 6-6　超専門職チーム

❸ 超専門職チーム（図 6-6）

　専門職種間チームのように多くの職種が協働するが，ある専門職領域の一部のサービスを，他の職種が計画的に行うことが特徴である．たとえば，言語障害者の退院後サービスについて，社会福祉士だけでなく言語聴覚士も説明やアドバイスを行うことや，患者の言語訓練中に尿意を訴えた場合，言語聴覚士がトイレに誘導し排泄介助を行うことなどが該当し，図 6-6 での重なりの部分がそれにあたる．その際，該当する領域の知識や技術を習得している必要がある．

C チーム医療のマネジメントに必要なこと

❶ コミュニケーション

「言語室で何をやっているの？」

言語聴覚士は，理学療法士や作業療法士に比べて人数が少なく，個室を利用する訓練が多いため，しばしば他の職種から疑問に思われることがある．そのため，日ごろから他の専門職とコミュニケーションを確保しておく必要がある．各専門職は異なった養成課程で教育されており，基礎となる価値観や視点が言語聴覚士と異なることが多くある．コミュニケーションを通して他の専門職の領域に触れることができるため，言語聴覚士の視野を広げることができる．コミュニケーションはチーム医療の基本である（➡ Note ㉙）。

❷ 用語の統一

各専門職はそれぞれの領域に応じた専門用語をもっている．医療関係者といえども理解できない用語が多くある．理解できない用語の使用は，コミュニケーションエラーを生み，患者へのサービス低下につながる．対策の例として，施設内で使用する用語を統一することなどがある．

❸ 情報共有

情報共有とは自分のもっている患者情報を発信し，他の職種と共有することである．また，その逆もある．言語聴覚士だけでは患者の一部の理解に留まる．情報共有を行うことが，患者の全体像を把握し理解することに役立つ．共有手段はカンファレンスだけでなく，電子カルテや会議録など多くのツールがある．自分の発信した情報が正しく相手に届いているか，自分の理解は間違っていないかという確認が常に必要とされる．

引用文献
1）厚生労働省：チーム医療の推進について（チーム医療の推進に関する検討会報告書）．
https://www.mhlw.go.jp/shingi/2010/03/dl/s0319-9a.pdf（2024 年 12 月 1 日閲覧）
2）厚生労働省：チーム医療推進のための基本的な考え方と実践的な事例集（2011）．
https://www.mhlw.go.jp/stf/shingi/2r9852000001ehf7-att/2r9852000001ehgo.pdf（2024 年 12 月 1 日閲覧）

Note ㉙　チーム医療に必要な 3 つの心構え

- 笑顔であいさつする：あいさつはコミュニケーションの第 1 歩．
- 協力する：相手の立場に立って自分に何ができるかを考える姿勢をもつ．
- ルールを守る：手順など，決められたとおりに実行できる．

（答えは p.183）

3　地域住民の生活を支えるマネジメント

学修の到達目標

- 地域包括ケアシステムとその構築プロセスから地域特性に応じた体制づくりを理解できる.
- 地域の課題を把握し，解決をはかるためにかかわる機関とその役割を理解できる.
- 地域リハビリテーション活動支援事業における言語聴覚士の活動について理解できる.

A　地域包括ケアシステム

　2025 年は，戦後のベビーブーム世代（団塊の世代）が 75 歳以上の高齢者に到達する年である．65 歳以上人口が 3,600 万人（全人口の約 35％）となるこの時期を目途に，介護費用の増加に備えて，効率的かつ効果的な医療・介護・福祉の体制の構築が進められてきた.

　地域包括ケアシステムとは，重度な要介護状態となっても住み慣れた地域で自分らしい暮らしを人生の最後まで続けることができるよう，医療・介護・予防・住まい・生活支援が包括的に確保される体制である．具体的には，ニーズに応じた在宅ケアが提供されることを基本としたうえで，医療や介護のみならず，福祉サービスを含めたさまざまな生活支援サービスが日常生活の場（日常生活圏域）で適切に提供できるような体制を構築する．地域包括ケアシステムの単位は，概ね 30 分以内にサービス提供ができる日常生活圏域として，中学校区を基本とする．なお，高齢者の増加には地域差があるため，全国一律の画一的なシステム体制ではなく，地域ごとの特性に応じて構築することが重視されている.

B　地域包括ケアシステムの構築プロセス

　地域包括ケアシステムの構築するプロセスを以下に示す（図 6-7）．これら一連のプロセスを繰り返し行う（PDCA サイクル，➡ p.145）ことで，地域包括ケアシステムを構築していく.

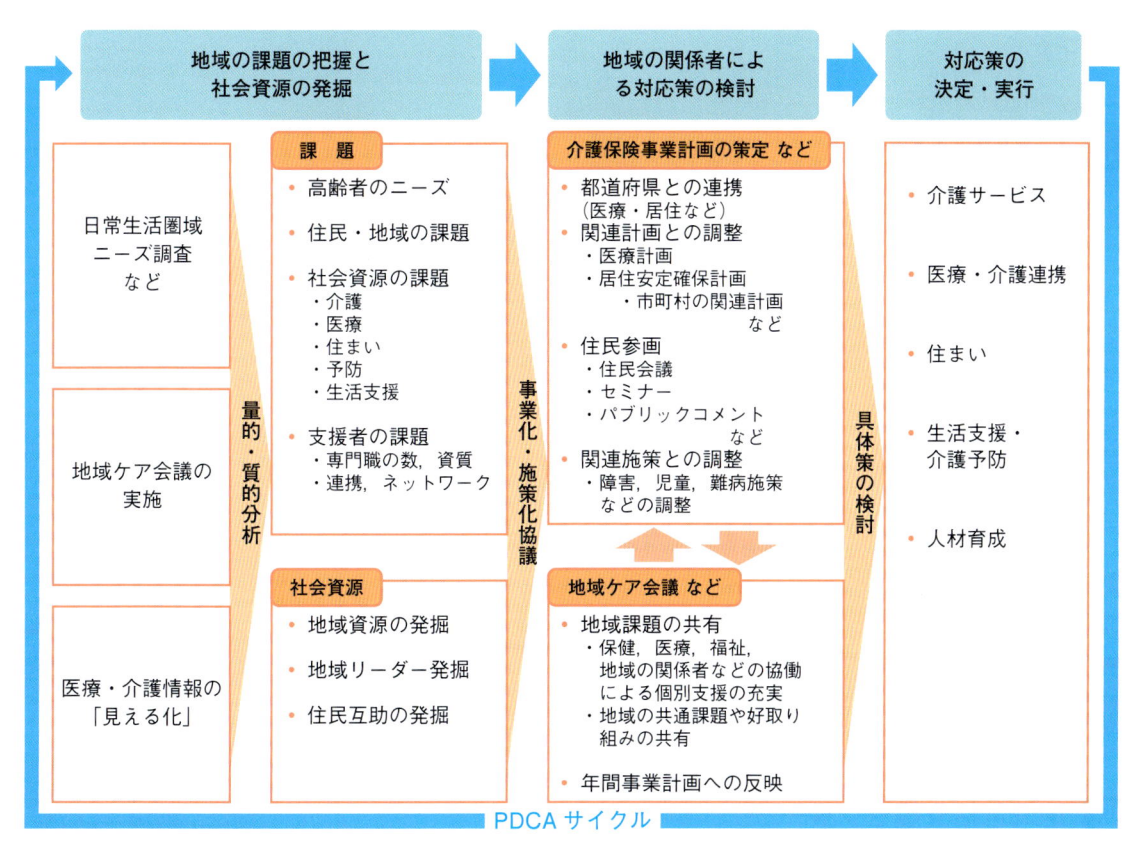

図 6-7　市町村における地域包括ケアシステム構築のプロセス

① 地域の課題の把握・社会資源の発掘

　3年に1度の介護保険事業計画の策定のために行われる**日常生活圏域ニーズ調査**や，**地域ケア会議**（➡ p.153）における個別事例の検討を通じて把握した地域のニーズや社会資源の情報，さらに医療や介護に関する情報を他市町村と比較・検討して得たデータなどを用いて，量的および質的な分析を行い，課題の整理と社会資源の発掘を行う．

② 地域の関係者による対応策の検討

　次に都道府県と連携し，医療や介護など関連計画と調整したうえで，**介護保険事業計画**を策定する．その際，地域ケア会議で顕在化した地域の共通課題や好取り組みが参考となる．

③ 対応策の決定・実行

　最後に，立案された事業計画に基づいて，介護サービスや医療・介護連携，住まいの確保，生活支援や介護予防の体制整備などの具体策を決定し，

実行する.

C 地域診断

　地域診断とは，あらゆる**地域生活関連情報**🔑から，**地域の課題**🔑を協働して解決するために行うアセスメントである.

　地域診断によって得られた客観的なデータに基づいて地域の課題を把握することは，地域の事業の見直しや新たな事業の予算化における根拠になる.さらに保健・医療・介護・福祉にかかわるさまざまな課題が明らかになることで，分野を横断したアプローチによる地域包括ケアシステムの推進につながる.

　地域診断の主な手順は，① 地域診断の計画立案→② 情報収集および整理→③ 地域アセスメント→④ 課題の整理と特定→⑤ 地域保健活動計画の立案である.介護予防を目的とした場合，② の情報には日常生活圏域ニーズ調査などで得る量的データと，ヒアリングなどで得る質的データが含まれる.③ の地域アセスメントは，**コミュニティ・アズ・パートナーモデル**🔑やプリシード・プロシードモデル🔑などの手法を用いて行われる.

D 地域包括支援センター

　地域包括支援センターは，「地域住民の心身の健康の保持及び生活の安定のために必要な援助を行うことにより，地域住民の保健医療の向上及び福祉の増進を包括的に支援することを目的として，包括的支援事業(介護予防事業に関するケアマネジメント事業，総合相談・支援事業，権利擁護事業，包括的・継続的ケアマネジメント事業)等を地域において一体的に実施する役割を担う中核的機関」として設置された.原則として保健師，社会福祉士，主任ケアマネジャーの3職種の配置が定められており，2024 年 4 月時点で，全国に 5,431 か所設置されている.

E 自助・互助・共助・公助のとらえ方

　地域包括ケアの提供にあたっては，それぞれの地域がもつ「自助・互助・共助・公助」の役割分担をふまえたうえで，自助を基本としながら互助，共助，公助の順で取り組んでいく.

　「自助」は自らの選択に基づいて自らが自分らしく生きるための最大の前提であり，「互助」は家族・親族等，地域の人々，友人たちなどとの間の助け合いにより行われる.この「自助・互助」は，単に介護保険サービス(共助)などを補完するものではなく，むしろ人生と生活の質を豊かにするものとして重要である.さらに「互助」の取り組みは高齢者などにさまざまな好影響を与えており，地縁・血縁による人間関係だけでなく，趣味・興味，知的活動，身体活動，レクリエーション，社会活動などのさまざまなきっかけによる多様

🔍**地域生活関連情報**
　地域で生活する人々，自然環境，社会的環境，年齢構成，伝統・風土などをよく観察して収集した情報のこと.

🔍**地域の課題**
　人々の生活はどうなっているか，地域の問題や課題を解決する力や資源はどうなっているのか，健康で生活しやすくするための課題は何か，地域住民はどうしていきたいかなど，幅広い視点をもつ必要がある.

🔍**コミュニティ・アズ・パートナーモデル**
　地域全体を包括的な視点で捉え，分析から介入，評価までを実践的な過程で示したモデル.

🔍**プリシード・プロシードモデル**
　社会診断，疫学診断および行動・環境診断，教育組織診断，行政政策診断という4段階の診断プロセスと実行，プロセス評価，影響評価，結果評価という実施から評価の4段階の計8段階で構成されるモデル.

な人間関係をもとに「互助」を推進する.

F 介護予防

　介護予防は，高齢者が要介護状態等となることの予防や，要介護状態等の軽減，悪化の防止を目的として行う.特に，生活機能が低下した高齢者に対しては，リハビリテーションの理念をふまえて，「心身機能」「活動」「参加」のそれぞれの要素にバランスよく働きかけることが重要であり，単に高齢者の運動機能や栄養状態といった心身機能の改善だけを目指すものではなく，日常生活の活動を高め，家庭や社会への参加を促す.それによって1人ひとりの生きがいや自己実現のための取り組みを支援し，生活の質の向上をはかる.

　介護予防🔑において一次予防とは，活動的な状態にあるときから生活機能を維持・向上すること，二次予防とは生活機能低下の早期発見，早期対応により低下を予防すること，三次予防とは要介護状態の改善・重度化予防であり，リハビリテーションはこれに含まれる.

G 介護予防・日常生活支援総合事業

　介護予防・日常生活支援総合事業(以下，総合事業)は，介護予防訪問介護等を移行し，要支援者等に対して必要な支援を行う介護予防・生活支援サービス事業と，65歳以上の高齢者に対して体操教室などの介護予防を行う一般介護予防事業からなる.

　総合事業には主に2つの目的がある.① 住民主体の多様なサービスの充実をはかり，要支援者等の選択できるサービス・支援を充実させることで，在宅生活の安心を確保する.② 住民主体のサービスの利用を拡充することで利用しやすい単価のサービス・支援の充実・利用を普及し，高齢者の社会参加の促進や介護予防の事業を充実することで要介護・要支援認定に至らない高齢者を増やす.

　この事業を通して効果的な**介護予防ケアマネジメント**と**自立支援に資するサービス**を展開することによって，要支援状態からの自立の促進や重度化予防を推進し，結果として費用の効率化をはかる.

H 総合事業の対象者像

　要介護認定を市町村窓口に申請すると，必要に応じて基本チェックリストによるアセスメントを行い，これにより，**要介護認定の申請を行う者**と，**介護予防・生活支援サービス事業対象者**(以下，サービス事業対象者)に分けられる.サービス事業対象者の場合，介護予防ケアマネジメントに基づいて，介護予防・生活支援サービス事業および一般介護予防事業が利用できる.一方，要介護認定によって，要支援1または2,非該当と認定された場合に

🔑**介護予防の法的根拠**
　介護保険法第4条では,「国民は,自ら要介護状態となることを予防するため,加齢に伴って生ずる心身の変化を自覚して常に健康の保持増進に努めるとともに,要介護状態となった場合においても,進んでリハビリテーションその他の適切な保健医療サービス及び福祉サービスを利用することにより,その有する能力の維持向上に努める」と謳われており,すべての国民を対象にしている.

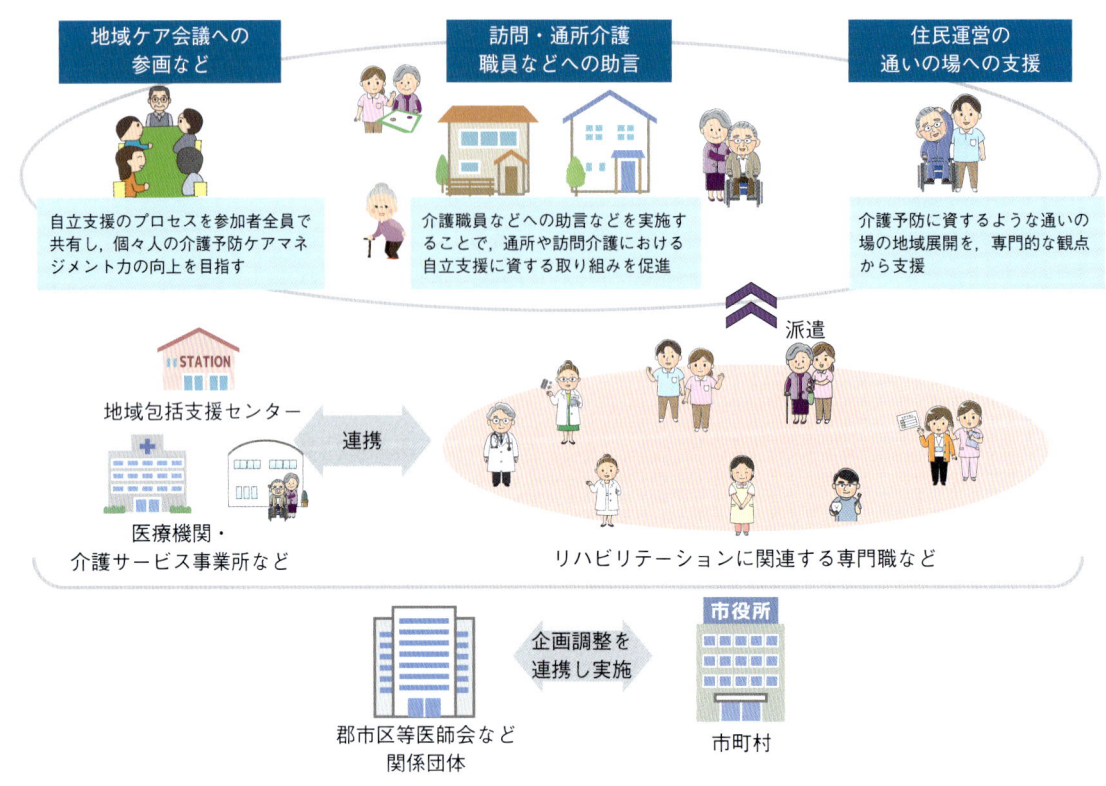

図 6-8　地域リハビリテーション活動支援事業の概要

は，総合事業が利用できる．いずれにも該当しない一般高齢者であっても，総合事業の一般介護予防事業を利用することができる．

I　地域リハビリテーション活動支援事業

地域リハビリテーション活動支援事業とは，一般介護予防事業のなかに位置づけられている．地域における介護予防を強化するために，リハビリテーション専門職などが地域ケア会議や通所・訪問介護事業所，そして住民運営の通いの場などにかかわることを促進する取り組みである（図 6-8）．

❶　住民主体の通いの場と言語聴覚士のかかわり

通いの場は，高齢者の年齢や心身の状態などによって分け隔てることなく誰でも参加できる．介護予防を目的とした活動だけでなく，地域の支え合いの仕組みをつくり出し，互助を生み出す場として，孤独・孤立予防，防災・防犯の意識の向上など，地域力を高める拠点としての役割が期待されている．通いの場では，体操や運動をはじめ，料理教室やグラウンド・ゴルフといった趣味活動，耕作放棄地を活用した農作業，スマホ教室などの生涯学習，子ども食堂などと連携した多世代交流，就労的活動など，地域の特色を

生かした取り組みが行われている.

　言語聴覚士は，地域リハビリテーション活動支援事業等を活用して通いの場にかかわる．具体的には高齢者の要介護リスクに配慮して，口腔・嚥下機能，認知機能の低下予防，難聴への対応など介護予防に資する講話や自主プログラムの指導などを行うことで，高齢者のセルフマネジメント力の向上をはかる.

② 介護予防事業と言語聴覚士のかかわり

　介護予防事業とは，要支援者などの多様な生活支援のニーズに対応するために，市町村が中心となってその地域の実情に応じた総合事業によるサービスを類型化し，それに合った基準や単価などを定めて行う事業である.

　訪問型サービスは，前出の訪問介護に相当するものに加え，多様なサービスを行う．緩和した基準で行うもの(サービス A)，住民主体による支援(サービス B)，保健・医療の専門職が短期集中で行うもの(サービス C)，移送前後の生活支援(サービス D)が想定される．一方，**通所型サービス**は，前出の通所介護に相当する者以外の利用者に行うサービスであり，サービス A，B，C が想定される.

　言語聴覚士は，口腔・嚥下機能，認知機能や聴力を含めたコミュニケーション機能のアセスメント，および機能向上プログラムを含めた支援方法を高齢者本人および介護職員などに助言することで，介護予防事業における自立支援に資する取り組みを促進する．特にサービス C においては，アセスメントやプログラム立案にかかわり，介護職員などによる効果的な取組を支援することで，高齢者の生活機能の維持向上をはかる.

③ 地域ケア会議と言語聴覚士のかかわり

　地域ケア会議は，多職種，住民などの地域の関係者間で検討を重ねることにより，地域の共通課題を関係者で共有し，課題解決に向け，関係者間の調整，ネットワーク化，新たな資源開発，さらには政策形成を，ボトムアップではかっていく仕組みである(図 6-9).

　言語聴覚士は個別ケースに口腔および嚥下機能，認知機能，聴力を含めたコミュニケーション機能などのアセスメントや支援について助言を行うとともに，自立支援を行うプロセスを参加者全員で共有し，個々人の介護予防ケアマネジメント力の向上を目指す.

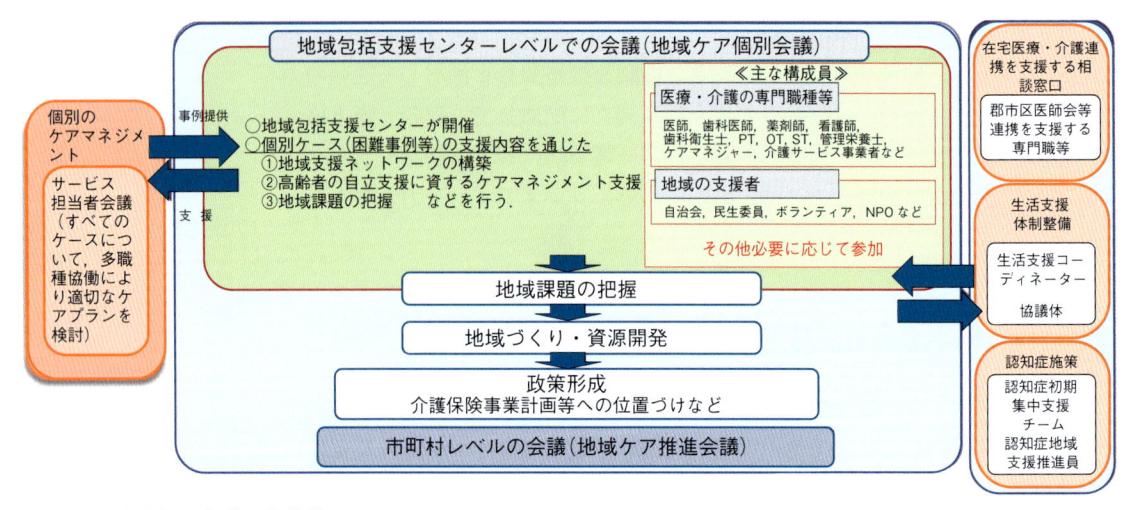

図 6-9　地域ケア会議の全体像

参考文献
- 地域包括ケア研究会：地域包括ケア研究会報告書—今後の検討のための論点整理.
  https://www.murc.jp/wp-content/uploads/2022/11/houkatsu_01_pdf01.pdf(2024 年 12 月 1 日閲覧)
- 厚生労働省：令和 2 年度生活衛生関係営業営業者取組事例集.
  https://www.mhlw.go.jp/content/000812225.pdf(2024 年 12 月 1 日閲覧)
- 厚生労働省：地域包括ケアシステム構築のプロセス.
  https://www.mhlw.go.jp/seisakunitsuite/bunya/hukushi_kaigo/kaigo_koureisha/chiiki-houkatsu/dl/link1-6.pdf(2024 年 12 月 1 日閲覧)
- 一般社団法人日本公衆衛生協会地域診断ガイドライン.
  http://www.jpha.or.jp/sub/pdf/menu04_2_10_02.pdf(2024 年 12 月 1 日閲覧)
- 公益社団法人全国国民健康保険診療施設協議会「実践につながる住民参加型の地域診断の手引き 介護予防編」.
  https://www.kokushinkyo.or.jp/Portals/0/Report-houkokusyo/H25/H25%E5%9C%B0%E5%9F%9F%E8%A8%BA%E6%96%AD_%E6%89%8B%E5%BC%95.pdf(2024 年 12 月 1 日閲覧)
- 厚生労働省：「介護予防・日常生活支援総合事業のガイドラインについて」の一部修正について.
  https://www.mhlw.go.jp/content/12300000/000855081.pdf(2024 年 12 月 1 日閲覧)
- 厚生労働省：地域包括支援センターの手引き 1 地域包括支援センターについて.
  https://www.mhlw.go.jp/topics/2007/03/dl/tp0313-1a-01.pdf(2024 年 12 月 1 日閲覧)
- 厚生労働省：介護予防・日常生活支援総合事業のサービス利用の流れ.
  https://www.kaigokensaku.mhlw.go.jp/commentary/flow_synthesis.html(2024 年 12 月 1 日閲覧)

Point

❶ 地域包括ケアシステムの構成要素を 5 つあげなさい.

❷ 地域リハビリテーション活動支援事業での代表的な派遣先を 3 つあげなさい.

❸ 地域ケア会議の果たす役割を 4 つあげなさい.

(答えは p.183)

4 災害時の言語聴覚士の役割

学修の到達目標

- 災害リハビリテーションの役割を理解できる.
- 災害リハビリテーション支援における言語聴覚士の役割を理解できる.

A 災害リハビリテーションの基本概念

1 災害時のリハビリテーションの役割

a 日本災害リハビリテーション支援協会

　全国のリハビリテーション関連 13 団体によって構成される，**JRAT**▶は，わが国で初めて設立された「組織的リハビリテーション支援」を展開する災害医療支援団体である．活動は，多職種で編成された都道府県チーム（地域JRAT）で行うことを基本とし，その目的は，「発災後に起こりうる生活不活発病を予防し，災害関連死ゼロを目標に被災者（特に高齢者，障害児・者，難病者，妊婦，乳幼児といった要配慮者など）および被災地リハビリテーション関連施設や地域のネットワークなどの早期自立・復興」である[1].

　JRAT が構成されるきっかけとなった災害は，2011 年 3 月 11 日に発生した東日本大震災であり，多くの国民がボランティアとして，東北へ向かった．**DMAT**▶をはじめ，多くの医療チームが災害支援を行い，リハビリテーション関連職種も支援に動いた．

　上月[2]は，東日本大震災の支援経験から災害リハビリテーションの役割として，① それまで行ってきたリハビリテーション医療を守ること，② 避難所などでの廃用症候群を予防すること，③ 新たに生じた各種障害へ対応すること，④ 異なった生活環境での機能低下に対する支援をすること，⑤ 生活機能向上のための対応をすることを提唱した．

b 災害フェーズに沿ったリハビリテーション

　災害時におけるリハビリテーション支援活動の目的について，**災害フェーズ**に沿って以下のように表されている．

- 第 1 期：被災混乱期（発災直後から概ね 72 時間以内）．現地リハビリテーション専門職が主体となり，リハビリテーション対象者の状況把握，移送支援，避難所環境整備ほか，情報収集・発信などが主な目的である．
- 第 2 期：応急修復期（概ね発災後 4 日〜1 か月）．被災地外からの支援を受けながら，発災前からの身体機能障害への対応，被災時に新たに発生した疾患（誤嚥性肺炎など），避難生活が誘因となって発生する疾患や生活不活発病などに対応し，要配慮者の避難生活を支援することが目的となる．
- 第 3 期：復旧期（概ね発災後 2〜6 か月）．継続した生活不活発病の予防や福祉避難所・仮設住宅での生活支援，帰宅者の孤立化対策である．

▶ **JRAT**
Japan Disaster Rehabilitation Assistance Team
一般社団法人日本災害リハビリテーション支援協会.
「ジェイラット」と呼ぶ.

▶ **DMAT**
Disaster Medical Assistance Team
災害派遣医療チーム.
「ディーマット」と呼ぶ.

■ 第4期：復興期(6か月以降). 外部支援の撤退に伴う地域リハビリテーションへの円滑な移行のうえ，地域での生活再建が重要な目的とされている[3].

　東日本大震災における**震災関連死**🔍の死者数は，復興庁による調査報告[4]では2023年12月31日時点で3,802人と発表され，同年3月31日報告からの9か月間に8名が亡くなっている. 激甚災害では人命，土地，家屋，病院，コミュニティ，そして，故郷をも奪われてしまう. 災害リハビリテーションのフェーズは月単位ではなく年単位で考える必要があり，生活を取り戻し，維持していくための支援は長期にわたることを忘れてはならない.

❷ 災害時の行動原則

　災害時の支援活動において気をつけなければならないことの1つに，「指揮命令系統に従った活動を行う」ことがある. 混乱した災害現場では，安全かつ効率的で統制のとれた組織的な動きが求められ，大事故災害への体系的対応の7原則として知られる**MIMMS**▶の**CSCATTT**🔍が重要である. 三宮[5]はこれを災害リハビリテーションに当てはめて考えた**CSCARIC**🔍を提唱している. 発災後の期間に応じたリハビリテーションをICFの概念に基づいて判断し，被災地域のリハビリテーション事情に合わせた平時の体制にスムーズに移行することが重要であることを示している.

Ｂ 言語聴覚士の災害支援活動

❶ これまでの支援活動(主なもの)

ⓐ 阪神・淡路大震災(1995年)

　① 言語障害・聴覚障害などのコミュニケーション障害に対する相談，② 補聴器配布188個，補聴器調整137件，③ 情報補償のための情報収集，医療・福祉情報の提供，情報誌配布375部などが言語聴覚士の支援活動として報告されている(巡回リハビリテーションチーム活動報告書).

ⓑ 東日本大震災(2011年)

　①「生活機能対応専門職チーム」(宮城県仙台市)での避難所支援活動，②「被災した障害児に対する相談・援助」(福島県相馬市)，③ 物的支援，義援金支援ほか(①〜③ 日本言語聴覚士協会報告)，また，④ 小児関連施設支援への言語聴覚士の派遣，物的支援(小児用教材，検査用具，電子ピアノ)，義援金支援(こどもの発達支援を考える言語聴覚士の会報告書)，また，すべてを確認することはできないが，多くの言語聴覚士が個人ボランティアとしてさまざまな形の支援を行った.

🔍 **震災関連死**
　復興庁は「東日本大震災による負傷の悪化等により亡くなられた方で，災害弔慰金の支給等に関する法律に基づき，当該災害弔慰金の支給対象となった方」と定義している.
　阪神淡路大震災では，震災に伴う過労，病死など，二次的・内科的原因による死者などが「震災関連死」として認められ，災害弔慰金の支給対象となった.

▶ **MIMMS**
Major Incident Medical Management and Support
「ミムス」と読む.

🔍 **CSCATTT**
C：Command and Control：指揮・統制
S：Safety：安全
C：Communication：情報伝達
A：Assessment：評価
T：Triage：トリアージ
T：Treatment：治療
T：Transport：搬送

🔍 **CSCARIC**
　CSCATTT の TTT を RIC に置き換えたもの.
R：RT(Rehabilitation Triage：リハビリテーショントリアージ)
I：ICF(International Classification of Functioning, Disability and Health：国際生活機能分類)
C：CBR(Community-based Rehabilitation：地域リハビリテーション活動)

ⓒ 熊本地震（2016 年）

熊本地震では，JRAT 活動への協力を中心とした支援を行った．JRAT の本部活動（JRAT 東京本部・熊本活動本部）と避難所支援に従事し，避難所では主に避難所全体のアセスメントやリスク対象者の選別を行った．活動のなかで避難所の保健師や避難所管理責任者らからの要請に従い，リハビリテーション医の指示のもと，嚥下障害のスクリーニングから個別評価，必要に応じた個別指導を行った．

ⓓ 能登半島地震（2024 年）

能登半島地震でも JRAT 活動への協力が主な支援であった．JRAT 中央対策本部（東京本部）の設置（1 月 4 日）と同時に日本言語聴覚士協会（以下，言語聴覚士協会）への支援要請があり，翌日から協力を開始した．JRAT 中央対策本部（東京）・石川 JRAT 活動本部でのロジスティック支援，および，地域 JRAT チームの一員としての避難所支援，**1.5 次避難所🔍** での食事支援（ミールラウンド活動）を行った．JRAT スタッフとしての個別支援を行う言語聴覚士の活動もあった．

> 🔍**1.5 次避難所**
> 高齢者など配慮が必要な人々を対象とした，被災地外の一時的な避難施設（受け入れ先）を「1.5 次避難所」と呼び，「いしかわ総合スポーツセンター」メインアリーナが設置された．1.5 次避難所は，その後被災地外のホテル・旅館などの「二次避難所」へ避難するためのマッチングを行う施設でもある．

② 支援のための研修体制（主なもの）

ⓐ 言語聴覚士協会　災害対策研修

言語聴覚士協会が開催する災害対策研修であり，対象は，都道府県言語聴覚士会の災害担当者であり，受講済みの災害担当者による伝達講習のための研修資料提供が行われている．2022，2023 年度は災害対策基礎研修として開催済みである．

ⓑ 公益財団法人国際医療技術財団（JIMTEF）災害医療研修

JIMTEF 災害医療研修には，ベーシックコース，アドバンスコース，スキルアップコースなどがあり，講義，演習を組み合わせた研修である．本研修は多職種による合同研修の形式となっているため，構成団体である職能団体からの推薦者が優先的に受講できる．

ⓒ JRAT スタッフ研修

JRAT スタッフ研修には，R–スタッフ，L–スタッフ，D–スタッフなどの各研修があり，対象は，地域 JRAT 代表推薦，所属先代表者推薦などが必要であり，各スタッフへの登録により発災時の JRAT 活動に参加できる．

Ｃ　避難所での食事支援における言語聴覚士の役割

① 他団体との支援協力

2024 年 1 月 12 日，日本栄養士会と言語聴覚士協会間での災害時支援協

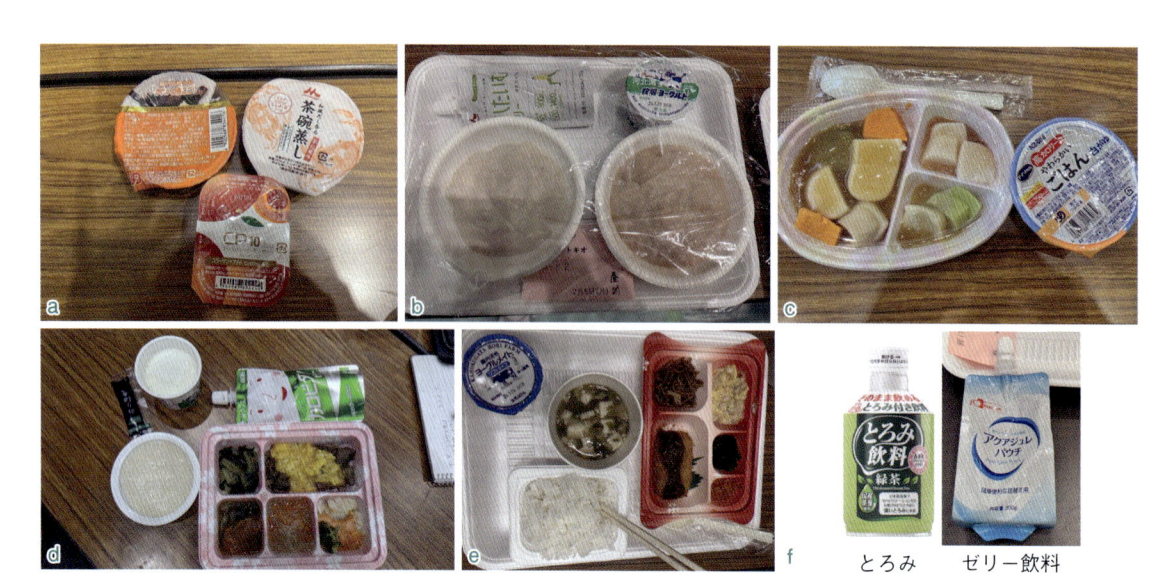

図 6-10　避難所における提供食に付した嚥下調整食コード[6]
a：ゼリー食（1j），b：コード 2，c：コード 3，d：コード 4，e：常食，f：水分

力の協定「令和 6 年能登半島地震による災害に係る避難所等で生活する方への栄養・食生活支援について（協力依頼）」が結ばれた．1.5 次避難所におけるミールラウンドでは，人員も物資も十分でなかった時期から相互理解を深めた協力ができ，その後の多職種連携の起点となった．

❷ 食事支援における原則[6]

能登半島地震における石川 JRAT の活動の一部として，石川県言語聴覚士会を中心に実施したミールラウンド活動における原則，注意点などは以下のとおりである．

ⓐ 集団給食かつ嚥下調整食での安全性の確保

提供する食事については，「日本摂食嚥下リハビリテーション学会嚥下調整食分類 2021」における「嚥下調整食コード（以下，コード）」という共通言語を用いて多職種が連携し，コードのコンセプトに合った食事の提供を目指した（図 6-10）．言語聴覚士は食形態のチェックを行い，コードのコンセプトに合わない場合には，管理栄養士に改善を依頼するなど，連携が機能を果たした．

また，安全性の確保を簡単かつ確実に実施するために，介助者の力量が問われない方法で，手間を増やさない仕組みづくりを目指した．例として，水分のとろみは市販品で 1 点に絞り，作成の手間と介助者による違いが生じない仕組みをつくった．

■評価日	西暦　　年　月　　日（　）	■評価者	氏名：	所属：石川 JRAT

■避難場所	□ メインアリーナ		テント番号：	
	□ 待機ステーション　　□ マルチ　□ サブ		部屋番号：	

■受援者	氏名： （カタカナ）	□ 男　□ 女	歳	要支援（　）・要介護（　）・不明

■現在の状態

◆食形態	□ 常食	□ コード 3	□ コード 2	□ コード 1j
◆水分	□ とろみなし	□ とろみあり		
◆姿勢	□ 座位	□ 60 度	□ 45 度	□ 30 度
◆食欲	□ あり	□ なし		
◆摂食量	□ 7 割以上	□ 7 割〜5 割	□ 5 割〜3 割	□ 3 割以下
◆口腔内	□ 自歯欠損なし	□ 自歯欠損あり，義歯あり		□ 自歯欠損あり，義歯なし
	□ 無歯顎			
◆衛生状態	□ 良好	□ 不良		

■評価

項目	評価		コメント
先行期	□ 良好	□ 不良	
取り込み	□ 良好	□ 不良	
咀嚼・食塊形成	□ 良好	□ 不良	
送り込み	□ 良好	□ 不良	
嚥下	□ 良好	□ 不良	

■望ましい食事条件や対応

◆食形態	□ 常食	□ コード 4	□ コード 3	□ コード 2-2
	□ コード 2-1	□ コード 1j		
◆水分	□ 液体	□ 薄いとろみ	□ 中間のとろみ	□ 濃いとろみ
◆姿勢	□ 座位	□ 60 度	□ 45 度	□ 30 度
◆歯科の関わりの必要性	□ 必要	□ 不要		

■介入の必要度　　　低　　　中　　　高

低…終了，中…他職種につなぐ，高…定期的に ST でフォロー

■最終評価

◆食形態	□ 常食	□ コード 3	□ コード 2	□ コード 1j
◆水分	□ とろみなし	□ とろみあり		
◆姿勢	□ 座位	□ 60 度	□ 45 度	□ 30 度
◆介入の必要度	低　　　中　　　高			

図 6-11　ミールラウンド評価票（石川 JRAT 言語聴覚士作成）試案 2（表）[6]

ⓑ 入所者の個別アセスメント

入所者の個別アセスメントにおいては，災害関連死を防ぐことが重要であり，窒息事故・誤嚥性肺炎を起こさないこと，および食事摂取量の低下を長期化させないことを常に考える必要がある．石川県言語聴覚士会では，医師の指示のもと実施するミールラウンドで，提供できる食事と本人の能力のマッチングを行うための統一した評価を実施することを目的に，ミールラウンド評価票を作成した（図6-11）．他職種からの相談を受けた場合には，適切な食形態についての判断や食事の姿勢，介助の注意点などのアドバイスを実施した．

また，必要に応じて言語聴覚士からも歯科的支援，身体機能面への支援，内科的な疾患についての支援を求めるために，医師，歯科医師などに相談した．

❸ 平時からの準備

能登半島地震における支援活動は，ミールラウンド活動による避難者の摂食嚥下評価，管理栄養士・介護福祉士など他職種との情報共有と協働など組織的な食事支援を行い，これまでの災害リハビリテーション支援における言語聴覚士の主な活動とは異なるものとなった．災害の規模，地域の特性によって言語聴覚士に要請される内容が多岐にわたるようになってきており，平時のつながり・準備体制が今後の支援の質や効率を高めることに直結する．また，JRATから地域リハビリテーションへの移行後の支援のあり方については，さらに言語聴覚士としてチーム内で何ができるかを考えていかなければならない．

引用文献

1) 栗原正紀：日本災害リハビリテーション支援協会（JRAT）．日本災害リハビリテーション支援協会（編）：災害リハビリテーション標準テキスト第2版．p4，医歯薬出版，2023
2) 上月正博：災害リハビリテーション―東日本大震災被災地での3ヵ月．Jpn J Rehabil Med 48（8）：576-587，2011
3) 木村慎二：災害時のリハビリテーション支援活動の目的と意義．日本災害リハビリテーション支援協会（編）：災害リハビリテーション標準テキスト第2版．pp2-4，医歯薬出版，2023
4) 復興庁：東日本大震災における震災関連死の死者数（令和5年12月31日現在調査結果）．https://www.reconstruction.go.jp/topics/main-cat2/sub-cat2-6/20240301_kanrenshi.pdf（2024年12月1日閲覧）
5) 三宮克彦：特集大規模災害下でのリハビリテーション支援を考える―平成28年熊本地震における JRAT の活動について．MB Med Reha 272：15-21，2022
6) 徳田紀子：令和6年能登半島地震 「ミールラウンド」活動報告―1.5次避難所，一時待機ステーションでの言語聴覚士の役割を考える．石川県言語聴覚士会徳田紀子会長ご提供のパワーポイント資料より抜粋

> **Point**
>
> ❶ JRAT の活動目的をあげなさい．
> ❷ 災害リハビリテーションの役割をあげなさい．
> ❸ 災害リハビリテーション支援における言語聴覚士の役割をあげなさい．

（答えは p.183）

5　職能活動

学修の到達目標

- 職能活動の目的や役割について説明できる.
- プロボノについて説明できる.

　職能活動とは，特定の専門職や職能に関連する活動や業務のことである. 職能活動は，その職業に必要な知識や技術を活かして行うものであり，それにより特有の目的を達成することを目指す. これらの活動は，職業の種類や職務の内容によって多岐にわたるが，共通していえるのは，専門的な能力を駆使して成果を上げることである.

　一方，職能団体とは，特定の職業や職能（専門的な技能や知識）をもつ個人が集まって形成する団体や組織であり，会員の専門的な利益を守り，職業の発展や社会的地位の向上をはかることを目的としている. 職能団体は医療や介護，福祉領域だけではなく文化・教育，法律・法務，技術・環境，文芸，音楽，芸能・スポーツなど，多くの業界で組織されている. 本項では，言語聴覚士の職能団体である一般社団法人日本言語聴覚士協会（以下，日本言語聴覚士協会）について解説する.

A　職能団体としての日本言語聴覚士協会

1　日本言語聴覚士協会の設立

　日本言語聴覚士協会の設立までには長い期間が必要であった. 言語聴覚士法が制定される以前の職能団体としては，1975（昭和 50）年に日本聴能言語士協会の発足に始まる. その後，1985（昭和 60）年に日本言語療法士協会が発足し両団体での言語聴覚士の国家資格化を国に働きかけた[1]. 1997（平成 9）年 12 月 19 日の第 141 回臨時国会において言語聴覚士法が制定され，1998（平成 10）年 9 月 1 日に施行された. 1999（平成 11）年 3 月には第 1 回言語聴覚士国家試験が実施され，4,003 名の言語聴覚士が誕生した.

　これを受けて言語聴覚士という国家資格を有する専門職団体の設立が望まれ，2000（平成 12）年 1 月 16 日に日本言語聴覚士協会が発足した. その後，2009（平成 21）年には，社会的に認知された責任ある職能団体として認められるために法人格を取得し，「一般社団法人日本言語聴覚士協会」と改組し，わが国の有資格言語聴覚士を代表する団体としての役割を担っている.

　日本言語聴覚士協会定款第 3 条には「国民の保健・医療・福祉・教育の増進に寄与することを目的とし，言語聴覚士の資質の向上及び知識・技術の研鑽に努めると共に，言語聴覚障害学及び言語聴覚療法の普及・発展を図る」と目的が明記されている.

② 日本言語聴覚士協会の活動

　日本言語聴覚士協会は国民の保健・医療・福祉・教育の増進に寄与するために行う事業の枠組みとして，定款第4条の「事業」に以下の項目が記載されている[2]．

① 国民の健康及び福祉の向上に関すること

② 言語聴覚障害学の普及・発展に関すること

③ 言語聴覚療法の普及・発展に関すること

④ 言語聴覚士の職業倫理及び社会的責務に関すること

⑤ 言語聴覚士の知識・技術の向上に関すること

⑥ 言語聴覚士の教育・養成に関すること

⑦ 学会の開催に関すること

⑧ 国内外の関連団体との連携・交流に関すること

⑨ 会員の福利厚生に関すること

③ 都道府県言語聴覚士会（士会）の活動

　言語聴覚士国家資格が誕生する前は，都道府県や地域単位で言語聴覚療法の従事者たちの情報交換や学習の場がさまざまな形（言語療法士会，臨床言語研究会，勉強会など）で存在していた．日本言語聴覚士協会の発足後，地方の組織は都道府県言語聴覚士会（以下，士会）として活動を展開することとなった．士会では地域の実情や会員数などの規模に応じてさまざまな活動が展開されており，次のような活動を行っている．

ⓐ 学術活動

　言語聴覚士の知識，技術の向上をはかるためにも学術活動は重要であり，士会として学術講演会や学術大会，症例検討会を開催している．士会主催の学術講演会は，事前に協会に申請することで生涯学習ポイント取得対象として承認される．また，前述のように，協会の生涯学習プログラムの基礎講座や専門講座も開催している．学術活動に参加することで他施設の言語聴覚士との顔の見える関係づくりや連携にも発展する．

　最近では地域リハビリテーション活動支援事業に関する研修会が開催されている．自治体の実情にあった指導や伝達講習が可能であり，事業にかかわった言語聴覚士から事例を通じての学習が可能となるケースも多い．

ⓑ 行政や関連団体との連携

　訪問リハビリテーション従事者の研修会や地域リハビリテーション活動支援事業に関する研修会は士会や作業療法士会との共同で開催されることも多く，職種間の連携がはかれている．都道府県によっては都道府県理学療法士会，作業療法士会，言語聴覚士会で組織された協議会が存在し，行政との渉外活動をはじめ自治体の事業に参画している．

2018 年度からは，自治体と士会と失語症の当事者の会（友の会，サロン）と協働によって「失語症者向け意思疎通支援事業」が展開されている．これには失語症に関する知識や支援の方法などを解読し，支援者を養成する事業および支援者が失語症者の外出や病院受診，役場での申請などに同行しコミュニケーションを支援する派遣事業がある．本事業によって失語症者の生活のしづらさが解消され，社会参加につながることが期待されている．

B　生涯学習プログラムと地域リハビリテーション活動支援に資する人材育成

1　生涯学習プログラム

　日本言語聴覚士協会は，「サービスの質の向上のために生涯，自己研鑽に務めることは言語聴覚士の職能の 1 つ」であるとの観点から，2004 年度より生涯学習プログラムを導入した．基礎プログラム，専門プログラム，認定言語聴覚士講習会については，「日本言語聴覚士協会の生涯学習プログラム」（→ p.133）を参照のこと．

a　実務者講習会

　現場で求められている実践的な内容を学ぶことを目的に 2011 年度より開催されている．医療保険領域では回復期リハビリテーション病棟に勤務する言語聴覚士を対象に，病棟専従で生じる課題や退院後の生活を想定するポイント，言語聴覚士の専門性の向上などをテーマとして，基礎から実践力の習得を目的として開催されている．また，介護保険領域では介護保険サービスへの職域が拡大されつつあるなかで，在宅や施設での提供サービスに必要な知識・技術が取得可能となるような内容となっている．

2　地域リハビリテーション活動支援に資する人材育成

　地域包括ケアシステムの構築に向け，市町村における介護予防などの事業でリハビリテーション専門職を活用するなどの「地域リハビリテーション活動支援事業」が創設されたことを受けて，2015 年度より実施している．内容は「初期研修」とより実践的な内容を学ぶ「導入研修」の 2 コースで構成されており，研修会は士会で開催されるほか，都道府県の理学療法士会，作業療法士会との共同でも開催されている．導入研修の修了者には，協会より修了証が授与される．

C　言語聴覚士の広報活動

1　行政への働きかけ

　日本言語聴覚士協会は制度対策活動を通じて，対象者に必要な言語聴覚

表 6-2　制度対策における日本言語聴覚士協会要望活動の成果

① 回復期リハ病棟Ⅰの施設基準に言語聴覚士の職名追記（2012 年）
② 経口摂取回復促進加算への専従言語聴覚士の配置（2014 年）
③ 退院時リハ指導料に言語聴覚士の職名が追記（2014 年）
④ 医療機関以外での疾患別の算定（2016 年）
⑤ 廃用症候群リハビリテーション料の新設（2016 年）
⑥ ADL 維持向上等体制加算の増点（2016 年）
⑦ 脳血管疾患等リハビリテーション料における言語聴覚士の専従要件の緩和（2016 年）
⑧ 摂食機能療法における対象患者の明確化（2016 年）
⑨ 脳血管疾患等リハビリテーション料Ⅱの言語聴覚療法の施設基準の変更（2020 年）
⑩ 呼吸器リハビリテーション料に言語聴覚士の職名追記（2020 年）
⑪ 難病リハビリテーション料に言語聴覚士の職名が追記（2020 年）
⑫ リハビリテーション総合実施計画書に小児項目の追加（2020 年）
⑬ 早期離床・リハビリテーション加算に言語聴覚士の職名追記（2022 年）
⑭ 摂食嚥下支援加算の見直し（2022 年）

サービスが提供できるように，診療報酬や介護報酬の改定に際して要望書を提出している．具体的には，病院や介護保険施設で働く言語聴覚士の実態調査を行い，その結果をもとに関連団体とともに作成した提案書や要望書を，厚生労働省や関係機関に提出している（**表 6-2**）．

　要望書には言語聴覚士の役割や重要性を強調するための具体的なデータが示されている．これらの活動を通じて，日本言語聴覚士協会は言語聴覚士の業務の重要性を社会に認識させ，適切な報酬改定を実現するために努力している．これにより，言語聴覚士の働きやすい環境の整備と対象者へ質の高い言語聴覚療法の提供を目指している．

② 言語聴覚士の社会的認知度向上に向けた取り組み

　言語聴覚士の資格制度は，理学療法士，作業療法士に遅れること 32 年が経過して実現した．そのため，有資格者数，養成校数などで大幅に遅れをとっているのが現状である．リハビリテーション専門職としては理学療法士，作業療法士よりも社会的認知度は低く，摂食嚥下障害，失語症，高次脳機能障害など，外見からは障害がわかりにくい言語聴覚士が対象とする人々への正しい理解につながらないことにも影響している．このため協会は「言語聴覚の日」を制定し，また士会と共同してパンフレットを配布したりさまざまなイベントを開催して言語聴覚士の広報活動に努めている．また，日本言語聴覚士協会のホームページは一般の人も閲覧できるため，言語聴覚士を目指す学生の増加に貢献している．最近は，新聞やテレビなどのメディアに言語聴覚士の仕事が紹介される機会が多くなった．

ⓐ 「言語聴覚の日」

　言語聴覚士法が施行された 1998（平成 10）年 9 月 1 日の「9 月 1 日」を「言語聴覚の日」とし，2007（平成 19）年から「言語聴覚の日」事業（講演会，相談

会)を開催している．2010（平成 22）年以降は協会，士会が共同で言語聴覚士の認知度向上および言語聴覚療法の対象者の正しい理解につながる広報活動を開始している．

ⓑ 士会による広報活動

歴史的に認知度が低い言語聴覚士にとって，地域住民への広報活動も重要である．また，関連職種においても言語聴覚士が果たす役割について理解してもらう活動も必要である．そのためには「失語症の理解」や「誤嚥性肺炎の予防」「加齢性難聴」など，言語聴覚士の業務に関するテーマで市町村や関連職種団体での講師を担当することも必要である．

医療・介護・福祉の施策が国から都道府県や市町村に移譲され，住み慣れた地域で，自分らしい暮らしを人生の最期まで続けることができるという地域包括ケアシステムの推進がはかられる時代において，地域に存在する士会の果たす役割は大きくなっている．

D プロボノ

プロボノ（*pro bono*）は，ラテン語の「*pro bono publico*」の略で，「公共の利益のために」という意味である．主に法律や医療その他の専門的なサービスが，利益を目的とせずに提供される活動を指す．プロボノ活動は，社会的弱者や経済的に困窮している人々，非営利団体などが必要とする専門知識や支援を，無料で提供することを目的としている．言語聴覚士におけるプロボノ活動とは，言語聴覚士がその専門知識や技術を無償で提供することである．

地域における言語聴覚士のプロボノ活動は，地域社会の一員として，専門的な支援を必要とする人々に対して大きな貢献を果たしている．この活動は，地域全体の福祉の向上と，言語やコミュニケーションに関する問題の早期発見と予防に寄与する点でも重要である．

引用文献
1）倉内紀子，他：改訂言語聴覚障害総論 I．p172，建帛社，2019
2）一般社団法人日本言語聴覚士協会 定款．
　https://www.japanslht.or.jp/img/teikan(R5.5.27).pdf（2024 年 12 月 1 日閲覧）
3）一般社団法人日本言語聴覚士協会：言語聴覚療法白書 2020 年度．p34，一般社団法人日本言語聴覚士協会，2020

Point

❶ 職能団体の目的をあげなさい．

❷ プロボノ活動の目的をあげなさい．

（答えは p.184）

コラム　地域包括支援センターで働く言語聴覚士が住民の生活を支えるマネジメント

● 言語聴覚士が実際に地域に出て実施している活動内容を理解できる.

1　地域包括支援センターにおける言語聴覚士の業務内容

　筆者は言語聴覚士として，地域包括支援センター（➡ p.150）の**地域支援事業**，なかでも短期集中予防サービス（訪問・通所サービスC）に主に携わっている．また，地域リハビリテーション活動支援事業でも業務を行っている.

訪問型サービスCでの活動

　決められた回数，利用者の自宅を専門職が訪問し，可能な自主訓練の指導・助言を行っている．嚥下機能に課題がある人が多いため，利用者へ嚥下体操の指導や食事時の注意点を伝え，家族には説明や指導を実施している.

通所型サービスCでの活動

　利用者が週1回指定の場所に集い，運動，口腔，栄養，コミュニケーション（言語・聴覚）の支援を受けるサービスである．嚥下面・聴覚面に課題がある人を対象に個別評価や指導を行い，定期的に利用者へ難聴の講話を実施している.

2　地域リハビリテーション活動支援事業での活動

　地域リハビリテーション活動支援事業（➡ p.152）の事業内容には以下の3つがある．言語聴覚士もこの事業を利用して地域に出向くことが多い.
① 住民への介護予防に関する技術的助言：住民主体の通いの場（体操教室など）に出向いて，専門職に

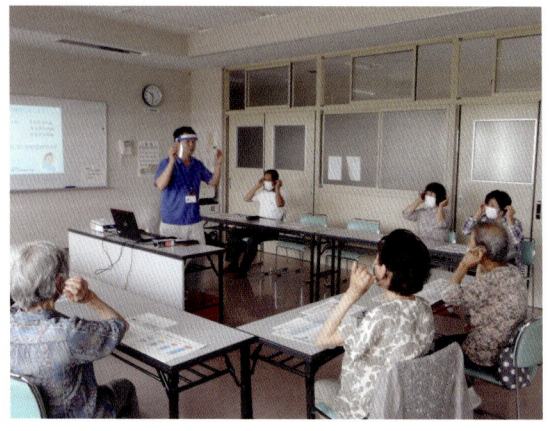

写真1　地域の老人クラブにて介護予防の講話

よる講話を実施する（写真1）.
② 介護職員などへの介護予防に関する技術的助言：通所介護施設や入所施設などから依頼を受け，専門職が施設職員などへ技術的な支援・助言をする事業所支援を行う.
③ 地域ケア会議やサービス担当者会議におけるケアマネジメント支援：地域ケア会議にアドバイザーとして参加したり，ケアマネジャーと個別訪問して専門的な評価を行う．具体的には，難聴高齢者の評価や必要に応じて耳鼻咽喉科の受診をすすめること，補聴器の調整が必要な場合は補聴器取扱店と同行訪問を行う．また，聴覚障害の人へ身体障害者手帳申請の支援を行うこともある.

3　認知症総合支援事業

　地域支援事業のなかに認知症総合支援事業（➡ Note ㉚）があり，この事業では言語聴覚士と兼務して**認知**

Note ㉚　認知症施策大綱

　2019年6月18日に認知症施策推進関係閣僚会議においてとりまとめられた．認知症になっても住み慣れた地域で自分らしく暮らし続けられる「共生」を目指し，「認知症バリアフリー」の取り組みを進めていくとともに，「共生」の基盤のもと，通いの場の拡大など「予防」の取り組みを政府一丸となって進めていく．この大綱に具体的な施策の5つの柱があり，各市町村がこれに基づ

いて認知症総合支援事業を展開している.
　なお，「共生」とは認知症の人が，尊厳と希望をもって認知症とともに生きる，また，認知症があってもなくても同じ社会でともに生きる，という意味である．また，「予防」とは，「認知症になるのを遅らせる」「認知症になっても進行を緩やかにする」という意味である.

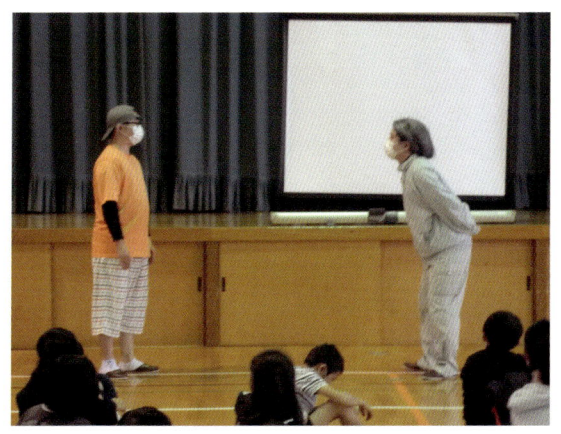

写真2　小学校での認知症の方への接し方の寸劇

症地域支援推進員🔑として活動している．認知症で困っている人の自宅訪問や，地域住民・学校・企業な

どへ認知症サポーター養成講座（写真2）の開催，街頭活動などでの普及啓発を主に担当している．また，認知症の人だけでなく，介護者家族に対しても，介護者どうしで励まし合い学び合うための家族の会も開催している．これらの活動を通して認知症の人が住み慣れた地域で長く安心して過ごせるようにチームで地域づくりを行っている．

🔑 **認知症地域支援推進員**
　医療機関，介護サービスおよび地域の支援機関の間の連携をはかるための支援や，認知症本人のニーズを地域で共有する取り組みの実施，認知症本人やその家族への相談支援を行う．

参考文献
- 厚生労働省：認知症施策大綱について．
  https://www.mhlw.go.jp/stf/seisakunitsuite/bunya/0000076236_00002.html（2024 年 12 月 1 日閲覧）

> **Point**
>
> ❶ リハビリテーション専門職が介護支援専門員（ケアマネジャー）と一緒に個別訪問を行い，専門的な評価を行うためには，どのようにすればよいか，説明しなさい．
>
> （答えは p.184）

付録

1 関係法令

> **関係法令一覧**
>
> 法令は改正されることがある．最新の条文は各 URL を参照のこと．
>
> ① 言語聴覚士法（平成 9 年法律第 132 号）（令和 4 年 6 月 17 日施行）
>
> ② 言語聴覚士法施行規則（抄）（平成 10 年厚生省令第 74 号）（令和 4 年 8 月 30 日施行）
>
> ---
>
>  以下の各法令（抄）は左の QR コードを読み取るか，下記 URL よりご覧いただけます．
> https://www.igaku-shoin.co.jp/prd/05754/law.html
>
> ③ 医療法（抄）（昭和 23 年法律第 205 号）
> https://laws.e-gov.go.jp/law/323AC0000000205
>
> ④ 医師法（抄）（昭和 23 年法律第 201 号）
> https://laws.e-gov.go.jp/law/323AC0000000201
>
> ⑤ 歯科医師法（抄）（昭和 23 年法律第 202 号）
> https://laws.e-gov.go.jp/law/323AC0000000202
>
> ⑥ 保健師助産師看護師法（昭和 23 年法律第 203 号）
> https://laws.e-gov.go.jp/law/323AC0000000203
>
> ⑦ 理学療法士及び作業療法士法（抄）（昭和 40 年法律第百 37 号）
> https://laws.e-gov.go.jp/law/340AC0000000137
>
> ⑧ 日本国憲法（抄）（昭和 21 年 11 月 3 日公布　昭和 22 年 5 月 3 日施行）
> https://laws.e-gov.go.jp/law/321CONSTITUTION
>
> ⑨ 地域における医療および介護の総合的な確保の促進に関する法律（平成元年法律第 64 号）【医療介護総合確保推進法】
> https://laws.e-gov.go.jp/law/401AC0000000064
>
> ⑩ 介護保険法（抄）（平成 9 年法律第 123 号）
> https://laws.e-gov.go.jp/law/409AC0000000123
>
> ⑪ 障害者の日常生活及び社会生活を総合的に支援するための法律（抄）（平成 17 年法律第 123 号）【障害者総合支援法】
> https://laws.e-gov.go.jp/law/417AC0000000123
>
> ⑫ 児童福祉法（抄）（昭和 22 年法律第 164 号）
> https://laws.e-gov.go.jp/law/322AC0000000164
>
> ⑬ 障害を理由とする差別の解消の推進に関する法律（平成 25 年法律第 65 号）【障害者差別解消法】
> https://laws.e-gov.go.jp/law/425AC0000000065
>
> ⑭ 健康増進法（抄）（平成 14 年法律第 103 号）
> https://laws.e-gov.go.jp/law/414AC0000000103

⑮ 感染症の予防及び感染症の患者に対する医療に関する法律（抄）（平成 10 年法律第 114 号）
https://laws.e-gov.go.jp/law/410AC0000000114

⑯ 母子保健法（抄）（昭和 40 年法律第 141 号）
https://laws.e-gov.go.jp/law/340AC0000000141

⑰ 学校保健安全法（抄）（昭和 33 年法律第 56 号）
https://laws.e-gov.go.jp/law/333AC0000000056

⑱ 学校保健安全法施行規則（抄）（昭和 33 年文部省令第 18 号）
https://laws.e-gov.go.jp/law/333M50000080018

⑲ 労働安全衛生法（抄）（昭和 47 年法律第 57 号）
https://laws.e-gov.go.jp/law/347AC0000000057

⑳ 労働安全衛生規則（抄）（昭和 47 年労働省令第 32 号）
https://laws.e-gov.go.jp/law/347M50002000032

㉑ 高齢者の医療の確保に関する法律（抄）（昭和 57 年法律 180 号）
https://laws.e-gov.go.jp/law/357AC0000000080

㉒ 高齢者の医療の確保に関する法律施行令（抄）（平成 19 年政令第 318 号）
https://laws.e-gov.go.jp/law/419CO0000000318

㉓ 身体障害者福祉法（昭和 24 年法律第 283 号）
https://laws.e-gov.go.jp/law/324AC1000000283

①言語聴覚士法

（平成 9 年法律第 132 号）（令和 4 年 6 月 17 日施行）
https://laws.e-gov.go.jp/law/409AC0000000132

【目次】

第一章　総　則

（目的）
第一条　この法律は，言語聴覚士の資格を定めるとともに，その業務が適正に運用されるように規律し，もって医療の普及及び向上に寄与することを目的とする．

（定義）
第二条　この法律で「言語聴覚士」とは，厚生労働大臣の免許を受けて，言語聴覚士の名称を用いて，音声機能，言語機能又は聴覚に障害のある者についてその機能の維持向上を図るため，言語訓練その他の訓練，これに必要な検査及び助言，指導その他の援助を行うことを業とする者をいう．

第二章　免　許

（免許）
第三条　言語聴覚士になろうとする者は，言語聴覚士国家試験（以下「試験」という．）に合格し，厚生労働大臣の免許（第三十三条第六号を除き，以下「免許」という．）を受けなければならない．
《一条削除》平 13 法 087

第四条　次の各号のいずれかに該当する者には，免許を与えないことがある.

　　　一．罰金以上の刑に処せられた者

　　　二．前号に該当する者を除くほか，言語聴覚士の業務に関し犯罪又は不正の行為が
　　　　　あった者

　　　三．心身の障害により言語聴覚士の業務を適正に行うことができない者として厚生労
　　　　　働省令で定めるもの

　　　四．麻薬，大麻又はあへんの中毒者

（言語聴覚士名簿）

第五条　厚生労働省に言語聴覚士名簿を備え，免許に関する事項を登録する.

（登録及び免許証の交付）

第六条　免許は，試験に合格した者の申請により，言語聴覚士名簿に登録することによって行
　　　う.

　　2　厚生労働大臣は，免許を与えたときは，言語聴覚士免許証を交付する.

（意見の聴取）

第七条　厚生労働大臣は，免許を申請した者について，第四条第三号に掲げる者に該当すると
　　　認め，同条の規定により免許を与えないこととするときは，あらかじめ，当該申請者に
　　　その旨を通知し，その求めがあったときは，厚生労働大臣の指定する職員にその意見を
　　　聴取させなければならない.

（言語聴覚士名簿の訂正）

第八条　言語聴覚士は，言語聴覚士名簿に登録された免許に関する事項に変更があったとき
　　　は，三十日以内に，当該事項の変更を厚生労働大臣に申請しなければならない.

（免許の取消し等）

第九条　言語聴覚士が第四条各号のいずれかに該当するに至ったときは，厚生労働大臣は，そ
　　　の免許を取り消し，又は期間を定めて言語聴覚士の名称の使用の停止を命ずることがで
　　　きる.

　　2　前項の規定により免許を取り消された者であっても，その者がその取消しの理由となっ
　　　た事項に該当しなくなったとき，その他その後の事情により再び免許を与えるのが適当
　　　であると認められるに至ったときは，再免許を与えることができる. この場合において
　　　は，第六条の規定を準用する.

（登録の消除）

第十条　厚生労働大臣は，免許がその効力を失ったときは，言語聴覚士名簿に登録されたその
　　　免許に関する事項を消除しなければならない.

（免許証の再交付手数料）

第十一条　言語聴覚士免許証の再交付を受けようとする者は，実費を勘案して政令で定める額
　　　の手数料を国に納付しなければならない.

（指定登録機関の指定）

第十二条　厚生労働大臣は，厚生労働省令で定めるところにより，その指定する者（以下「指定
　　　登録機関」という.）に，言語聴覚士の登録の実施等に関する事務（以下「登録事務」とい
　　　う.）を行わせることができる.

　　2　指定登録機関の指定は，厚生労働省令で定めるところにより，登録事務を行おうとする
　　　者の申請により行う.

　　3　厚生労働大臣は，他に第一項の規定による指定を受けた者がなく，かつ，前項の申請が
　　　次の要件を満たしていると認めるときでなければ，指定登録機関の指定をしてはならな
　　　い.

　　　一．職員，設備，登録事務の実施の方法その他の事項についての登録事務の実施に関
　　　　　する計画が，登録事務の適正かつ確実な実施のために適切なものであること.

　　　二．前号の登録事務の実施に関する計画の適正かつ確実な実施に必要な経理的及び技
　　　　　術的な基礎を有するものであること.

　　4　厚生労働大臣は，第二項の申請が次のいずれかに該当するときは，指定登録機関の指定
　　　をしてはならない.

　　　一．申請者が，一般社団法人又は一般財団法人以外の者であること.

　　　二．申請者がその行う登録事務以外の業務により登録事務を公正に実施することができ
　　　　　ないおそれがあること.

　　　三．申請者が，第二十三条の規定により指定を取り消され，その取消しの日から起算し
　　　　　て二年を経過しない者であること.

　　　四．申請者の役員のうちに，次のいずれかに該当する者があること.

イ　この法律に違反して，刑に処せられ，その執行を終わり，又は執行を受けること
　　　がなくなった日から起算して二年を経過しない者
　　ロ　次条第二項の規定による命令により解任され，その解任の日から起算して二年を
　　　経過しない者

（指定登録機関の役員の選任及び解任）
第十三条　指定登録機関の役員の選任及び解任は，厚生労働大臣の認可を受けなければ，その
　　効力を生じない．
　2　厚生労働大臣は，指定登録機関の役員が，この法律（この法律に基づく命令又は処分を
　　含む．）若しくは第十五条第一項に規定する登録事務規程に違反する行為をしたとき，又
　　は登録事務に関し著しく不適当な行為をしたときは，指定登録機関に対し，当該役員の
　　解任を命ずることができる．

（事業計画の認可等）
第十四条　指定登録機関は，毎事業年度，事業計画及び収支予算を作成し，当該事業年度の開
　　始前に（第十二条第一項の規定による指定を受けた日の属する事業年度にあっては，そ
　　の指定を受けた後遅滞なく），厚生労働大臣の認可を受けなければならない．これを変
　　更しようとするときも，同様とする．
　2　指定登録機関は，毎事業年度の経過後三月以内に，その事業年度の事業報告書及び収支
　　決算書を作成し，厚生労働大臣に提出しなければならない．

（登録事務規程）
第十五条　指定登録機関は，登録事務の開始前に，登録事務の実施に関する規程（以下「登録事
　　務規程」という．）を定め，厚生労働大臣の認可を受けなければならない．これを変更し
　　ようとするときも，同様とする．
　2　登録事務規程で定めるべき事項は，厚生労働省令で定める．
　3　厚生労働大臣は，第一項の認可をした登録事務規程が登録事務の適正かつ確実な実施上
　　不適当となったと認めるときは，指定登録機関に対し，これを変更すべきことを命ずる
　　ことができる．

（規定の適用等）
第十六条　指定登録機関が登録事務を行う場合における第五条，第六条第二項（第九条第二項
　　において準用する場合を含む．），第八条，第十条及び第十一条の規定の適用について
　　は，第五条中「厚生労働省」とあるのは「指定登録機関」と，第六条第二項中「厚生労働大
　　臣」とあるのは「指定登録機関」と，「免許を与えたときは，言語聴覚士免許証」とあるの
　　は「前項の規定による登録をしたときは，当該登録に係る者に言語聴覚士免許証明書」
　　と，第八条及び第十条中「厚生労働大臣」とあるのは「指定登録機関」と，第十一条中「言
　　語聴覚士免許証」とあるのは「言語聴覚士免許証明書」と，「国」とあるのは「指定登録機関」
　　とする．
　2　指定登録機関が登録事務を行う場合において，言語聴覚士名簿に免許に関する事項の登
　　録を受けようとする者又は言語聴覚士免許証明書の書換え交付を受けようとする者は，
　　実費を勘案して政令で定める額の手数料を指定登録機関に納付しなければならない．
　3　第一項の規定により読み替えて適用する第十一条及び前項の規定により指定登録機関に
　　納められた手数料は，指定登録機関の収入とする．

（秘密保持義務等）
第十七条　指定登録機関の役員若しくは職員又はこれらの職にあった者は，登録事務に関して
　　知り得た秘密を漏らしてはならない．
　2　登録事務に従事する指定登録機関の役員又は職員は，刑法（明治四十年法律第四十五号）
　　その他の罰則の適用については，法令により公務に従事する職員とみなす．

（帳簿の備付け等）
第十八条　指定登録機関は，厚生労働省令で定めるところにより，帳簿を備え付け，これに登
　　録事務に関する事項で厚生労働省令で定めるものを記載し，及びこれを保存しなければ
　　ならない．

（監督命令）
第十九条　厚生労働大臣は，この法律を施行するため必要があると認めるときは，指定登録機
　　関に対し，登録事務に関し監督上必要な命令をすることができる．

（報告）
第二十条　厚生労働大臣は，この法律を施行するため必要があると認めるときは，その必要な
　　限度で，厚生労働省令で定めるところにより，指定登録機関に対し，報告をさせること
　　ができる．

第二十一条　厚生労働大臣は，この法律を施行するため必要があると認めるときは，その必要な限度で，その職員に，指定登録機関の事務所に立ち入り，指定登録機関の帳簿，書類その他必要な物件を検査させ，又は関係者に質問させることができる．

　2　前項の規定により立入検査を行う職員は，その身分を示す証明書を携帯し，かつ，関係者の請求があるときは，これを提示しなければならない．

　3　第一項に規定する権限は，犯罪捜査のために認められたものと解釈してはならない．

（登録事務の休廃止）
第二十二条　指定登録機関は，厚生労働大臣の許可を受けなければ，登録事務の全部又は一部を休止し，又は廃止してはならない．

（指定の取消し等）
第二十三条　厚生労働大臣は，指定登録機関が第十二条第四項各号（第三号を除く．）のいずれかに該当するに至ったときは，その指定を取り消さなければならない．

　2　厚生労働大臣は，指定登録機関が次の各号のいずれかに該当するに至ったときは，その指定を取り消し，又は期間を定めて登録事務の全部若しくは一部の停止を命ずることができる．

　　一．第十二条第三項各号の要件を満たさなくなったと認められるとき．

　　二．第十三条第二項，第十五条第三項又は第十九条の規定による命令に違反したとき．

　　三．第十四条又は前条の規定に違反したとき．

　　四．第十五条第一項の認可を受けた登録事務規程によらないで登録事務を行ったとき．

　　五．次条第一項の条件に違反したとき．

（指定等の条件）
第二十四条　第十二条第一項，第十四条第一項，第十五条第一項又は第二十二条の規定による指定，認可又は許可には，条件を付し，及びこれを変更することができる．

　2　前項の条件は，当該指定，認可又は許可に係る事項の確実な実施を図るため必要な最小限度のものに限り，かつ，当該指定，認可又は許可を受ける者に不当な義務を課することとなるものであってはならない．

（指定登録機関がした処分等に係る不服申立て）
第二十五条　指定登録機関が行う登録事務に係る処分又はその不作為について不服がある者は，厚生労働大臣に対し，審査請求をすることができる．この場合において，厚生労働大臣は，行政不服審査法（平成二十六年法律第六十八号）第二十五条第二項及び第三項，第四十六条第一項及び第二項，第四十七条並びに第四十九条第三項の規定の適用については，指定登録機関の上級行政庁とみなす．

（厚生労働大臣による登録事務の実施等）
第二十六条　厚生労働大臣は，指定登録機関の指定をしたときは，登録事務を行わないものとする．

　2　厚生労働大臣は，指定登録機関が第二十二条の規定による許可を受けて登録事務の全部若しくは一部を休止したとき，第二十三条第二項の規定により指定登録機関に対し登録事務の全部若しくは一部の停止を命じたとき，又は指定登録機関が天災その他の事由により登録事務の全部若しくは一部を実施することが困難となった場合において必要があると認めるときは，登録事務の全部又は一部を自ら行うものとする．

（公示）
第二十七条　厚生労働大臣は，次の場合には，その旨を官報に公示しなければならない．

　　一．第十二条第一項の規定による指定をしたとき．

　　二．第二十二条の規定による許可をしたとき．

　　三．第二十三条の規定により指定を取り消し，又は登録事務の全部若しくは一部の停止を命じたとき．

　　四．前条第二項の規定により登録事務の全部若しくは一部を自ら行うこととするとき，又は自ら行っていた登録事務の全部若しくは一部を行わないこととするとき．

（厚生労働省令への委任）
第二十八条　この章に規定するもののほか，免許の申請，言語聴覚士名簿の登録，訂正及び消除，言語聴覚士免許証又は言語聴覚士免許証明書の交付，書換え交付及び再交付，第二十六条第二項の規定により厚生労働大臣が登録事務の全部又は一部を行う場合における登録事務の引継ぎその他免許及び指定登録機関に関し必要な事項は，厚生労働省令で定める．

第三章　試　験

（試験）
第二十九条　試験は，言語聴覚士として必要な知識及び技能について行う．

（試験の実施）
第三十条　試験は，毎年一回以上，厚生労働大臣が行う．

（言語聴覚士試験委員）
第三十一条　試験の問題の作成及び採点を行わせるため，厚生労働省に言語聴覚士試験委員（次項及び次条において「試験委員」という．）を置く．
　2　試験委員に関し必要な事項は，政令で定める．

（不正行為の禁止）
第三十二条　試験委員は，試験の問題の作成及び採点について，厳正を保持し不正の行為のないようにしなければならない．

（受験資格）
第三十三条　試験は，次の各号のいずれかに該当する者でなければ，受けることができない．
　　　一．学校教育法《昭和二十二年法律第二十六号》第九十条第一項の規定により大学に入学することができる者（この号の規定により文部科学大臣の指定した学校が大学である場合において，当該大学が同条第二項の規定により当該大学に入学させた者を含む．）その他その者に準ずるものとして厚生労働省令で定める者で，文部科学大臣が指定した学校又は厚生労働大臣が指定した言語聴覚士養成所において，三年以上言語聴覚士として必要な知識及び技能を修得したもの
　　　二．学校教育法に基づく大学若しくは高等専門学校，旧大学令（大正七年勅令第三百八十八号）に基づく大学又は厚生労働省令で定める学校，文教研修施設若しくは養成所において二年（高等専門学校にあっては，五年）以上修業し，かつ，厚生労働大臣の指定する科目を修めた者で，文部科学大臣が指定した学校又は厚生労働大臣が指定した言語聴覚士養成所において，一年以上言語聴覚士として必要な知識及び技能を修得したもの
　　　三．学校教育法に基づく大学若しくは高等専門学校，旧大学令に基づく大学又は厚生労働省令で定める学校，文教研修施設若しくは養成所において一年（高等専門学校にあっては，四年）以上修業し，かつ，厚生労働大臣の指定する科目を修めた者で，文部科学大臣が指定した学校又は厚生労働大臣が指定した言語聴覚士養成所において，二年以上言語聴覚士として必要な知識及び技能を修得したもの
　　　四．学校教育法に基づく大学（短期大学を除く．）又は旧大学令に基づく大学において厚生労働大臣の指定する科目を修めて卒業した者その他その者に準ずるものとして厚生労働省令で定める者
　　　五．学校教育法に基づく大学（短期大学を除く．）又は旧大学令に基づく大学を卒業した者その他その者に準ずるものとして厚生労働省令で定める者で，文部科学大臣が指定した学校又は厚生労働大臣が指定した言語聴覚士養成所において，二年以上言語聴覚士として必要な知識及び技能を修得したもの
　　　六．外国の第二条に規定する業務に関する学校若しくは養成所を卒業し，又は外国で言語聴覚士に係る厚生労働大臣の免許に相当する免許を受けた者で，厚生労働大臣が前各号に掲げる者と同等以上の知識及び技能を有すると認定したもの

（試験の無効等）
第三十四条　厚生労働大臣は，試験に関して不正の行為があった場合には，その不正行為に関係のある者に対しては，その受験を停止させ，又はその試験を無効とすることができる．
　2　厚生労働大臣は，前項の規定による処分を受けた者に対し，期間を定めて試験を受けることができないものとすることができる．

（受験手数料）
第三十五条　試験を受けようとする者は，実費を勘案して政令で定める額の受験手数料を国に納付しなければならない．
　2　前項の受験手数料は，これを納付した者が試験を受けない場合においても，返還しない．

（指定試験機関の指定）
第三十六条　厚生労働大臣は，厚生労働省令で定めるところにより，その指定する者（以下「指定試験機関」という．）に，試験の実施に関する事務（以下「試験事務」という．）を行わせることができる．

2 指定試験機関の指定は，厚生労働省令で定めるところにより，試験事務を行おうとする者の申請により行う．

（指定試験機関の言語聴覚士試験委員）

第三十七条 指定試験機関は，試験の問題の作成及び採点を言語聴覚士試験委員（次項及び第三項並びに次条並びに第四十条において読み替えて準用する 第十三条第二項及び第十七条において「試験委員」という．）に行わせなければならない．

2 指定試験機関は，試験委員を選任しようとするときは，厚生労働省令で定める要件を備える者のうちから選任しなければならない．

3 指定試験機関は，試験委員を選任したときは，厚生労働省令で定めるところにより，厚生労働大臣にその旨を届け出なければならない．試験委員に変更があったときも，同様とする．

第三十八条 試験委員は，試験の問題の作成及び採点について，厳正を保持し不正の行為のないようにしなければならない．

（受験の停止等）

第三十九条 指定試験機関が試験事務を行う場合において，指定試験機関は，試験に関して不正の行為があったときは，その不正行為に関係のある者に対しては，その受験を停止させることができる．

2 前項に定めるもののほか，指定試験機関が試験事務を行う場合における第三十四条及び第三十五条第一項の規定の適用については，第三十四条第一項中「その受験を停止させ，又はその試験」とあるのは「その試験」と，同条第二項中「前項」とあるのは「前項又は第三十九条第一項」と，第三十五条第一項中「国」とあるのは「指定試験機関」とする．

3 前項の規定により読み替えて適用する第三十五条第一項の規定により指定試験機関に納められた受験手数料は，指定試験機関の収入とする．

（準用）

第四十条 第十二条第三項及び第四項，第十三条から第十五条まで並びに第十七条から第二十七条までの規定は，指定試験機関について準用する．この場合において，これらの規定中「登録事務」とあるのは「試験事務」と，「登録事務規程」とあるのは「試験事務規程」と，第十二条第三項中「第一項」とあるのは「第三十六条第一項」と，「前項」とあるのは「同条第二項」と，同条第四項中「第二項の申請」とあるのは「第三十六条第二項の申請」と，第十三条第二項中「役員」とあるのは「役員（試験委員を含む．）」と，第十四条第一項中「第十二条第一項」とあるのは「第三十六条第一項」と，第十七条中「役員」とあるのは「役員（試験委員を含む．）」と，第二十三条第二項第三号中「又は前条」とあるのは「，前条又は第三十七条」と，第二十四条第一項及び第二十七条第一号中「第十二条第一項」とあるのは「第三十六条第一項」と読み替えるものとする．

（試験の細目等）

第四十一条 この章に規定するもののほか，試験科目，受験手続，試験事務の引継ぎその他試験及び指定試験機関に関し必要な事項は厚生労働省令で，第三十三条第一号から第三号まで及び第五号の規定による学校又は言語聴覚士養成所の指定に関し必要な事項は文部科学省令，厚生労働省令で定める．

第四章　業務等

（業務）

第四十二条 言語聴覚士は，保健師助産師看護師法（昭和二十三年法律第二百三号）第三十一条第一項及び第三十二条の規定にかかわらず，診療の補助として，医師又は歯科医師の指示の下に，嚥下訓練，人工内耳の調整その他厚生労働省令で定める行為を行うことを業とすることができる．

2 前項の規定は，第九条第一項の規定により言語聴覚士の名称の使用の停止を命ぜられている者については，適用しない．

（連携等）

第四十三条 言語聴覚士は，その業務を行うに当たっては，医師，歯科医師その他の医療関係者との緊密な連携を図り，適正な医療の確保に努めなければならない．

2 言語聴覚士は，その業務を行うに当たって，音声機能，言語機能又は聴覚に障害のある者に主治の医師又は歯科医師があるときは，その指導を受けなければならない．

3 言語聴覚士は，その業務を行うに当たっては，音声機能，言語機能又は聴覚に障害のある者の福祉に関する業務を行う者その他の関係者との連携を保たなければならない．

（秘密を守る義務）

第四十四条　言語聴覚士は，正当な理由がなく，その業務上知り得た人の秘密を漏らしてはならない．言語聴覚士でなくなった後においても，同様とする．

（名称の使用制限）

第四十五条　言語聴覚士でない者は，言語聴覚士又はこれに紛らわしい名称を使用してはならない．

（権限の委任）

第四十五条の二　この法律に規定する厚生労働大臣の権限は，厚生労働省令で定めるところにより，地方厚生局長に委任することができる．

　2　前項の規定により地方厚生局長に委任された権限は，厚生労働省令で定めるところにより，地方厚生支局長に委任することができる．

（経過措置）

第四十六条　この法律の規定に基づき命令を制定し，又は改廃する場合においては，その命令で，その制定又は改廃に伴い合理的に必要と判断される範囲内において，所要の経過措置（罰則に関する経過措置を含む．）を定めることができる．

第五章　罰　則

第四十七条　第十七条第一項（第四十条において準用する場合を含む．）の規定に違反して，登録事務又は試験事務に関して知り得た秘密を漏らした者は，一年以下の懲役又は五十万円以下の罰金に処する．

第四十八条　第二十三条第二項（第四十条において準用する場合を含む．）の規定による登録事務又は試験事務の停止の命令に違反したときは，その違反行為をした指定登録機関又は指定試験機関の役員又は職員は，一年以下の懲役又は五十万円以下の罰金に処する．

第四十九条　第三十二条又は第三十八条の規定に違反して，不正の採点をした者は，一年以下の懲役又は五十万円以下の罰金に処する．

第五十条　第四十四条の規定に違反して，業務上知り得た人の秘密を漏らした者は，五十万円以下の罰金に処する．

　2　前項の罪は，告訴がなければ公訴を提起することができない．

第五十一条　次の各号のいずれかに該当する者は，三十万円以下の罰金に処する．

　　一．第九条第一項の規定により言語聴覚士の名称の使用の停止を命ぜられた者で，当該停止を命ぜられた期間中に，言語聴覚士の名称を使用したもの

　　二．第四十五条の規定に違反して，言語聴覚士又はこれに紛らわしい名称を使用した者

第五十二条　次の各号のいずれかに該当するときは，その違反行為をした指定登録機関又は指定試験機関の役員又は職員は，三十万円以下の罰金に処する．

　　一．第十八条（第四十条において準用する場合を含む．）の規定に違反して，帳簿を備え付けず，帳簿に記載せず，若しくは帳簿に虚偽の記載をし，又は帳簿を保存しなかったとき．

　　二．第二十条（第四十条において準用する場合を含む．）の規定による報告をせず，又は虚偽の報告をしたとき．

　　三．第二十一条第一項（第四十条において準用する場合を含む．以下この号において同じ．）の規定による立入り若しくは検査を拒み，妨げ，若しくは忌避し，又は同項の規定による質問に対して陳述をせず，若しくは虚偽の陳述をしたとき．

　　四．第二十二条（第四十条において準用する場合を含む．）の許可を受けないで登録事務又は試験事務の全部を廃止したとき．

附則抄
（平成十三年厚生労働省令第百九十六号）

（施行期日）

第一条　この法律は，公布の日から起算して一年を超えない範囲内において政令で定める日から施行する．

（受験資格の特例）

第二条　言語聴覚士として必要な知識及び技能を修得させる学校又は養成所であって，文部大臣又は厚生大臣が指定したものにおいて，この法律の施行の際現に言語聴覚士として必要な知識及び技能の修得を終えている者又はこの法律の施行の際現に言語聴覚士として必要な知識及び技能を修得中であり，その修得をこの法律の施行後に終えた者は，第

三十三条の規定にかかわらず，試験を受けることができる．

第三条　この法律の施行の際現に病院，診療所その他厚生省令で定める施設において適法に第二条に規定する業務を業として行っている者その他その者に準ずるものとして厚生労働省令で定める者であって，次の各号のいずれにも該当するに至ったものは，平成十五年三月三十一日までは，第三十三条の規定にかかわらず，試験を受けることができる．
　　一．厚生労働大臣が指定した講習会の課程を修了した者
　　二．病院，診療所その他厚生労働省令で定める施設において，適法に第二条に規定する業務を五年以上業として行った者

（名称の使用権限に関する経過措置）
第四条　この法律の施行の際現に言語聴覚士又はこれに紛らわしい名称を使用している者については，第四十五条の規定は，この法律の施行後六月間は，適用しない．

（検討）
第五条　政府は，この法律の施行後五年を経過した場合において，この法律の規定の施行の状況について検討を加え，その結果に基づいて必要な措置を講ずるものとする．
　２　政府は，他の資格制度における障害者に係る欠格事由についての検討の状況を踏まえ，適正な医療を確保しつつ障害者の自立及び社会経済活動への参加を促進するという観点から，言語聴覚士の資格に係る欠格事由の在り方について検討を加え，その結果に基づいて必要な措置を講ずるものとする．

②言語聴覚士法施行規則（抄）

（平成 10 年厚生省令第 74 号）（令和 4 年 8 月 30 日施行）

https://laws.e-gov.go.jp/law/410M50000100074

（法第四条第三号の厚生労働省令で定める者）
第一条　言語聴覚士法（平成九年法律第百三十二号．以下「法」という．）第四条第三号の厚生労働省令で定める者は，視覚，聴覚，音声機能若しくは言語機能又は精神の機能の障害により言語聴覚士の業務を適正に行うに当たって必要な認知，判断及び意思疎通を適切に行うことができない者とする．

（障害を補う手段等の考慮）
第一条の二　厚生労働大臣は，言語聴覚士の免許（第十二条第二項第三号を除き，以下「免許」という．）の申請を行った者が前条に規定する者に該当すると認める場合において，当該者に免許を与えるかどうかを決定するときは，当該者が現に利用している障害を補う手段又は当該者が現に受けている治療等により障害が補われ，又は障害の程度が軽減している状況を考慮しなければならない．

（試験科目）
第十条　試験の科目は，次のとおりとする．
　　一．基礎医学
　　二．臨床医学
　　三．臨床歯科医学
　　四．音声・言語・聴覚医学
　　五．心理学
　　六．音声・言語学
　　七．社会福祉・教育
　　八．言語聴覚障害学総論
　　九．失語・高次脳機能障害学
　　十．言語発達障害学
　　十一．発声発語・嚥下障害学
　　十二．聴覚障害学

（法第三十三条第四号の厚生労働省令で定める者）
第十六条　法第三十三条第四号の厚生労働省令で定める者は，次のとおりとする．
　　一．職業能力開発促進法による職業能力開発総合大学校の長期課程（旧職業訓練法（昭和三十三年法律第百三十三号）による中央職業訓練所又は職業訓練大学校の長期指導員訓練課程，職業訓練法の一部を改正する法律（昭和六十年法律第五十六号）による改正前の職業訓練法（昭和四十四年法律第六十四号）による職業訓練大学校の長期指導員訓練課程，旧職業能力開発促進法による職業訓練大学校の長期課程及び九年改正前の職業能力開発促進法による職業能力開発大学校の長期課程を含む．）において法第三十三条第四号の規定に基づき厚生労働大臣の指定した科目を修めて修了した者

二．学士の学位を有し，学校教育法に基づく大学院において二年以上修業し，かつ，法第三十三条第四号の規定に基づき厚生労働大臣の指定した科目を修めて修了した者

三．学校教育法に基づく大学若しくは高等専門学校，旧大学令(大正七年勅令第三百八十八号)に基づく大学又は第十五条各号に掲げる学校，文教研修施設若しくは養成所において一年(高等専門学校にあっては，四年)以上修業し，かつ，法第三十三条第三号の規定に基づき厚生労働大臣の指定した科目を修めた者で，学校教育法に基づく大学院において二年以上修業し，かつ，法第三十三条第四号の規定に基づき厚生労働大臣の指定した科目を修めて修了したもの

(法第三十三条第五号の厚生労働省令で定める者)

第十七条 法第三十三条第五号の厚生労働省令で定める者は，学校教育法第九十一条第二項又は第百二条第一項本文の規定により，同法に基づく大学(短期大学を除く.)の専攻科又は大学院への入学に関し大学を卒業した者と同等以上の学力があると認められる者(旧大学令に基づく大学を卒業した者を除く.)とする.

(法第四十二条第一項の厚生労働省令で定める行為)

第二十二条 法第四十二条第一項の厚生労働省令で定める行為は，次のとおりとする.

一．機器を用いる聴力検査(気導により行われる定性的な検査で次に掲げる周波数及び聴力レベルによるものを除く.)

　　イ　周波数千ヘルツ及び聴力レベル三十デシベルのもの

　　ロ　周波数四千ヘルツ及び聴力レベル二十五デシベルのもの

　　ハ　周波数四千ヘルツ及び聴力レベル三十デシベルのもの

　　ニ　周波数四千ヘルツ及び聴力レベル四十デシベルのもの

二．聴性脳幹反応検査

三．眼振電図検査(冷水若しくは温水，電気又は圧迫による刺激を加えて行うものを除く.)

四．重心動揺計検査

五．音声機能に係る検査及び訓練(他動運動若しくは抵抗運動を伴うもの又は薬剤若しくは器具を使用するものに限る.)

六．言語機能に係る検査及び訓練(他動運動若しくは抵抗運動を伴うもの又は薬剤若しくは器具を使用するものに限る.)

七．耳型の採型

八．補聴器装用訓練

2 身体障害者障害程度等級表（身体障害者福祉法施行規則別表第 5 号）

級別	視覚障害	聴覚障害	平衡機能障害	音声機能、言語機能又はそしゃく機能の障害	上肢	下肢	体幹	乳幼児期以前の非進行性の脳病変による運動機能障害（上肢機能）	乳幼児期以前の非進行性の脳病変による運動機能障害（移動機能）	心臓機能障害	じん臓機能障害	呼吸器機能障害	ぼうこう又は直腸の機能障害	小腸機能障害	ヒト免疫不全ウイルスによる免疫機能障害	肝臓機能障害
1級	視力の良い方の眼の視力（万国式試視力表によって測ったものをいい、屈折異常のある者については、矯正視力について測ったものをいう。以下同じ。）が0.01以下のもの				1 両上肢の機能を全廃したもの 2 両上肢を手関節以上で欠くもの	1 両下肢の機能を全廃したもの 2 両下肢を大腿の2分の1以上で欠くもの	体幹の機能障害により坐っていることができないもの	不随意運動・失調等により上肢を使用する日常生活動作がほとんど不可能なもの	不随意運動・失調等により歩行が不可能なもの	心臓の機能の障害により自己の身辺の日常生活活動が極度に制限されるもの	じん臓の機能の障害により自己の身辺の日常生活活動が極度に制限されるもの	呼吸器の機能の障害により自己の身辺の日常生活活動が極度に制限されるもの	ぼうこう又は直腸の機能の障害により自己の身辺の日常生活活動が極度に制限されるもの	小腸の機能の障害により自己の身辺の日常生活活動が極度に制限されるもの	ヒト免疫不全ウイルスによる免疫の機能の障害により日常生活がほとんど不可能なもの	肝臓の機能の障害により日常生活活動がほとんど不可能なもの
2級	1 視力の良い方の眼の視力が0.02以上0.03以下のもの 2 視力の良い方の眼の視力が0.04かつ他方の眼の視力が手動弁以下のもの 3 周辺視野角度（Ⅰ/4視標による。以下同じ。）の総和が左右眼それぞれ80度以下かつ両眼中心視野角度（Ⅰ/2視標による。以下同じ。）が28度以下のもの 4 両眼開放視認点数が70点以下かつ両眼中心視野視認点数が20点以下のもの	両耳の聴力レベルがそれぞれ100デシベル以上のもの（両耳全ろう）			1 両上肢の機能の著しい障害 2 両上肢のすべての指を欠くもの 3 一上肢を上腕の2分の1以上で欠くもの 4 一上肢の機能を全廃したもの	1 両下肢の機能の著しい障害 2 両下肢を下腿の2分の1以上で欠くもの	1 体幹の機能障害により坐位又は起立位を保つことが困難なもの 2 体幹の機能障害により立ち上がることが困難なもの	不随意運動・失調等により上肢を使用する日常生活動作が極度に制限されるもの	不随意運動・失調等により歩行が極度に制限されるもの							
3級	1 視力の良い方の眼の視力が0.04以上0.07以下のもの（2級の2に該当するものを除く。） 2 視力の良い方の眼の視力が0.08かつ他方の眼の視力が手動弁以下のもの 3 周辺視野角度の総和が左右眼それぞれ80度以下かつ両眼中心視野角度が56度以下のもの 4 両眼開放視認点数が70点以下かつ両眼中心視野視認点数が40点以下のもの	両耳の聴力レベルが90デシベル以上のもの（耳介に接しなければ大声語を理解し得ないもの）	平衡機能の極めて著しい障害	音声機能、言語機能又はそしゃく機能の喪失	1 両上肢のおや指及びひとさし指を欠くもの 2 両上肢のおや指及びひとさし指の機能を全廃したもの 3 一上肢の機能の著しい障害 4 一上肢のすべての指を欠くもの 5 一上肢のすべての指の機能を全廃したもの	1 両下肢をショパール関節以上で欠くもの 2 一下肢を大腿の2分の1以上で欠くもの 3 一下肢の機能を全廃したもの	体幹の機能障害により歩行が困難なもの	不随意運動・失調等により上肢を使用する日常生活動作が著しく制限されるもの	不随意運動・失調等により歩行が家庭内での日常生活活動に制限されるもの	心臓の機能の障害により家庭内での日常生活活動が著しく制限されるもの	じん臓の機能の障害により家庭内での日常生活活動が著しく制限されるもの	呼吸器の機能の障害により家庭内での日常生活活動が著しく制限されるもの	ぼうこう又は直腸の機能の障害により家庭内での日常生活活動が著しく制限されるもの	小腸の機能の障害により家庭内での日常生活活動が著しく制限されるもの	ヒト免疫不全ウイルスによる免疫の機能の障害により日常生活が著しく制限されるもの（社会での日常生活活動が著しく制限されるものを除く。）	肝臓の機能の障害により日常生活活動が著しく制限されるもの（社会での日常生活活動が著しく制限されるものを除く。）

級別	視覚障害	聴覚又は平衡機能の障害		音声機能、言語機能又はそしやく機能の障害	肢体不自由					心臓、じん臓若しくは呼吸器又はぼうこう若しくは直腸、小腸、ヒト免疫不全ウイルスによる免疫若しくは肝臓の機能の障害						
		聴覚障害	平衡機能障害		上肢	下肢	体幹	乳幼児期以前の非進行性の脳病変による運動機能障害		心臓機能障害	じん臓機能障害	呼吸器機能障害	ぼうこう又は直腸の機能障害	小腸機能障害	ヒト免疫不全ウイルスによる免疫機能障害	肝臓機能障害
								上肢機能	移動機能							
4級	1 視力の良い方の眼の視力が0.08以上0.1以下のもの（3級の2に該当するものを除く。） 2 周辺視野角度の総和が左右眼それぞれ80度以下のもの 3 両眼開放視認点数が70点以下のもの	1 両耳の聴力レベルが80デシベル以上のもの（耳介に接しなければ話声語を理解し得ないもの） 2 両耳による普通話声の最良の語音明瞭度が50パーセント以下のもの		音声機能、言語機能又はそしやく機能の著しい障害	1 両上肢のおや指を欠くもの 2 一上肢の肩関節、肘関節又は手関節のうち、いずれか一関節の機能を全廃したもの 3 一上肢のおや指及びひとさし指を欠くもの 4 一上肢のおや指及びひとさし指の機能を全廃したもの 5 おや指又はひとさし指を含めて一上肢の三指を欠くもの 6 おや指又はひとさし指を含めて一上肢の三指の機能を全廃したもの 7 おや指又はひとさし指を含めて一上肢の四指の機能の著しい障害	1 両下肢のすべての指を欠くもの 2 両下肢のすべての指の機能を全廃したもの 3 一下肢を下腿の2分の1以上で欠くもの 4 一下肢の股関節の著しい障害 5 一下肢の股関節又は膝関節の機能を全廃したもの 6 一下肢が健側に比して10センチメートル以上又は健側の長さの10分の1以上短いもの		不随意運動・失調等による上肢の機能障害により社会での日常生活活動が著しく制限されるもの	不随意運動・失調等による移動機能の障害により社会での日常生活活動が著しく制限されるもの	心臓の機能の障害により社会での日常生活活動が著しく制限されるもの	じん臓の機能の障害により社会での日常生活活動が著しく制限されるもの	呼吸器の機能の障害により社会での日常生活活動が著しく制限されるもの	ぼうこう又は直腸の機能の障害により社会での日常生活活動が著しく制限されるもの	小腸の機能の障害により社会での日常生活活動が著しく制限されるもの	ヒト免疫不全ウイルスによる免疫の機能の障害により社会での日常生活活動が著しく制限されるもの	肝臓の機能の障害により社会での日常生活活動が著しく制限されるもの
5級	1 視力の良い方の眼の視力が0.2かつ他方の眼の視力が0.02以下のもの 2 両眼による視野の2分の1以上が欠けているもの 3 両眼中心視野角度が56度以下のもの 4 両眼開放視認点数が70点を超えかつ100点以下のもの 5 両眼中心視野視認点数が40点以下のもの		平衡機能の著しい障害		1 両上肢のおや指の機能の著しい障害 2 一上肢の肩関節、肘関節又は手関節のうち、いずれか一関節の機能の著しい障害 3 一上肢のおや指を欠くもの 4 一上肢のおや指の機能を全廃したもの 5 一上肢のおや指及びひとさし指の著しい障害又は一上肢の三指の著しい障害	1 一下肢の股関節又は膝関節の機能の著しい障害 2 一下肢の足関節の機能を全廃したもの 3 一下肢が健側に比して5センチメートル以上又は健側の長さの15分の1以上短いもの	体幹の機能の著しい障害	不随意運動・失調等による上肢の機能障害により社会での日常生活活動に支障のあるもの	不随意運動・失調等による移動機能の障害により社会での日常生活活動に支障のあるもの							

級別	視覚障害	聴覚又は平衡機能の障害		音声機能、言語機能若しくはそしゃく機能の障害	肢体不自由					心臓、じん臓若しくは呼吸器又はぼうこう若しくは直腸、小腸、ヒト免疫不全ウイルスによる免疫若しくは肝臓の機能の障害						
		聴覚障害	平衡機能障害		上肢	下肢	体幹	乳幼児期以前の非進行性の脳病変による運動機能障害（上肢機能）	乳幼児期以前の非進行性の脳病変による運動機能障害（移動機能）	心臓機能障害	じん臓機能障害	呼吸器機能障害	ぼうこう又は直腸の機能障害	小腸機能障害	ヒト免疫不全ウイルスによる免疫機能障害	肝臓機能障害
6級	視力の良い方の眼の視力が0.3以上0.6以下かつ他方の眼の視力が0.02以下のもの	1 両耳の聴力レベルが70デシベル以上のもの（40センチメートル以上の距離で発声された会話語を理解し得ないもの） 2 一側耳の聴力レベルが90デシベル以上、他側耳の聴力レベルが50デシベル以上のもの			1 一上肢のおや指の機能の著しい障害 2 ひとさし指を含めて一上肢の二指を欠くもの 3 ひとさし指を含めて一上肢の二指の機能を全廃したもの	1 一下肢をリスフラン関節以上で欠くもの 2 一下肢の足関節の機能の著しい障害		不随意運動・失調等により上肢の機能の劣るもの	不随意運動・失調等により移動機能の劣るもの							
7級					1 一上肢の機能の軽度の障害 2 一上肢の肩関節、肘関節又は手関節のうち、いずれか一関節の機能の軽度の障害 3 一上肢の手指の機能の軽度の障害 4 ひとさし指を含めて一上肢の二指の機能の著しい障害 5 一上肢のなか指、くすり指及び小指を欠くもの 6 一上肢のなか指、くすり指及び小指の機能を全廃したもの	1 両下肢のすべての指の機能の著しい障害 2 一下肢の機能の軽度の障害 3 一下肢の股関節、膝関節又は足関節のうち、いずれか一関節の機能の軽度の障害 4 一下肢のすべての指を欠くもの 5 一下肢のすべての指の機能を全廃したもの 6 一下肢が健側に比して3センチメートル以上又は健側の長さの20分の1以上短いもの		上肢に不随意運動・失調等を有するもの	下肢に不随意運動・失調等を有するもの							

備考
1 同一の等級について二つの重複する障害がある場合は、1級うえの級とする。ただし、二つの重複する障害が特に本表中に指定せられているものは、該当等級とする。
2 肢体不自由においては、7級に該当する障害が2以上重複する場合は、6級とする。
3 異なる等級について二つ以上の重複する障害がある場合については、障害の程度を勘案して当該等級より上位の等級とすることができる。
4 「指を欠くもの」とは、おや指については指骨間関節、その他の指については第一指骨間関節以上を欠くものをいう。
5 「指の機能障害」とは、中手指節関節以下の障害をいい、おや指については対抗運動障害をも含むものとする。
6 上肢又は下肢欠損の断端の長さは、実用長（上腕においては腋窩より、大腿においては坐骨結節の高さより計測したもの）をもって計測したものをいう。
7 下肢の長さは、前腸骨棘より内くるぶし下端までを計測したものをいう。

Point の答え

第1章　言語聴覚療法管理学の意義

❶ ① 制度，② 管理，③ 職業倫理（➡ p.4）

❷ ある目的を達成するために，分化した役割をもつ個人や下位集団から構成される集団．（➡ p.7）

❸ 共通目的，協働意思，意思疎通．（➡ p.7）

❹ Interdisciplinary Team Model（連携・協働モデル：IDT モデル）と Transdisciplinary Team Model（統合モデル：TDT モデル）．（➡ p.14）

❺ 言語・コミュニケーション障害，摂食嚥下障害，高次脳機能障害の評価と治療の提供，患者・家族や職員などに対する教育とコンサルティング，多職種でチームを組んで取り組むプロフェッショナルな支援と連携を通じて，患者・利用者の生活の質の向上に寄与すること．（➡ p.14）

第2章　保健・医療・福祉を取り巻く諸制度とマネジメント

❶ 日本国憲法第 25 条　すべて国民は，健康で文化的な最低限度の生活を営む権利を有する．
第 2 項　国は，すべての生活部面について，社会福祉，社会保障及び公衆衛生の向上及び増進に努めなければならない．（➡ p.18）

❷ 全国の医療機関で公的保険によって医療を受けることができる．安い自己負担で高度な医療を受けることができる．（➡ p.22）

❸ 後期高齢者医療制度（➡ p.26）

❹ 保険者は市区町村，被保険者には，第 1 号被保険者（65 歳以上）と第 2 号被保険者（40〜64 歳）がある．（➡ p.27）

❺ 地域包括支援センターに申請すると，訪問調査結果（一次判定結果）と主治医の意見書をもとに市区町村の介護認定審査会で審査されて，要介護 1〜5，要支援 1，2 または非該当のいずれかの判定結果が出される．（➡ p.27）

❻ 通所リハビリテーション（デイケア）は，介護老人保健施設や診療所，病院において行う機能回復・日常生活機能の向上を目指したサービス，通所介護（デイサービス）は，要介護高齢者が食事，入浴，レクレーションなどをして日中過ごす施設において，生活機能訓練を行うサービス．（➡ p.31）

❼ 難病（➡ p.32）

❽ 支援費制度（➡ p.32）

❾ 放課後等デイサービス（➡ p.34）

❿ 地域生活支援事業（➡ p.36）

⓫ 健康増進法（➡ p.38）

⓬ 感染症法（➡ p.39）

⓭ 母子保健法（➡ p.40）

⓮ 学校保健安全法（➡ p.40）

⓯ 労働安全衛生法（➡ p.41）

⓰ 高齢者医療確保法（➡ p.41）

⓱ 業務の内容と業務を行う者の質を保証することにより当事者の利益を守るための制度で，資格を有する者の利益のための制度ではない．（➡ p.42）

⓲ 障害者権利条約，国際生活機能分類（ICF），障害者基本法に規定される障害者の利益や人権の擁護を拠り所とする．（➡ p.46）

⓳ 医療行為は不適切に行われると国民に不利益をもたらすため医師だけが行え（医師法），診療の補

助は，看護師のみが行える（保健師助産師看護師法）と定められた．言語聴覚士を含むリハビリテーション専門職の業務は，診療の補助として看護師の業務を一部解除する形で資格法に定められた．（➡ p.44）

⑳ 厚生労働大臣の免許を受けて，言語聴覚士の名称を用いて，音声機能，言語機能又は聴覚に障害のある者についてその機能の維持向上を図るため，言語訓練その他の訓練，これに必要な検査及び助言，指導その他の援助を行うことを業とする者．（➡ p.47）

㉑ 言語聴覚士国家試験に合格し，本人が申請し言語聴覚士名簿に登録されて交付される．（➡ p.47）

㉒ 嚥下訓練，人工内耳の調整，その他厚生労働省令で定める行為（機器を用いる聴力検査，聴性脳幹反応検査，眼振電図検査，重心動揺計検査，など）．（➡ p.48）

第3章　言語聴覚士の職業倫理

❶ 自律尊重原則，善行原則，無危害原則，公正原則（➡ p.53）

❷ ① 人間の尊厳，② ヒポクラテスの誓い，③ パターナリズム，④ インフォームド・コンセント（➡ p.52，53）

❸ a：誤り．職種によって求められる倫理は異なる．（➡ p.57）
　b：正しい．（➡ p.57）

❹ 捏造，改ざん，盗用（剽窃）（➡ p.62）

第4章　言語聴覚療法業務のマネジメント

1 医療・介護・福祉分野における業務のマネジメント

❶ 診療事実の記録，多職種での情報共有，公的文書，研究活動への利用（➡ p.67）

❷ 診療録，リハビリテーション実施計画書（➡ p.72）

❸ 脳血管疾患等リハビリテーション料，廃用症候群リハビリテーション料，呼吸器リハビリテーション料（➡ p.73）

❹ 要介護または要支援の認定結果の交付，介護給付費の支払い，地域密着型介護サービス等の指定・監督（➡ p.76）

❺ 訪問介護，訪問入浴介護，訪問看護，訪問リハビリテーション（➡ p.76）

❻ 訪問リハビリテーション，通所リハビリテーション，介護老人保健施設（➡ p.77）

❼ 基本報酬，加算，減算（➡ p.83）

2 言語聴覚療法部門のマネジメント

❶ OJT（On-the-Job Training）（➡ p.93）

❷ ストレスチェック（➡ p.93）

3 リスク管理

❶ 言語聴覚士：体調，知識，技術
　患者：状態
　環境：天候や季節，施設環境としてマニュアルの有無，医療機器設置場所，照明など（➡ p.96）

❷ 医療事故とは医療従事者が行う業務上遂行すべき過程において，その行為が原因となって発生した事故の総称である．医療過誤とは，医療事故のなかで，医療従事者の明らかな過失の存在を認めたものである．（➡ p.96）

❸ 「必要に応じて応急処置」「患者の安全を確保」「応援の要請」「BLS：basic life support（心肺停止または呼吸停止に対する一次救命処置）」を行う．その際，事故や重大な合併症の場合はインシデントレポートを作成および提出を行う．（➡ p.100）

❹ 患者との意思疎通不足によるトラブル，患者と言語聴覚士との訓練方針や内容の不一致からくる不満，訓練効果とのずれ，予約時間や訓練頻度に関するトラブルなどがある．（➡ p.102）

❺ 患者・家族との良好なコミュニケーションを築くことが大切である．言語聴覚士の価値観を押し付けたり，評価のためだけの過度な質問を繰り返すことは避けるべきである．また，患者の気になる言動は診療録に記録しておく．カスハラを生じる可能性のある患者に関しては，その情報をリハビリテーション部門や言語聴覚部門内で情報を共有し，必要に応じ担当者を変えることも対

策の1つである．施設や部門内でハラスメント対策マニュアルを作成することも重要である．
（→ p.104）

4 感染対策

❶ 標準予防策とは，すべての患者に対し日常的に実施される感染予防策であり，感染経路別予防策とは，感染経路を遮断するために，原因病原体の性質に応じて，接触予防策，飛沫予防策，空気予防策に分けて行う予防策である．（→ p.106〜108）

第5章　言語聴覚士のキャリア教育と意義

1 養成教育のマネジメント

❶ 総単位数と教育内容の増加，教育目標の導入とそれに伴う評価の実施，専任教員に関すること．
（→ p.114）

❷ 修学をサポートするシステムが必要である．（→ p.118）

❸ 省察を行わせ，自分のことを自分で分析する能力とメタ認知の育成があげられる．その対策として学生が提案する改善策を支援することが重要である．（→ p.119）

2 臨床実習のマネジメント

❶ 見学実習，評価実習，総合臨床実習（→ p.122）

3 キャリア教育

❶ 外的キャリアは，経験した仕事内容や所属した組織や地位，形成した人脈であり，内的キャリアは，職務を通じて経験した感情や思考，形成された価値観を含んでいる．（→ p.128）

❷ ・個人として充実した職業生活を送り，自己実現をはかること．
・言語聴覚士の職業的責務および倫理として自己研鑽をはかること．（→ p.129）

❸ ・自己研鑽の方法（文献検索，研修会などへの参加，学術活動，大学院進学）．
・生涯教育プログラム（日本言語聴覚士協会など）．
・社会貢献活動（職能活動，国際協力など）．（→ p.129〜137）

第6章　マネジメントの実際

1 多職種連携

❶ ・患者中心のケアが病院（医療）から地域（福祉）まで連続して行える．
・さまざまな専門職が，共通の目標をもち，協働して患者のケアを効率的に行える．
・人口構造の変化（少子高齢化）という社会的問題に対応できる．（→ p.140）

2 チーム医療におけるマネジメント

❶ コミュニケーション，用語の統一，情報共有（→ p.147）

3 地域住民の生活を支えるマネジメント

❶ 医療，介護，予防，住まい，生活支援（→ p.148）

❷ 地域ケア会議，通所・訪問介護事業所，住民運営の通いの場（→ p.152）

❸ 地域課題の把握，地域づくり（ネットワーク化），資源開発，政策形成（→ p.153）

4 災害時の言語聴覚士の役割

❶ 発災後に起こりうる生活不活発病を予防し、災害関連死ゼロを目標に被災者および被災地リハビリテーション関連施設や地域のネットワークなどの早期自立・復興．（→ p.155）

❷ ・それまで行ってきたリハビリテーション医療を守ること．
・避難所などでの廃用症候群を予防すること．
・新たに生じた各種障害へ対応すること．
・異なった生活環境での機能低下に関する支援をすること．
・生活機能向上のための対応をすること．（→ p.155）

❸ これまでの活動からいえることは以下のとおりである．
・言語障害・聴覚障害などのコミュニケーション障害に対する相談・支援
・JRAT 本部（中央本部・地域 JRAT 本部）活動支援
・避難所全体のアセスメントやリスク対象者の選別

- ・（医師の指示のもと）嚥下障害のスクリーニングから個別評価
- ・（医師の指示のもと）避難者の食事支援（ミールラウンド活動），など（→ p.156〜157）

5 職能活動

❶ 会員の専門的な利益を守り，職業の発展や社会的地位の向上をはかること．（→ p.161）

❷ 社会的弱者や経済的に困窮している人々，非営利団体などが必要とする専門知識や支援を，無料で提供すること．（→ p.165）

▎コラム　地域包括支援センターで働く言語聴覚士が住民の生活を支えるマネジメント

❶ 地域リハビリテーション活動支援事業を利用し，専門職が個別の評価を実施することにより可能となる．（→ p.167）

参考図書

第1章　言語聴覚療法管理学の意義

- スティーブン・P・ロビンス(著), 髙木晴夫(訳)：組織行動のマネジメント. ダイヤモンド社, 2009

第2章　保健・医療・福祉を取り巻く諸制度とマネジメント
第3章　言語聴覚士の職業倫理

- 斉藤秀之, 他(編)：標準理学療法学・作業療法学・言語聴覚障害学, 別巻 リハビリテーション管理学. 医学書院, 2020
- 鈴木豊, 他(編)：医療福祉サービスガイドブック 2024年度版. 医学書院, 2024
- 平井康仁：忙しい人のための公衆衛生—「なぜ？」から学ぶ保健・福祉・健康・感染対策. 羊土社, 2021
- 障害者福祉研究会(編著)：ICF 国際生活機能分類：国際障害分類改定版. 中央法規出版, 2002
- 日本障害者協議会(編), 藤井克徳(著)：私たち抜きに私たちのことを決めないで—障害者権利条約の軌跡と本質. やどかり出版, 2014

第4章　言語聴覚療法業務のマネジメント

- 障害者総合支援法 事業者ハンドブック 指定基準編〔2024年版〕：人員・設備・運営基準とその解釈. 中央法規出版, 2024
- 熊野宏昭：ストレスに負けない生活—心・身体・脳のセルフケア. 筑摩書房, 2007
- 日本リハビリテーション医学会リハビリテーション医療における医療安全管理・推進のためのガイドライン策定委員会(編)：リハビリテーション医療における安全管理・推進のためのガイドライン第2版. 診断と治療社, 2018
- 亀田メディカルセンターリハビリテーション科リハビリテーション室(編)：リハビリテーションリスク管理ハンドブック第4版. メジカルビュー社, 2020
- 深浦順一(編集主幹)：図解言語聴覚療法技術ガイド 第2版. 文光堂, 2022

第5章　言語聴覚士のキャリア教育と意義

- 深浦順一, 他(編著)：言語聴覚士のための臨床実習テキスト. 建帛社, 2017

第6章　マネジメントの実際

- 埼玉県立大学(編)：新しい IPW を学ぶ—利用者と地域とともに展開する保健医療福祉連携. 中央法規出版, 2022
- 内山靖, 他(編)：コミュニケーション論・多職種連携論. 医歯薬出版, 2021
- 小橋元(編)：学生のための医療概論 第4版. 医学書院, 2020
- 一般社団法人日本災害リハビリテーション支援協会(編)：災害リハビリテーション標準テキスト 第2版. 医歯薬出版, 2023
- 小井土雄一, 他(編著)：多職種連携で支える災害医療—身につけるべき知識・スキル・対応力. 医学書院, 2017

言語聴覚療法管理学の授業プラン

授業の概要	言語聴覚療法マネジメントに必要な関連諸制度，職業倫理，業務のマネジメント，キャリア教育，関連職種との連携などに関する知識を習得する．
授業の目的	言語聴覚療法を支えるシステムと制度を理解し，言語聴覚療法の質及び業務・情報・安全等に関する管理について学ぶとともに職業倫理を遵守する態度を養う．
学習目標	1. 管理・マネジメントの概念について理解し，説明できる． 2. 言語聴覚療法に関連する制度と法律について理解し，説明できる． 3. 生命倫理，職業倫理，研究倫理について理解し，説明できる． 4. 言語聴覚療法を提供する各分野の組織について理解し，説明できる． 5. 関連する専門職，その他の人的資源について理解し，連携のあり方について説明できる． 6. 言語聴覚療法提供の流れについて理解し，説明できる． 7. 言語聴覚療法の提供に関して必要とされる記録等について理解し，説明できる． 8. 言語聴覚療法提供に際してのリスク管理，危機管理について理解し，説明できる． 9. 言語聴覚士としてのキャリア形成について理解し，説明できる． 10. 言語聴覚士として果たすべき社会的役割について理解し，説明できる

回数	学修の主題	学修のポイント	該当箇所
1	オリエンテーション，言語聴覚療法管理学総論	オリエンテーション ・言語聴覚療法管理学を学ぶ意義	1章1
2	管理・マネジメントの概念，提供の流れ	・組織とマネジメントの関係：概論 ・コンプライアンス，個人方法保護 ・人事労務管理 ・多職種連携・チームアプローチ ・組織のなかでの言語聴覚士の役割	1章2A〜D，F 1章2E 1章2G 1章2H
3	言語聴覚療法に関連する制度と法律 (1)社会保障制度と法律の概要	・社会保障制度の全体像 ・社会保障制度と関連する法律 ・公的扶助，公衆衛生および社会医療制度に関連する法律	2章1A〜C，G 2章1D 2章1E〜F
4	言語聴覚療法に関連する制度と法律 (2)医療，介護を取り巻く諸制度	・医療保険制度：国民皆保険制度，病院の機能・種類，高齢者医療制度 ・介護保険制度：介護保険制度の仕組み，申請から認定までのプロセス，サービス	2章2 2章3
5	言語聴覚療法に関連する制度と法律 (3)福祉，保健医療・公衆衛生に関する諸制度	・障害者福祉制度：障害者総合支援法，児童福祉法，その他法律を基盤とした障害児・者の障害福祉制度 ・保健医療ならびに公衆衛生：健康増進法，感染症予防法，健診(検診)制度	2章4 2章5
6	言語聴覚療法に関連する制度と法律 (4)医療・介護福祉領域の資格，言語聴覚士法	・医療・介護・福祉従事者の資格法 ・言語聴覚療法の業務と資格法 ・言語聴覚士法	2章6 2章7
7	生命倫理，職業倫理，研究倫理	・人間の尊厳，自己決定の権利，医療倫理の4原則 ・意思決定能力，インフォームド・コンセント ・摂食嚥下障害と倫理 ・日本言語聴覚士協会の倫理綱領 ・職業倫理の概要 ・研究倫理	3章1A〜C 3章1D 3章1E 3章2A 3章2B 3章3

回数	学修の主題	学修のポイント	該当箇所
8	医療・介護・福祉分野における業務のマネジメント (1) 診療情報，診療記録，情報の取り扱い	・診療情報，個人情報の取り扱い ・診療記録，関連帳票 ・言語聴覚士の業務にかかわりのある福祉サービス	4 章 1-1A，2 章 1C 4 章 1-1B 4 章 1-1C
9	医療・介護・福祉分野における業務のマネジメント (2) 診療報酬・介護報酬報酬制度	・診療報酬 ・リハビリテーションの実施，言語聴覚療法の対象疾患 ・リハビリテーションに関する基本診療料の施設基準	4 章 1-2A
10	医療・介護・福祉分野における業務のマネジメント (3) 介護報酬・障害福祉サービス等報酬	・介護報酬の概要，支払の流れ ・介護サービスの種類と施設基準 ・社会福祉サービス，障害者総合支援法・児童福祉法に基づく給付・事業	4 章 1-2B 4 章 1-2C
11	医療・介護・福祉分野における業務のマネジメント (4) 言語聴覚療法を提供する組織，提供の流れ	・フォロワーシップ，リーダーシップ ・目標設定(部門，個人) ・人事考課 ・リハビリテーション専門職のインセンティブ，ストレスチェック ・後輩の育成	4 章 2A 4 章 2B 4 章 2C 4 章 2D〜E 4 章 2F
12	リスク管理・危機管理	・リスク管理，有害事象，医療事故，ヒューマンエラー ・安全管理・推進のためのガイドライン，医療安全体制 ・言語聴覚士業務におけるリスク管理 ・守秘義務，個人情報保護 ・ハラスメント ・感染対策	4 章 3A 4 章 3B 4 章 3C 4 章 4
13	キャリア形成	・養成教育，言語聴覚士養成校指定規則 ・教員および学生のマネジメント ・国家試験受験，生涯教育のマネジメント ・臨床実習の意義，実施の三段階，評価 ・臨床実習指導者養成講習会 ・キャリア，キャリア教育，キャリア形成 ・生涯教育	5 章 1A〜C 5 章 1D〜E 5 章 1F〜G 5 章 2A〜B 5 章 2C 5 章 3A〜C 5 章 3D〜F
14	多職種連携	・多職種連携 ・チーム医療	6 章 1 6 章 2
15	言語聴覚士として果たすべき社会的役割	・地域包括ケアシステム，地域診断 ・介護予防・日常生活支援総合事業 ・地域リハビリテーション活動支援事業 ・災害リハビリテーション ・職能活動，日本言語聴覚士協会，生涯学習プログラム	6 章 3A〜E，コラム 6 章 3F〜H 6 章 3I 6 章 4 6 章 5

こちらで示す授業計画案は，あくまで一例です．

「標準言語聴覚障害学シリーズ」の特長と構成

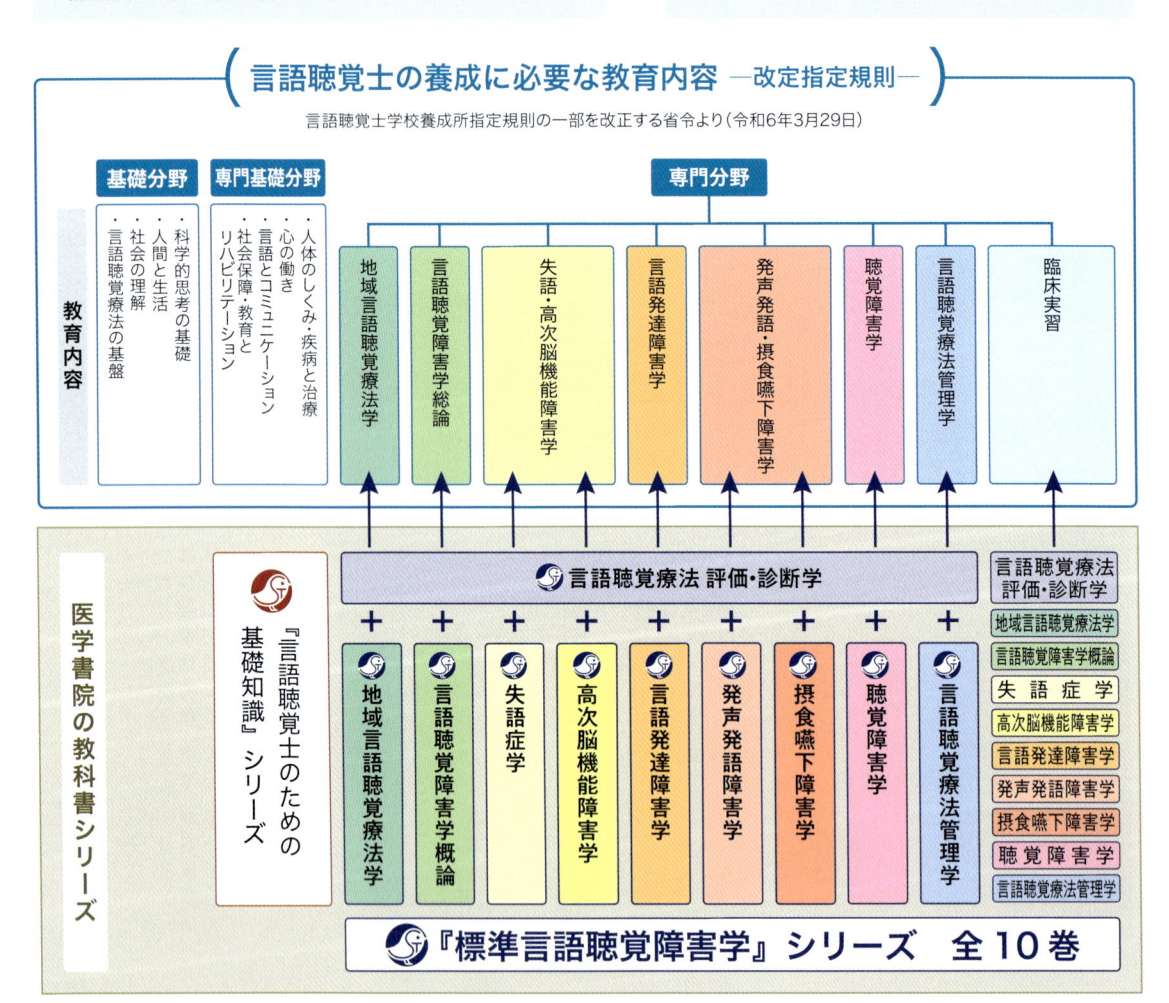

言語聴覚士の養成に必要な教育内容 —改定指定規則—

言語聴覚士学校養成所指定規則の一部を改正する省令より(令和6年3月29日)

索引